ÄRZTLICHE ELEKTROKARDIOGRAPHIE

von

W. Holzer und **K. Polzer**

W. Holzer, Dr. med. et Dr.-Ing.
Physikalische Station der Universitäts-Nervenklinik Wien

K. Polzer, Dr. med.
Herzstation der medizinischen Poliklinik Wien

Mit 52 Abbildungen im Text und 173 Kurven in einem besonderen Kurventeil

BERLIN

WALTER DE GRUYTER & CO.

vormals G. J. Göschen'sche Verlagshandlung · J. Guttentag, Verlagsbuchhandlung · Georg Reimer · Karl J. Trübner · Veit & Comp.

1941

vormals G. J. Göschen'sche Verlagshandlung — J. Guttentag, Verlagsbuchhandlung — Georg Reimer — Karl J. Trübner — Veit & Comp.
Berlin W 35, Woyrschstraße 13

Printed in Germany / Druck von Metzger & Wittig in Leipzig
Archiv-Nr. 51 28 41

Vorwort

Die Elektrokardiographie hat sich seit dem Erscheinen des Werkes von KRAUS und NIKOLAI (1910)[1]) als Verfahren der Kreislaufforschung besonders im letzten Jahrzehnt weitgehend entwickelt. Neben klinischen, pathologisch-anatomischen und pathologisch-physiologischen Erfahrungen war die Entwicklung von Verstärkergeräten mit grundentscheidend für diesen Fortschritt. Ein knapp gefaßtes, auf die Bedürfnisse der ärztlichen Praxis sich beschränkendes Lehr- und Handbuch über Elektrokardiographie für Student und Arzt, welches sich ausschließlich auf elektrokardiographisches Material, welches mit Hilfe der heute praktisch am Kontinent allein verwendeten Verstärker-Elektrokardiographen gewonnen wurde, gab es bisher weder im Schrifttum Deutschlands, noch der übrigen Welt.

Wir haben es deshalb unternommen, einen derartigen Grundriß der Elektrokardiographie zu schaffen. Der Name „Ärztliche Elektrokardiographie" beschreibt Ziel und Grenze unserer Aufgabe. Alle oft verlockenden theoretischen, sowie alle heute noch nicht genügend geklärten Fragen mußten, soweit sie nicht unmittelbar für die ärztliche Kreislaufuntersuchung und Therapie von entscheidender Bedeutung sind, ausgeschieden werden.

Da sich die ärztliche Elektrokardiographie auf die Verwendung von Verstärkergeräten und Oszillographen stützt, schien es uns notwendig, daß Arzt, Techniker und Physiologe dieses Buch zusammen verfaßt haben. Die physiologischen Grundlagen konnten äußert knapp auf das notwendigste beschränkt werden, da in kurzer Zeit im wissenschaftlichen Schrifttum Deutschlands die Werke von SCHAEFER und LEPESCHKIN diese Lücke besser ausfüllen werden, als dies in einer kurzen Übersicht hier geschehen hätte können. Dennoch wurden die Grundfragen erregungsphysiologischer Art, soweit sie in unmittelbaren Zusammenhang mit der ärztlichen Elektrokardiographie stehen, unter Zuhilfenahme eines vollkommen neu gezeichneten, mehrfarbigen Anschauungsmaterials dargestellt.

---

[1]) Verlag Walter de Gruyter & Co., Berlin W 35.

Sämtliche im Atlasteil untergebrachten Kurven entstammen dem überaus reichen Material der Wiener Herzstation. Die Elektrokardiogramme wurden nur von Patienten gewonnen, die auch klinisch eine exakte Durchuntersuchung erfahren hatten. Liegt eine pathologisch-anatomische Kontrolle eines Falles vor, so ist die pathologisch-anatomische Diagnose stets kurz vermerkt. Nur so war und ist es möglich, ein wirklich einwandfreies Kurvenmaterial zu liefern. Der entscheidende Wert des Elektrokardiogrammbefundes liegt im Einbau desselben in den großen Rahmen der allgemeinärztlichen Untersuchung, wo dann allerdings, wie hier bewiesen wird, das Elektrokardiogramm ganz wesentliches leisten kann. Aus denselben Erwägungen heraus erschien uns auch, insbesondere bei den verschiedenen Formen der Rhythmusstörungen des Herzens, ein kurzer klinisch-diagnostischer und therapeutischer Hinweis ratsam. Fast durchgängig wurden die Kurven aus Gründen der Anschaulichkeit in Originalgröße wiedergegeben.

Unserem Ziel, eine ärztliche Elektrokardiographie zu schreiben, glauben wir auch dadurch gedient zu haben, daß wir die notwendigsten elektrokardiographischen Kreislauffragen der Luftfahrtmedizin und Fliegeruntersuchung in einem Kapitel kurz zusammengefaßt haben. Unseres Wissens hat eine derartige Zusammenfassung in knapper Form im Schrifttum bis jetzt gefehlt.

Äußerlich ist dieses Buch in zwei Bände unterteilt. Es erschien uns für die laufende Benützung aus didaktischen Gründen von großer Wichtigkeit, die Elektrokardiogramme, welche laufend beim Lesen des Textes betrachtet werden müssen, in einem gesonderten Band zu vereinigen. Abbildungen, welche nur einmal bei der Lektüre betrachtet werden müssen, sind jedoch in den Hauptband aufgenommen. Durch diese Lösung glauben wir zum erstenmal einen didaktischen Weg gefunden zu haben, um das vielfache, den Leser ablenkende Blättern und Suchen in einem Band zu ersparen. Der Vorschlag zu dieser Lösung geht in dankenswerter Weise auf den Facharzt für innere Medizin Dr. O. Erlsbacher, Wien, zurück. In Kürze wird im Verlag von Walter de Gruyter & Co., Berlin, von K. Polzer ein ausführlicher Atlasband der Elektrokardiographie erscheinen.

Besonders möchten wir hervorheben, daß der Vorschlag ein solches Buch zu verfassen, von Herrn Prof. Dr. F. Scheminzky, Wien, ausgegangen ist. Unseren Instituts-, bzw. klinischen Vorständen, den

Herren Professoren Dr. F. PLATTNER, Dr. O. PÖTZL und Dr. E. RISAK danken wir auf das herzlichste für die vielfachen Unterstützungen, welche sie unserer Arbeit angedeihen ließen. Dem Maler M. PISTORIUS, Wien, haben wir für seine einfühlende Kunst der anatomischen Zeichnungen, welche von Präparaten aus dem Anatomischen Institut der Universität Wien gewonnen wurden, bestens zu danken.

Wir wenden uns mit diesem Buch an den praktischen Arzt, dessen Wunsch nach einem derartigen Lehr- und Handbuch oft an uns herantrat. In gleicher Weise aber wenden wir uns an den Studenten der Medizin. Im klinischen Unterricht kann ihm oft die heute so notwendige Ausbildung in der elektrokardiographischen Diagnostik aus Zeitmangel nicht gegeben werden. Jahrelange Erfahrungen an Hochschule, Krankenhaus und Herzstation haben uns dies immer wieder bestätigt. So ist dieses Buch als Lehrbuch für den Studenten gedacht und geschaffen worden. Für ihn ist die Teilung in zwei Bände; er soll an dem reichen Abbildungsmaterial lernen und üben.

Herr Dr. E. LEPESCHKIN zeichnete ebenfalls in dankenswerter Weise den Entwurf einiger Abbildungen. Herr Prof. Dr. E. SCHELLONG überließ uns gütig mehrere wertvolle Abbildungen.

Erstrebt wurde, daß vor allem durch die Teilung des Buches in einen Text- und Tafelband, die Auswertung eines großen klinischen Materials, die Zusammenarbeit von Arzt, Physiologe und Techniker und die Verwendung farbiger Abbildungen das Buch wirklich den Zweck erfüllen kann, den wir uns als Ziel gesetzt haben, das ist die Förderung der elektrokardiographischen Kreislaufuntersuchung und der darauf aufbauenden Therapie. So hoffen wir, das angestrebte Ziel erreicht zu haben: einen Grundriß der ärztlichen Elektrokardiographie.

Wien, im November 1940

W. HOLZER
Physikalische Station der
Universitätsnervenklinik
Wien

K. POLZER
Herzstation der
medizinischen Poliklinik
Wien

Inhalt

I. Physikalische Grundlagen

Die Beobachtung, daß rhythmisch mit dem Schlage eines Herzens in demselben elektrische Stromschwankungen entstehen, verdanken wir den Forschern A. Kölliker und M. Müller (1856). 33 Jahre später gelang es Aug. D. Waller auch beim Menschen solche Stromschwankungen nachzuweisen. Öffnet man den Thorax eines Tieres und legt auf die Oberfläche des schlagenden Herzens den Nerven eines Nervmuskelpräparates von einem Frosch, so kann man beobachten, daß sich der Muskel im Takte der Herzaktion kontrahiert. Dieser Versuch beweist auf biologische Weise, daß mit der Herzaktion elektrische Spannungen entstehen. Ähnliche Beobachtungen kann man bei Tieroperationen machen. Wenn der Phrenikus der vom Perikard entblößten Oberfläche des Herzens eines Versuchstieres anliegt, so erfolgen rhythmisch Zwerchfellkontraktionen im Takte der Kontraktion des Herzens. Auch dieser Versuch beweist das Auftreten von rhythmischen Spannungsschwankungen im Takte der Herzaktion. Die Elektrokardiographie nützt nun dieses biologische Grundphänomen aus. Die vom Herzen ausgehenden Spannungen sind nicht nur durch direktes Abgreifen von der Herzoberfläche nachzuweisen, sondern sie durcheilen den ganzen Körper und können nach der Entdeckung von Waller auch von der Körperoberfläche abgegriffen werden. Die Niederschrift des zeitlichen Ablaufes dieser dort abgegriffenen Spannungen stellt das eigentliche Elektrokardiogramm dar.

Im Durchschnitt stehen als maximale Spannung, welche an der Körperoberfläche abgegriffen werden kann, $^1/_{1000}$ Volt (= ein Millivolt = 1 mV) zur Verfügung. Das Problem, diese Spannungen aufzuzeichnen, ist physikalisch-technischer Natur. Man bedarf zu diesem Zwecke eines Registriergerätes, welches den zeitlichen Schwankungen des Spannungsablaufes möglichst trägheitslos folgt und welches über die erforderliche Empfindlichkeit verfügt. Neben diesen physikalischen Anforderungen liegen bei der ärztlichen Elektrokardiographie eine Reihe von technischen Anforderungen des Arztes an ein derartiges Registriergerät vor. Dies sind beispielsweise Bedingungen der Einfachheit der Bedienung, Einfachheit der Registrierung, geringes Gewicht, geringer Platzbedarf und schließlich finanzielle Fragen hinsichtlich Anschaffungspreis, sowie Betriebs- und Ersatzkosten.

1. Das Registriergerät[1])

Zum Nachweis elektrischer Ströme verwendet man die physikalische Tatsache, daß zwischen einem Magneten und stromdurchflossenen Leiter eine Wechselwirkung besteht. Die Umgebung eines stromdurchflossenen Leiters übt magnetische Fernwirkungen aus; zum Beispiel kann eine Magnetnadel abgelenkt werden. Strömende Elektrizität übt somit magnetische Kräfte aus. Von dieser physikalischen Gesetzmäßigkeit kann man sich durch ein einfaches Experiment überzeugen. Wenn man eine Kohlenfadenlampe an das elektrische Lichtnetz anschließt, so wird sich der leuchtende Faden in Ruhe befinden. Schiebt man nun einen Hufeisenmagneten über die Glühbirne, so bemerkt man, daß sich der Glühfaden dabei bewegt. Handelt es sich um ein Gleichstromnetz, welches die Glühlampe speist, so wird der Faden beim Darüberschieben des Magneten nur nach einer Seite hin abgelenkt. Ist jedoch die Glühlampe mit Wechselstrom versorgt, so wird der Faden im Takte der Wechselspannung schwingen, man wird also an Stelle des scharfen Fadens ein leuchtendes Band sehen. Beide Versuche beweisen eindrucksvoll, daß zwischen dem elektrischen Strom (Strom durch den Glühfaden) und einem magnetischen Feld (Feld des Hufeisenmagneten) Kräftewirkungen bestehen, welche eine Ablenkung des stromdurchflossenen Leiters im Magnetfeld bewirken.

Diese physikalische Grundtatsache wird in den sogenannten Drehspulinstrumenten zum Nachweis, sowie zur Messung elektrischer Ströme verwendet. In diesen wird der Strom, nicht nur wie in unserem Modellversuch der Glühlampe durch eine oder zwei Windungen geleitet, sondern eine ganze Spule wird von dem zu messenden Strom durchflossen. Diese befindet sich im Felde eines permanenten Magneten. Durch den Stromfluß werden Drehkräfte auf die Spule ausgeübt, welche ein Maß für den fließenden Strom sind. Bei anderen Meßgeräten, welche auf gleichem physikalischen Prinzip beruhen, wird die Spule dazu verwendet, um als feststehende Spule ein veränderliches Magnetfeld zu erzeugen, durch welches ein permanenter Magnet abgelenkt wird. Auch die Ablenkung dieses Magneten ist ein Maß für den fließenden Strom.

Zur Ablesung der Ablenkung des bewegten Teiles des Meßgerätes, also der Drehspule beziehungsweise des permanenten Magneten verwendet man bei den Zeigerinstrumenten einen leichten Zeiger, welcher auf einer Skala die Bestimmung des Ausschlages ermöglicht. Um

[1]) Von einer Behandlung des Saitengalvanometers wurde hier abgesehen. Diesbezüglich siehe: W. Holzer, Kathodenstrahloszillographie in Biologie und Medizin, Wien, Maudrich, 1936; insbesondere S. 139.

die Empfindlichkeit der Ablesung eines solchen Gerätes zu erhöhen, kann man den Zeiger lang gestalten. Einer solchen Verlängerung sind jedoch praktisch Grenzen gesetzt, das Meßgerät würde in diesem Falle zu schwer, mechanisch zu empfindlich, vor allem aber zu träge werden. Die von der Herzaktion gelieferte Spannung ist nämlich keine zeitlich unveränderliche Gleichspannung, sondern es treten im Rhythmus der Herzaktion Spannungsschwankungen auf, welche durch das Meßgerät einwandfrei in ihrem zeitlichen Ablauf aufgezeichnet werden sollen. Dazu ist ein Zeigerinstrument nicht zu verwenden.

Man ist deshalb dazu übergegangen, an Stelle des Zeigers aus einem stofflichen Material einen gewichtslosen Zeiger aus Licht zu verwenden. Auf den bewegten Teil des Meßgerätes, also auf der Spule, beziehungsweise auf dem bewegten Permanentmagneten wird ein kleiner Spiegel befestigt. Durch eine Beleuchtungsvorrichtung (Glühlampe mit Projektionslinse) wird ein Lichtstrahl auf den Spiegel geworfen. Dieser Lichtstrahl fällt, reflektiert von dem Spiegel, auf die Ableseskala. Die Wanderung des Lichtpunktes auf dieser Skala ist ein Maß für den Strom, welcher in dem Meßinstrument fließt. Durch diesen Kunstgriff erreicht man, daß die Zeigerlänge des Meßgerätes (die Entfernung des Spiegels von der Beobachtungsebene) beliebig groß gestaltet werden kann und keinen Einfluß auf die mechanischen Eigenschaften (Trägheit) des Meßgerätes mehr ausübt. Gleichzeitig aber schafft die Verwendung eines Lichtstrahles als Zeiger die technische Möglichkeit, die Bewegung des Lichtpunktes auf der Beobachtungsebene photographisch festzuhalten. Man kann also, wie später gezeigt wird, durch diesen Kunstgriff eine photographische Registrierung erreichen.

2. Das Prinzip der Verstärkung

Da die von der Körperoberfläche abgreifbare Herzaktionsspannung Maximalwerte von nur etwa $^1/_{1000}$ Volt beträgt, muß das Meßgerät imstande sein, derartige kleine Spannungen aufzuzeichnen. Früher verwendete man zu diesem Zwecke das sogenannte Saitengalvanometer. Dieses Gerät war empfindlich genug, um unmittelbar die kleinen Meßspannungen aufzuzeichnen. Für die ärztliche Praxis war jedoch dieses Instrument viel zu schwer und gegen Störungen sowie Beschädigungen viel zu empfindlich. Es ist aus diesem Grunde das Bestreben der Meßtechnik gewesen, andere Geräte unter Vermeidung der Nachteile des Saitengalvanometers zu entwickeln. Die meßtechnisch guten Eigenschaften der früher beschriebenen elektromagnetischen Meßsysteme legten es nahe, solche Geräte in der Elektrokardiographie zu verwenden. Diese Geräte sind nun tausend- bis hunderttausendfach zu wenig empfindlich, um direkt die meßtechnische Erfassung der von der Körperoberfläche abgreifbaren Meßspannung zu ermöglichen. Die gebotenen Spannungen müssen also, wenn man elektromagnetische Meßinstrumente verwenden will, in ihrer Größe gesteigert werden. Diese Steigerung nennt man Verstärkung.

Die elektrische Spannungsverstärkung verwendet als wichtigstes Grundelement die Elektronenröhre. Die Abb. 1 zeigt das Prinzipschema einer derartigen Elektronenröhre. Diese besteht aus einem Glasgefäß, welches möglichst weitgehend luftleer ausgepumpt ist. In einer solchen Röhre herrscht ein geringer Gasdruck von etwa einer Milliardstel Atmosphäre. Von je einer Milliarde Gasmoleküle sind alle bis auf eines weggepumpt worden. Trotzdem befinden sich noch immer in diesem sogenannten Hochvakuum viele Gasmoleküle, nämlich in jedem Kubikzentimeter noch rund 28 Milliarden Moleküle.

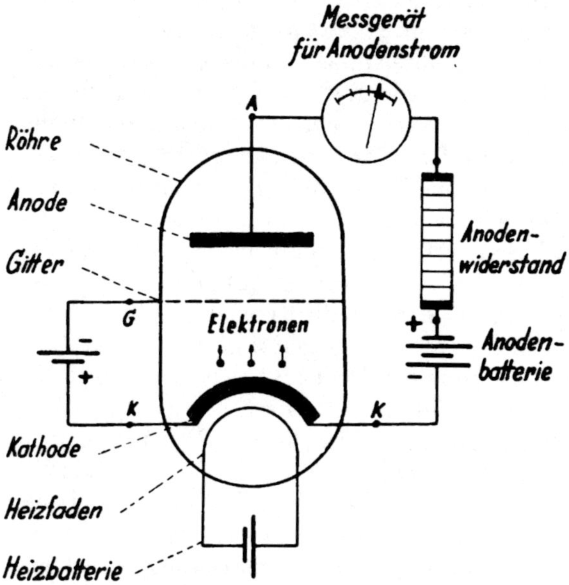

Abb. 1. Prinzipschema einer Elektronenröhre. Die zu verstärkende Spannung wird zwischen den Minuspol der Gitterbatterie und den Punkt *G* gelegt

In der Röhre befinden sich drei wichtige Vorrichtungen:

a) Die Kathode. b) Das Gitter. c) Die Anode.

Die Kathode ist der Startplatz von Elektronen, welche als elektrische Ladungsträger den Stromleitungsmechanismus in der Röhre bewirken. Daß von der Kathode Elektronen ausgesandt werden, erreicht man durch eine Heizung, beispielsweise eine elektrische Heizung. In der Abb. 1 ist gezeigt, daß sich in der Nähe der Kathode ein Heizfaden befindet, welcher von einer Heizbatterie mit Strom durchflossen wird. Die Stromwärme bewirkt, daß der Heizfaden und von diesem indirekt die Kathode geheizt wird (indirekte Heizung). Die Folge dieser Erwärmung der Kathode ist, daß die Elektronen, welche aus der Kathode stammen, eine solche Energie erhalten, daß sie die Kathode verlassen und durch das Hochvakuum der Röhre fliegen. Die Kathode ist also der Ort der Elektronenerzeugung und des Elektronenstarts.

Auf ihrem Wege fliegen nun die Elektronen durch ein Gitter, welches meist tatsächlich auch reell durch Gitterdrähte aus dünnem Draht hergestellt ist. Schließlich erreichen die Elektronen eine Metallplatte, die Anode. Die Elektronen sind im Vakuum frei beweglich und können durch äußere Kräfte beeinflußt werden. Eine solche äußere Kraft stellt ein elektrisches Feld dar. Zwischen Anode und Kathode wird eine Spannungsquelle (Anodenbatterie) angelegt und zwar so, daß die Kathode an den negativen Pol und die Anode an den positiven Pol dieser Spannungsquelle angeschlossen wird. Da die Elektronen von Natur aus negative Ladungen tragen, werden sie nach dem Gesetz der Anziehung ungleichnamiger Ladungen von der positiven Anode angezogen. Die Elektronen fliegen mit einer Geschwindigkeit von etwa 1000 km je Sekunde gegen die Anode. Bewegte Elektronen sind nun nichts anderes als bewegte elektrische Ladungen. Bewegte elektrische Ladungen sind aber wieder nichts anderes als ein elektrischer Strom. Es fließt somit von der Anodenbatterie über die Kathode, das Hochvakuum der Röhre, die Anode, zurück zum positiven Pol der Batterie ein elektrischer Strom, der Anodenstrom. Dieser Anodenstrom wird durch ein Meßgerät (siehe Abb. 1) in seiner Größe bestimmt.

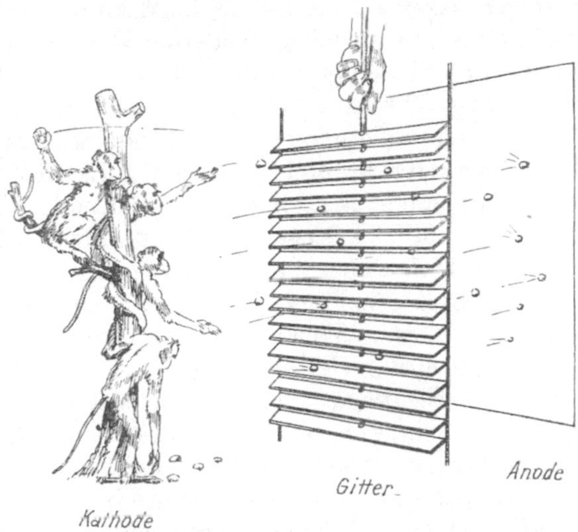

Abb. 2. Schematische Darstellung einer Elektronenröhre zur Versinnbildlichung des Wirkungsmechanismus (nach RICHTERA). Die von den Affen von der Kathode (Baum) aus geschleuderten Steine (Elektronen) fliegen durch das Gitter gegen die Anode. Durch Öffnen und Schließen der Gitterjalousie kann der Flug der Steine ohne Kraftaufwand gesteuert werden

In welcher Weise kann nun durch eine solche Einrichtung eine Steuerung, beziehungsweise eine Verstärkung überhaupt erfolgen? Die Abb. 2 zeigt dafür ein anschauliches Beispiel. Wenn auf einem

Baume sitzende Affen durch ein jalousieartiges Gitter Steine gegen eine Wand werfen, so kann durch Veränderung der Zwischenräume der Gitterjalousie die Zahl der die Wand erreichenden Steine beeinflußt werden. Zwischen dem Energieaufwand zum Öffnen und Schließen der Jalousie und dem dadurch bewirkten Effekt, der Veränderung des Auftreffens von Steinen auf die Wand, besteht nun ein gesetzmäßiger, aber nicht größengebundener Zusammenhang. Mit ganz geringem Kraftaufwand kann die Weite des Gitters verändert werden und damit eine gewaltige Änderung der Zahl der durchgeschleuderten Steine bewerkstelligt werden. Das aber ist das Prinzip einer Verstärkung. Physikalisch entsprechen die in Abb. 2 dargestellten Verhältnisse vollkommen den Grundelementen der Röhre in Abb. 1. Dem Startplatz der Steine entspricht die Kathode. Der Auftreffpunkt der Steine, die Wand, entspricht der Anode. Die gitterartige Jalousie ist das eigentliche Steuerorgan und entspricht in dem tatsächlichen Falle der Elektronenröhre, dem Steuergitter.

Die Steuerwirkung des Gitters der Elektronenröhre erfolgt in folgender Weise: Wenn das Gitter durch eine äußere Spannungsquelle (Gitterbatterie) stark negativ aufgeladen ist, so werden alle negativen Elektronen von diesem Gitter abgestoßen werden. Die Folge wird sein, daß durch das Gitter keine Elektronen fliegen werden. Der Elektronenstrom und damit der Anodenstrom werden somit Null sein. In diesem Falle ist die Röhre gesperrt. Wenn das Gitter weniger negativ geladen ist, oder sogar leicht positiv, so werden die Elektronen nicht nur von dem Gitter angezogen, sondern es werden auch Elektronen durch das Gitter hindurch die Anode erreichen, die Folge ist, daß ein Elektronenstrom, also auch ein Anodenstrom fließen wird. Die Röhre emittiert in diesem Falle, das heißt, durch einen Elektronenstrom ist die Röhre leitend geworden. Zwischen beiden Grenzfällen, also negatives Gitter einerseits und positives Gitter andererseits, welchen Sperrung (Stromlosigkeit) einerseits und Emission (Stromleitung) andererseits entsprechen, bestehen nun Zwischenwerte der Gitterspannung, welche es ermöglichen, den Anodenstrom feinstufig zu steuern. Der Anodenstrom wird also durch Veränderung der Gitterspannung verändert und zwar entsprechend der Analogie nach Abb. 2 im Sinne einer Verstärkung. Kleine Veränderungen der Gitterspannung können, wie weiter unten gezeigt wird, große Veränderungen des Anodenstromes bewirken.

Die Abb. 3 stellt in der sogenannten Arbeitskennlinie den Zusammenhang zwischen der Gitterspannung (horizontal) und der Spannung am Anodenwiderstand (vertikal) dar. Die Spannung am Anodenwiderstand ist, wie aus der Schaltung in Abb. 1 hervorgeht, direkt ein Maß für den Anodenstrom. Dieser fließt ja durch den Widerstand im Anodenkreis (Anodenwiderstand) und erzeugt nach den Grundgesetzen der Elektrizität in diesem Widerstand einen Spannungsabfall.

Was bewirkt nun eine an das Gitter angelegte veränderliche Spannung? Wie die Abb. 3 zeigt, wird durch diese unverstärkte Spannung die Gitterspannung der Röhre verändert. Dem Punkt P

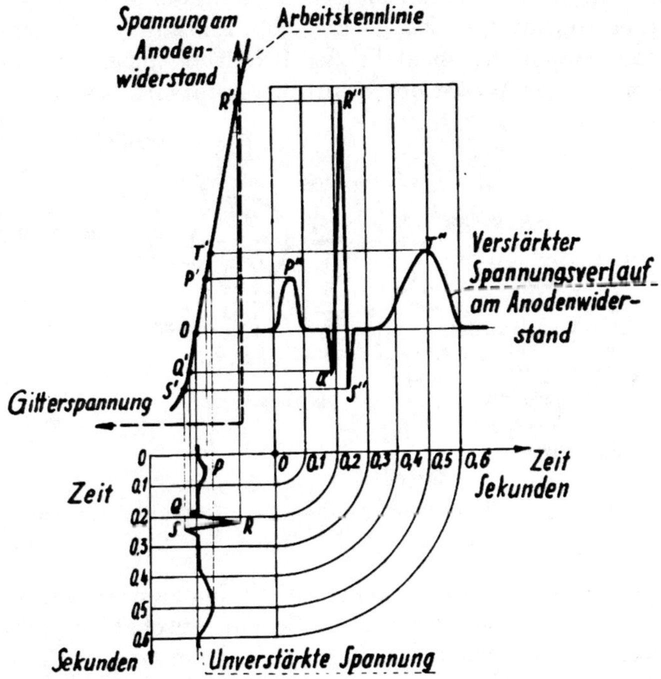

Abb. 3. Das Prinzip der Spannungsverstärkung, dargestellt an der Kennlinie einer Elektronenröhre. Diese soll möglichst geradlinig verlaufen

der unverstärkten Spannung entspricht auf der Arbeitskennlinie ein Wert der Gitterspannung P', welcher seinerseits einer Spannung im Anodenwiderstand, somit also auch dem Anodenstrom P'' entspricht. Die Gesetzmäßigkeit, daß kleinen Veränderungen der Gitterspannung große Veränderungen des Anodenstroms entsprechen, werden durch die Neigung der Arbeitskennlinie ausgedrückt. Diese ist, wie die Abb. 3 zeigt, durch physikalisch technische Maßnahmen steil gestellt, so daß kleinen Veränderungen der unverstärkten Spannung, große Änderungen der verstärkten Spannung entsprechen. Auf diese Weise entsteht aus der unverstärkten Spannung die verstärkte Spannung. Dies ist schematisiert das Prinzip und die Wirkungsweise einer Elektronenröhre.

Die Verstärkung einer einzigen Elektronenröhre würde nun in den meisten Fällen nicht ausreichen, um die in der Elektrokardiographie aus technischen Gründen notwendigen Spannungsverstärkung in entsprechendem Ausmaße zu bewirken. Aus diesem Grunde muß man zu Mehrrohrverstärkern übergehen. Die Abb. 4 zeigt das Prinzipschaltbild eines gleichspannungsgekoppelten Röhrenverstärkers. Die linke Hälfte des Bildes entspricht völlig der Schaltung einer einzigen Elektronenröhre, wie sie die Abb. 1 zeigte. Die rechte Hälfte des Bildes entspricht ebenfalls der Schaltung einer einzelnen Elektronenröhre. Das Wesen des Mehrrohrverstärkers besteht nun darin,

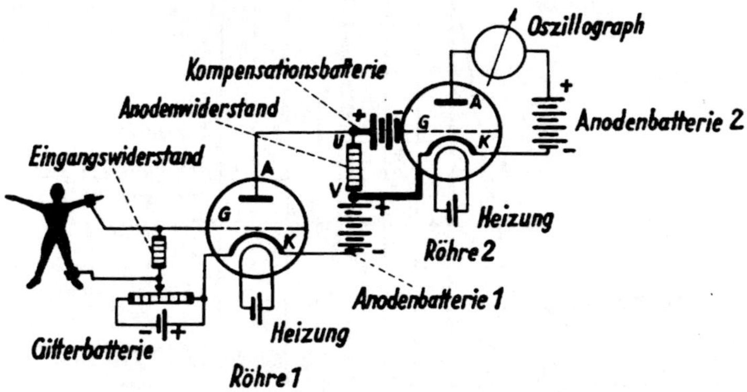

Abb. 4. Prinzipschaltbild eines gleichspannungsgekoppelten Röhrenverstärkers

daß beide Einzelröhrenschaltungen so miteinander verbunden werden, daß sich die Verstärkung durch die Zusammenschaltung erhöht. Von der ersten Röhre wird die unverstärkte Spannung, welche von der Körperoberfläche abgeleitet wird, auf ihrem Wege über das Gitter *G* in eine Spannungsschwankung im Anodenwiderstand der ersten Röhre verwandelt. Die Herzaktionsspannung wird somit in der ersten Röhre in eine verstärkte Spannungsschwankung an den Enden des Anodenwiderstandes *U* und *V* umgewandelt. Wenn wir nun die zweite Röhrenschaltung wieder zur Verstärkung verwenden wollen, so muß diese verstärkte Spannung ebenso wie früher als Eingangsspannung zwischen Gitter und Kathode der zweiten Röhre gelegt werden. Dies ist nun physikalisch nicht ohne weiteres möglich, da ja, wie wir früher beschrieben haben, die Anode der ersten Röhre, also auch das Ende des Anodenwiderstandes *U* auf eine positiven Spannung aufgeladen ist. Diese positive Spannung widerspricht aber der früher beschriebenen Bedingung, daß das Gitter der folgenden Röhre negativ, beziehungsweise höchstens schwach positiv sein darf. Aus diesem Grunde muß eine Kompensationsbatterie so zwischen das Ende des Anodenwiderstandes (U) und das Gitter der zweiten Röhre geschaltet werden, daß das Gitter der zweiten Röhre noch negativ geladen bleibt. Dies ist dann der Fall, wenn die Kompensationsbatterie eine etwas größere Spannung besitzt als der Spannungsabfall im Anodenwiderstand ($U-V$) beträgt. Nun befindet sich auch die zweite Röhre unter günstigen Arbeitsbedingungen (richtiger Arbeitspunkt); die von der Röhre *1* verstärkte Spannung wird dem Gitter der Röhre *2* aufgeprägt und und diese Röhre *2* verstärkt ihrerseits diese Spannung nochmals. Schließlich wird die zweimal verstärkte Spannung durch Verände-

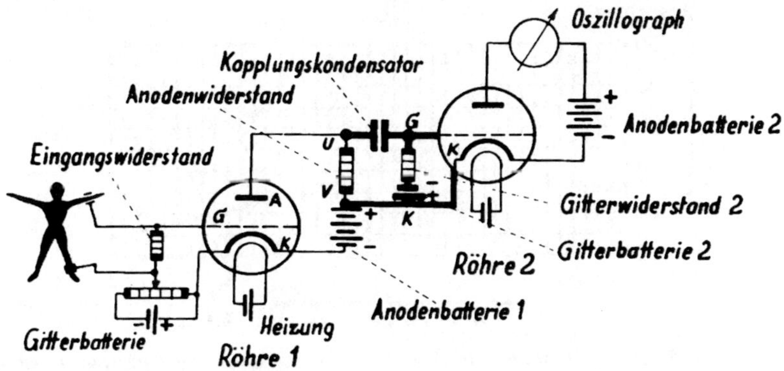

Abb. 5. Prinzipschaltbild eines kapazitiv-gekoppelten Röhrenspannungsverstärkers ($R-C$-Kopplung)

rung des Anodenstromes der Röhre *2* in einem Strommeßgerät (Oszillograph) beobachtet, beziehungsweise registriert.

Der bisher beschriebene Verstärker war, da eine direkte galvanische Verbindung zwischen Anode der vorhergehenden und Gitter der nachfolgenden Röhre bestand, ein sogenannter Gleichspannungsverstärker. Von diesem Gleichspannungsverstärker läßt sich die meist verwendete Schaltung des Wechselspannungsverstärkers ableiten. Wie die Abb. 5 zeigt, tritt dabei an Stelle der Kompensationsbatterie der Abb. 4 ein Kopplungskondensator, welcher zwischen das Ende des Anodenwiderstandes U und dem Gitteranschlußpunkt N geschaltet wird. Dieser Kopplungskondensator ermöglicht, daß die Gleichspannung der Anodenbatterie der Röhre *1* von dem Gitter der Röhre *2* ferngehalten wird. Lediglich die Spannungsänderungen an der Röhre *1* werden durch den Kopplungskondensator an die Röhre *2* übertragen. Gleichspannungsverstärker verstärken somit sowohl Gleich- als auch Wechselspannungen, Wechselspannungsverstärker verstärken nur Wechselspannungen.

Da bei der Elektrokardiographie sehr langsame Spannungsschwankungen aufgezeichnet, somit also auch verstärkt werden müssen, besteht das physikalische Problem der Anwendung des Wechselspannungsverstärkers darin, daß durch die Wechselspannungsverstärkerschaltung auch diese langsamen Schwankungen noch möglichst unverzerrt übertragen werden müssen. Wenn man an das Gitter der Röhre *1* einen Spannungsstoß legt, so wird dieser auch den Anodenstrom der Röhre *2* verändern. Die Abb. 6 zeigt, daß der Ausschlag des Oszillographen „sofort" seinen Maximalwert erreicht. Obwohl nun der Spannungsstoß an dem Eingang der Röhre *1* unver-

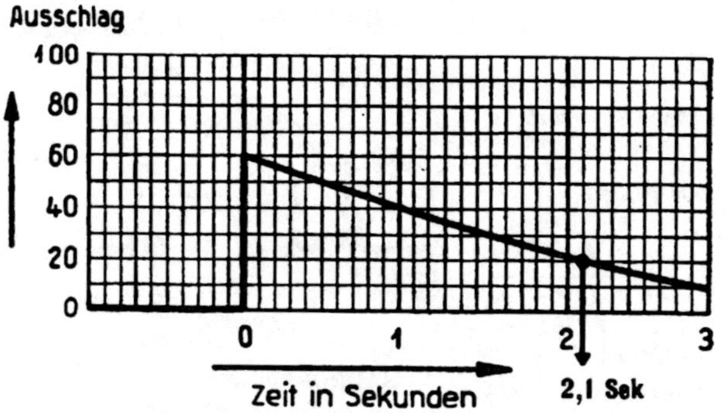

Abb. 6. Die Abklingzeit bei einem Spannungsverstärker. Die Abklingzeit ist die Zeit, in welcher ein Spannungsstoß auf $^1/_3$ seines Anfangswertes abgeklungen ist. Diese ist hier 2,1 Sekunden (Siemens-Verstärker-Elektrokardiograph)

ändert seine gleiche Höhe behält, wird sich nun der Kopplungskondensator langsam über den Gitterwiderstand der Röhre *2* (Gitterwiderstand *2* der Abb. 5) entladen. Die Folge wird sein, daß der Ausschlag des Oszillographen langsam wieder dem Nullwert zustreben wird, obgleich die Spannung am Eingang der Röhre *1* noch unverändert ihre volle Höhe beibehält. Das Ziel einer richtigen Registrierung wird nun darin bestehen, die Schaltelemente so zu bemessen, daß der Abfall des Ausschlages des Oszillographen nach Abb. 6 sehr langsam erfolgt. Als charakteristische Zeit für diesen Abfall wählt man die sogenannte Abklingzeit. Diese ist diejenige Zeit, innerhalb der bei Anlegung einer beliebigen Gleichspannung an den Eingang des Verstärkers der ursprüngliche Ausschlag auf den dritten Teil sinkt. In der Abb. 6 beträgt die so definierte Abklingzeit 2,1 Sekunden. Wenn die längsten Zeiten, welche als Gleichspannungsstöße bei der Elektrokardiographie vorkommen, nicht länger dauern als einige Zehntel Sekunden, so wird eine Abklingzeit, welche über einigen Sekunden liegt, die Gewähr dafür bieten, daß während des Andauerns von

Gleichspannungsstößen nur ganz geringgradige Abfälle des Anodenstromes der zweiten Röhre erfolgen. Demzufolge werden auch die Aufzeichnungen der verstärkten Spannung in ziemlich hohem Maße ein getreues Abbild der unverstärkten Spannung darstellen.

Damit haben wir die physikalischen Grundlagen gewonnen, um aus diesen Grundelementen einen Elektrokardiographen zusammenzustellen.

3. Das Prinzip des Elektrokardiographen

Die Abb. 7 zeigt die wesentlichen Bauelemente eines Elektrokardiographen. Von der Spannungsquelle, beispielsweise vom rechten und linken Arm des zu untersuchenden Patienten gehen die Zuleitungen zum Eingang eines Verstärkers. Die zu verstärkende Spannung wird also an den Gitterwiderstand der ersten Röhre angeschlossen. Zwischen Patient und Verstärker ist ein Ableitungswähler eingeschaltet, mit dessen Hilfe beliebige Ableitungen vom Patienten an den Eingang des Verstärkers gelegt werden können. Im Verstärker wird nun die ankommende Herzaktionsspannung mehrfach verstärkt. Je nachdem, ob das an den Ausgang des Verstärkers angeschlossene Spiegelgalvanometer stark oder wenig empfindlich ist, muß die Verstärkung kleiner beziehungsweise größer gewählt werden. In den meisten Fällen genügt eine Spannungsverstärkung von 3 bis 10000, das heißt, das eintreffende Eingangssignal von maximal 1 Millivolt wird auf 3 bis 10 Volt verstärkt. Dieses verstärkte Signal setzt nun die Drehspule, beziehungsweise den Magneten des Spiegelgalvanometers in Bewegung. Zwischen Registrierkassette und Spiegelgalvanometer befindet sich eine Lichtquelle, welche schräg von unten den Spiegel des Spiegelgalvanometers beleuchtet. Der durch den veränderlichen Strom in Bewegung gesetzte Lichtstrahl des Spiegelgalvanometers wird gegen die Kassette zu geworfen. Auf diesem Wege wird mit Hilfe eines Spiegels oder eines Prismas ein Teil des Lichtstrahles senkrecht nach oben abgelenkt und fällt auf eine Mattscheibe. Diese kann von oben beobachtet werden; man sieht auf ihr in Ruhe des Galvanometers einen leuchtenden Punkt; wird der Spiegel des Galvanometers abgelenkt, so wandert der Lichtpunkt auf der Mattscheibe im Takte der Eingangsspannung. Der größte Teil des abgelenkten Lichtstrahles aber erreicht die Aufnahmekassette. Kurz bevor der Lichtstrahl das lichtempfindliche Papier, welches zur photographischen Registrierung der Spannungsschwankungen Verwendung findet, erreicht, ist in den Strahlengang eine Zylinderlinse eingeschaltet, welche das Lichtband zu einem Lichtpunkt zusammenzieht. Die

Kassette besteht aus einer oberen Vorratstrommel und einer unteren Sammeltrommel für den belichteten Film.

Neben den in Abb. 7 dargestellten Haupteinrichtungen eines Elektrokardiographen sind noch eine Reihe von Zusatzeinrichtungen erforderlich, welche gleichfalls mit den dargestellten technischen Einzelheiten zu einem Gerät vereinigt werden müssen. Es sind dies vor allem: Spannungsquelle für die Heizung der Elektronenröhren,

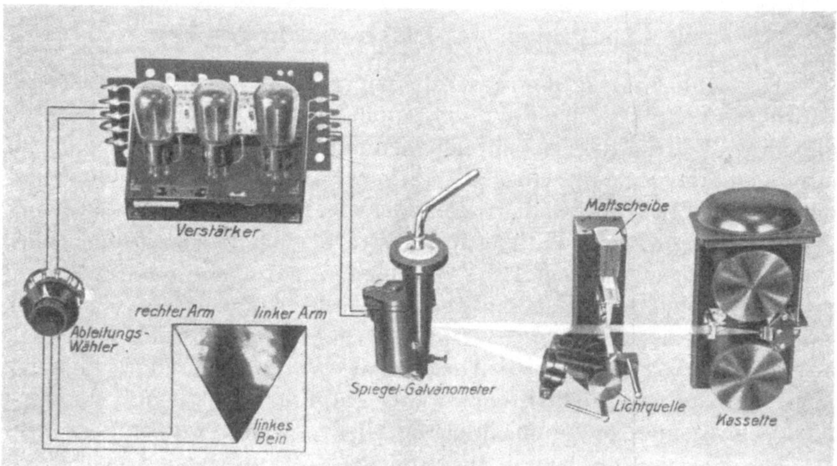

Abb. 7. Die wesentlichen Bauelemente eines Spannungsverstärkerelektrokardiographen. (Tragbarer Siemens-Apparat)

für die Anodenversorgung der Elektronenröhren, für die Lichtquelle, elektrische Kontrollinstrumente zur laufenden Untersuchung des Zustandes dieser Spannungsquellen, ein Antrieb für den Filmtransport (Uhrwerk) und eine Regelvorrichtung zur Regulierung der Verstärkung. Alle diese Einrichtungen müssen, um einen tragbaren beziehungsweise leicht ortsveränderlichen Elektrokardiographen darzustellen, in einem, beziehungsweise zwei, möglichst gewichtsarmen Kästen, welche auch noch Abschirmfunktionen gegen elektrische Störungen besitzen, also aus Eisen (!) sein sollen, vereinigt werden.

4. Die Spannungsübertragung vom Patienten bis zur Elektrokardiogrammregistrierung

Um die unverstärkte Spannung, welche vom Herzen abgegeben wird, formgetreu in die Niederschrift auf dem Registrierstreifen zu verwandeln, müssen eine Reihe von physikalischen Gesetzmäßigkeiten

Berücksichtigung finden. Wie die Abb. 8 zeigt, liegen hier folgende elektrische Verhältnisse vor: Das Bild a zeigt, in welcher Weise ein Objekt O (der menschliche Körper) mit Hilfe zweier Elektroden (E_1 und E_2) an ein Meßinstrument M angeschlossen wird. In der Wirklichkeit liegen nun die Verhältnisse komplizierter (Bild b). Im Innern des menschlichen Körpers befindet sich das Herz als biologischer Generator G, welcher über die Hautstellen mit den Hautwiderständen R_H und den Hautkapazitäten C_H das Meßinstrument mit dem

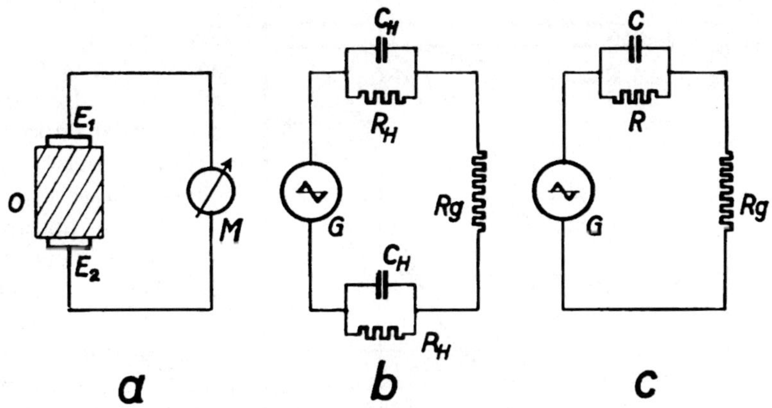

Abb. 8. Das Prinzipschema der Spannungsübertragung bei der Elektrokardiographie. *a* Prinzipbild mit angelegten Elektroden. *b* Ersatzschema mit beiden Hautstellen. *c* Reduziertes Ersatzschema mit einer fiktiven Hautstelle.

E	Elektroden	O	Biologisches Objekt
M	Meßgerät	C_H	Hautkapazität
G	Biologischer Generator	Rg	Galvanometerwiderstand
R_H	Hautwiderstand	R	Ersatzwiderstand der Haut
C	Ersatzkapazität der Haut		

inneren Widerstand Rg versorgt (Bild b). Um diese Schaltung zu vereinfachen, wählt man ein sogenanntes Ersatzschema, wie es die Abb. 8c zeigt. Die beiden Hautkapazitäten und die beiden Hautwiderstände sind in einen einzigen Widerstande R beziehungsweise an eine einzige Kapazität C zusammengezogen. Dies stellt das allgemeine Ersatzschema der Elektrokardiographie dar.

Das zu übertragende Signal, das Elektrokardiogramm, besteht aus einer Vielheit von verschiedenen elektrischen Schwingungen, welche sich sowohl hinsichtlich ihrer Periodendauer, als auch ihrer Höhe unterscheiden. Im Elektrokardiogramm kommen Schwingungen von etwa 1 Hz bis etwa 150 Hz vor. (Die Einheit Hertz = Hz bedeutet Schwingungen pro Sekunde.) Die Frage ist nun, in welcher Weise solche Schwingungen, welche von dem biologischen Generator G

geliefert werden, in der Abb. 8c auf den Instrumentenwiderstand *Rg* übertragen werden. Denkt man sich die Hautkapazität *C* weg, so liegt eine einfache Spannungsteilung zwischen dem Hautwiderstande *R* und dem Instrumentenwiderstande *Rg* vor. Auf jeden Fall wird also vom Meßinstrument an der Körperoberfläche eine kleinere Spannung abgegriffen werden als sie der Generator *G* liefert, denn stets wird ein Teil der Spannung als Spannungsabfall im Widerstande der Haut *R* verloren sein. Dies gilt streng für Gleichspannung und niedere Frequenzen. Mit zunehmenden Frequenzen, welche der Generator *G* abgibt, wird allerdings der Kondensator der Hautkapazität *C* immer besser „leitend“ und dadurch wird der Widerstand der Haut *R* mehr oder weniger kurzgeschlossen; das heißt aber, daß mit zunehmender Meßfrequenz ein immer größerer Teil der Spannung des Generators *G* im Meßinstrument zur Wirkung kommt. Die Abb. 9 zeigt das Verhältnis der Meßspannung zur wahren Spannung in Abhängigkeit von der Frequenz der Meßspannung. Dabei ist als Abszisse nicht die Frequenz *f* in Hertz, sondern die Kreisfrequenz, das ist das Produkt $2\pi f$ eingetragen. Wie man sieht, ist das Verhältnis der Meßspannung zur wahren Spannung in starkem Maße vom Widerstande des Meßgerätes *Rg* abhängig. Je höher der Widerstand des Meßgerätes ist, desto größer ist das Verhältnis der Meßspannung zur wahren Spannung, desto günstiger ist die Anpassung. Zu diesem Vorteil kommt noch folgendes: die Vergrößerung des Galvanometerwiderstandes *Rg* bewirkt auch, daß der Verlauf der Kurven in Abb. 9 immer unabhängiger von der Meßfrequenz wird. Beide physikalische Tatsachen führen dazu, daß man in der genauen elektrokardiographischen Regi-

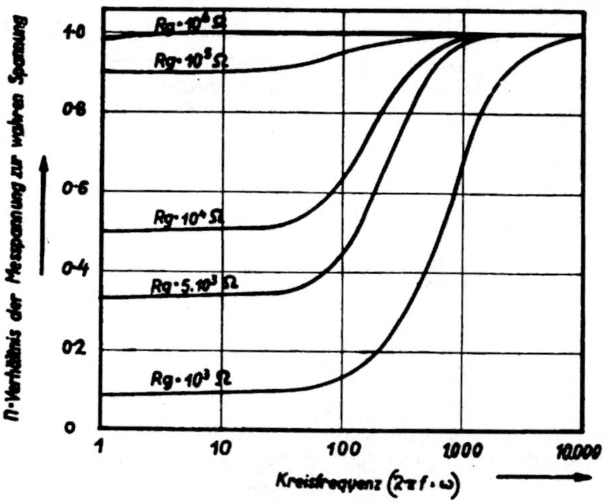

Abb. 9. Das Verhältnis der Meßspannung zur wahren Spannung bei bioelektrischen Untersuchungen in Abhängigkeit von der Frequenz des bioelektrischen Vorganges und dem Widerstand des Meßgerätes. (Spezielle Annahmen: Ersatz-Hautwiderstand $R = 10^4$ Ohm, Ersatz-Hautkapazität $C = 1\,\mu$F)

striermethodik hohe Instrumentenwiderstände wählen muß. Solche hohe Widerstände können nun einzig und allein durch die hohen Eingangswiderstände eines Verstärkergerätes praktisch dargestellt werden[1]).

In der praktischen Elektrokardiographie unterscheidet man Instrumente mit hohem inneren Widerstand und mit niederm inneren Widerstand. Erstere nennt man, da sie tatsächlich Spannungsmeß-

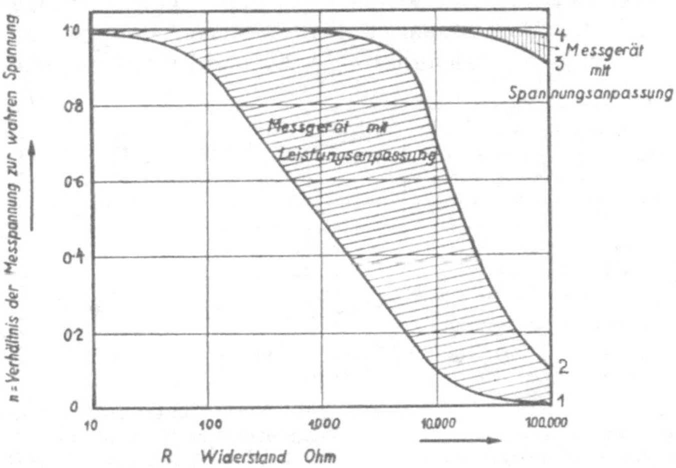

Abb. 10. Das Verhältnis der Meßspannung zur wahren Spannung bei bioelektrischen Untersuchungen in Abhängigkeit vom Elektroden- bzw. Hautwiderstand R bei Meßgeräten mit Leistungsanpassung und mit Spannungsanpassung.

Kennwerte der Kurven

Kurve	Kreisfrequ.	Instrumentenwiderst.		
1	10	1000	Ohm	Leistungs-
2	1000	1000	Ohm	anpassung
3	10	1000000	Ohm	Spannungs-
4	1000	1000000	Ohm	anpassung

Zur Klarstellung der Terminologie sei bemerkt: Ist der äußere Widerstand gleich Null, so fließt ein maximaler Strom. Das ist eigentlich die Stromanpassung. Die Anpassung: Außenwiderstand gleich Innenwiderstand (Saitengalvanometer) ist eigentlich eine Leistungsanpassung. Es wäre zu erwägen, den Ausdruck Stromoszillographie besser fallen zu lassen und ihn durch Leistungsoszillographie zu ersetzen.

geräte sind, Spannungselektrokardiographen, letztere werden Stromelektrokardiographen genannt, obwohl der Ausdruck Leistungselektrokardiographen aus theoretischen Gründen vorzuziehen wäre. Die Vorteile des Spannungselektrokardiographen

[1]) Die mathematische Ableitung aller hier gegebenen Gesetzmäßigkeiten siehe bei W. Holzer, Z. Kreisl.forsch. 28 (1936), 113—130.

wurden bereits bei der Beschreibung der Abb. 9 hervorgehoben. Diese müssen jedoch noch durch die große Unabhängigkeit des Spannungselektrokardiographen vom Elektroden- beziehungsweise Hautwiderstand ergänzt werden. Die Abb. 10 zeigt das Verhältnis der Meßspannung zur wahren Spannung, in Abhängigkeit vom Elektroden- beziehungsweise Hautwiderstand *R* bei Meßgeräten mit Spannungsanpassung gegenübergestellt denen der Leistungsanpassung. Auch hier zeigt sich, daß nur das Meßgerät mit Spannungsanpassung, also praktisch das Elektronenröhrenverstärkergerät, in weiten Bereichen des Elektroden- beziehungsweise Hautwiderstandes eine praktisch

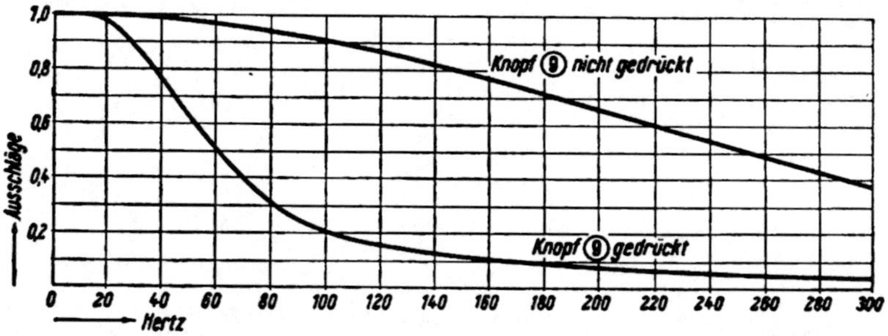

Abb. 11. Abhängigkeit des Ausschlages eines Elektrokardiographen von der Meßfrequenz. Obere Kurve: Frequenzgang unverändert. Untere Kurve: Frequenzgang durch ein elektrisches Filter abgeschnitten. Die Angabe *9 gedrückt* bezieht sich auf Knopf *9* der Abb. 12. (Die Kurven stammen von Messungen am tragbaren Elektrokardiographen der Siemens-Reiniger-Werke)

völlige Unabhängigkeit des Verhältnisses der Meßspannung zur wahren Spannung aufweist.

Die bisherigen Betrachtungen gingen von der Annahme aus, daß das Meßinstrument einen von der Meßfrequenz unabhängigen Ausschlag zeigt. In der Tat ist dies nicht der Fall, da alle Meßinstrumente praktisch mit zunehmender Frequenz der Meßspannung einen immer kleineren Ausschlag aufweisen. Es erübrigt sich im einzelnen auf das Frequenzverhalten des Meßinstrumentes einzugehen, da dies allein gar keine Bedeutung für praktische Fragen aufweist. Von praktischer Wichtigkeit ist lediglich der Zusammenhang zwischen Meßfrequenz und Ausschlag des gesamten Systems, Mensch, Elektroden, Verstärker und Meßgerät. Die Abb. 11 zeigt in der oberen Kurve, wie in einem praktischen Falle die Abhängigkeit des Ausschlages von der Meßfrequenz im Bereiche von 0 bis 100 Hz auf den geringen Betrag von maximal 10% abgesenkt wird. Dies ist für praktische Verhältnisse ohne weiteres hinreichend. Auf der anderen Seite zeigt die Abb. 11, daß es durch zusätzliche technische Maßnahmen (Filter) bei Spannungselektrokardiographen leicht möglich ist, das Frequenzverhalten weitgehend zu beeinflussen. So ist beispielsweise bei den tragbaren Siemens-Elektrokardiographen (Abb. 12) eine Vorrichtung (Taste 9 in Abb. 12) angebracht, durch deren Niederdrücken man den Frequenzgang des Ausschlages weitgehend beeinflussen kann. Dadurch ist man in der Lage, unerwünschte Störungen, wie sie zum Beispiel durch elektrische Fremdkörper oder durch Muskelzittern entstehen können, weitgehend zu unterdrücken. In welcher Weise die im Abschnitt I abgeleiteten physikalischen Grundlagen in einem technischen Gerät realisiert werden können, wird der Abschnitt II, Technische Grundlagen, zeigen.

5. Zusammenfassung

Zur Registrierung des bei der Elektrokardiographie vorkommenden Frequenzgemisches von langsamen und raschen Schwingungen verwendet man zweckmäßig Spannungselektrokardiographen. Die einzige physikalische Möglichkeit der Realisierung dieser physikalischen Forderung stellt derzeit die Verwendung von Elektronenröhrenverstärkern dar. Gleichzeitig ist die Notwendigkeit der Verstärkung darin begründet, daß die zur Verfügung stehenden Meßspannungen zu klein sind, um unmittelbar das Meßgerät zu steuern. Ein besonderer Vorteil der Spannungselektrokardiographie ist in der weitgehenden Unabhängigkeit der Spannungsübertragung von der Meßfrequenz und vom Elektrodenwiderstand gegeben. Ferner bieten Verstärkerelektrokardiographen den Vorteil, daß der Frequenzgang des Meßgerätes zusätzlich durch technische Maßnahmen beeinflußt werden kann. Im besonderen wird dies bei der Begrenzung des übertragbaren Frequenzbereiches zum Zwecke der Störungsentfernung verwendet.

II. Technische Grundlagen

Die Elektrokardiographie bedarf zu ihrer Durchführung weniger, aber grundlegend wichtiger technischer Geräte und Verfahren. Der methodische Gang der Aufzeichnung eines Elektrokardiogrammes, die Entwicklung, das Auswerten, die Vermeidung von Fehlern, sowie die Beseitigung derselben sind primär Maßnahmen technischer Natur. Physikalisch-technische Kenntnisse bewahren auch den Arzt vor einer Fehlbewertung registrierter Kurven, welche manchmal durch Störungen entstellt sind, welche dem Unerfahrenen allzuoft Anlaß zu Fehldiagnosen geben.

1. Anforderungen des Arztes an einen Elektrokardiographen

Mit Rücksicht darauf, daß wir hier nur von der Elektrokardiographie in der ärztlichen Praxis sprechen, können die Anforderungen, welche der Arzt an einen Elektrokardiographen stellt, für den Fall des tragbaren, also leicht ortsveränderlichen Apparates beschränkt werden.

a) Apparattype: Da Apparate mit Gleichspannungsverstärkern leider nicht mehr serienmäßig hergestellt werden, erübrigt sich für praktische Verhältnisse eine Diskussion über die Vor- und Nachteile des Gleich- beziehungsweise Wechselspannungsverstärkers. Der einzig und allein serienmäßig hergestellte Apparat mit Wechselspannungsverstärkung muß die Eigenschaft haben, die normale Papierbreite des Registrierstreifens (meist 35 mm, beziehungsweise bei perforiertem Papier 24 mm) voll auszuschreiben. Für die Regelung der Empfindlichkeit muß ein Regelgerät vorgesehen sein. Die Abklingzeit des Wechselspannungsverstärkers soll über 1,5 Sekunden betragen. Wie die Tafel 1 zeigt, beträgt bei einer Abklingzeit von 2 Sekunden der Fehler, welcher bei der Registrierung einer Schwankung von 0,2 Sekunden Dauer, was der mittleren Dauer der *T*-Zacke des Elektrokardiogrammes entspricht, nur 3,25%. Dies ist eine minimale Erniedrigung, welche gegenüber anderen Versuchsfehlern verschwindend klein ist. Schon die physiologischen Unregelmäßigkeiten, sowie die Schrumpfung des Registrierpapieres während des Trockenprozesses liegen in dieser Größenordnung.

Zahlentafel 1[1])

Abhängigkeit der mittleren Abweichungen der Stoßhöhe vom Sollwert in Prozent bei verschiedenen Abklingzeiten

Dauer des Einzelstoßes in Sekunden	Abklingzeit in Sekunden				
	0,50	1,00	1,50	2,00	2,50
0,01	0,60	0,30	0,15	0,10	0,10
0,05	3,20	1,55	1,05	0,65	0,60
0,10	6,30	3,15	2,20	1,65	1,25
0,15	9,50	4,70	3,20	2,45	1,90
0,20	12,70	6,30	4,25	3,25	2,55
0,25	15,75	7,85	5,35	4,10	3,20
0,30	19,00	9,45	6,40	4,90	3,80
0,35	22,15	11,05	7,50	5,75	4,45
0,40	25,30	12,65	8,55	6,60	5,10
0,50	31,60	15,75	10,70	8,20	6,40

[1]) J. Ritzmann, SRW-Nachrichten 1936, S. 12.

Auf der anderen Seite darf die Abklingzeit nicht zu groß gewählt werden, da der Verstärker sonst eine zu lange Einbrennzeit aufweist, das heißt, daß man zu lange nach dem Einschalten bis zur vollen Betriebsbereitschaft warten muß. Abklingzeiten von etwa 2 Sekunden Länge lassen sich mit einer Einbrenndauer von etwa 1 Minute noch praktisch vereinbaren und ertragen.

b) Registrierpapier: Als Registrierpapierbreite hat sich das Normalfilmformat von 35 mm Breite bewährt. In manchen Geräten finden jedoch breitere Registrierpapierstreifen Verwendung, zum Beispiel 45 mm breite Streifen ohne Perforation. Bei sonst gleicher Güte des Papiertransportes ist prinzipiell der unperforierte Streifen vorteilhafter, da er eine größere Oszillogrammhöhe zuläßt.

An Papiervorrat sollen möglichst 15 m in die Vorratskassette eingelegt werden können. Ferner muß das Registrierpapier leicht auswechselbar sein. Der belichtete Teil des Streifens soll in einer Tageslichtkassette aus dem Apparat entfernt werden können.

c) Registriergeschwindigkeit: Für die meisten Aufnahmen hat sich eine Registriergeschwindigkeit von 3,75 cm je Sekunde als hinreichend groß ergeben. In zunehmendem Maße besteht jedoch das Bedürfnis, besonders für Zwecke des Arbeitsversuches die Registriergeschwindigkeit bis auf 10 cm je Sekunde zu erhöhen. Neben der Erhöhung der Registriergeschwindigkeit muß das photographische System des Apparates bei der Normalgeschwindigkeit die nötige Lichtreserve besitzen, um auch rasch geschriebene Kurven scharf und kontrastreich registrieren zu können.

d) Ortsveränderlichkeit: Mit Rücksicht auf die leichte Ortsveränderlichkeit muß der Apparat möglichst leicht sein. Es sind Einkoffer- und Zweikoffertypen im Handel. Der Einkoffertyp scheint sich aus begreiflichen Gründen immer mehr und mehr durchzusetzen. Es darf jedoch nicht verkannt werden, daß auch die Zweikoffertype, bei welcher also Oszillographenkasten und Batteriekoffer zwei getrennte Einheiten darstellen, manche Vorteile besitzt. Die Abwägung muß hier vorsichtig nach den Sonderverhältnissen erfolgen (Gewicht, Transporthäufigkeit und -Mittel).

e) Mechanische Widerstandsfähigkeit: Der Elektrokardiograph muß mechanisch äußerst widerstandsfähig gebaut sein. Diese Bedingung widerspricht in gewissem Sinne der Forderung des geringen Transportgewichtes. Billigerweise wird man von einem Gerät, welches von Patient zu Patient transportiert werden muß, verlangen, daß es rauhes Aufsetzen aus etwa 10 bis 20 cm Höhe auf eine feste Unterlage als Abnehmeversuch vertragen muß, ohne daß Nachjustierungen im optischen, beziehungsweise elektrischen Teil erforderlich sind.

f) Stromverbrauch: Ein geringer Stromverbrauch des tragbaren Gerätes ist mit Rücksicht auf die längere Benutzungsdauer der Stromquellen dringend erwünscht. Vollnetzbetriebene Geräte werden im Laufe der zukünftigen Entwicklung bald am Markte sein und zweifellos in der Großstadtpraxis die Batteriegeräte oft verdrängen. Vorläufig ist jedoch nicht zu erwarten, daß dadurch eine erhebliche Gewichts- und Kostenersparnis erzielt wird.

g) Zeiteichung: Die Zeiteichung soll möglichst die ganze Papierbreite in dünnen und scharfen Strichen bedecken. Sie soll möglichst vollautomatisch durchlaufen solange das Gerät im Registrierbetriebe steht. Einrichtungen, welche sich genauer Uhren bedienen, sind Federschwingeinrichtungen diesbezüglich meist etwas überlegen.

h) Zusatzeinrichtungen: Man vergewissere sich rechtzeitig, welche Zusatzeinrichtungen mit dem Elektrokardiographen benützt und geliefert werden können. Sollte der Antrieb in seiner Geschwindigkeit nicht regulierbar sein, muß eine Schnellaufkassette die Wahl einer größeren Registriergeschwindigkeit ermöglichen. Wahlweise soll die Möglichkeit bestehen, auch eine Einrichtung zur Herztonschreibung[1]) beziehungsweise Venenpulsschreibung zu verwenden.

Viele der oben genannten Bedingungen werden durch die listenmäßig erzeugten Apparate erfüllt, manche jedoch nicht. Dem zeitgemäß richtigen Standpunkt der Technik entsprechende Kompensationsverfahren[2]) zur elektrischen Entfernung von Störungen, welche fallweise von großem Vorteil wären, werden noch nicht eingebaut. Die weitere Zukunft der ärztlichen Elektrokardiographie hinsichtlich des Registrierverfahrens wird zweifellos in dem Abgehen von der photographischen Registrierung bestehen. Dafür sind bereits beachtliche Ansätze vorhanden.

2. Elektrokardiographische Apparate

Die Abb. 12 zeigt den Oszillographenkoffer des tragbaren Elektrokardiographen der Firma Siemens-Reiniger. Alle Einzelheiten technischer Art gehen aus der Legende dieser Abb. 12 hervor. Das Verstärkersystem befindet sich im Apparat und erstreckt sich etwa von den links sichtbaren Steckern der Batterie- und Akkumulatorenleitungen bis zum Drehzeiger zur Angabe der abgelaufenen Film-

[1]) Ein Apparat, bei welchem eine Herztonschreibung möglich ist, welche dem Elektrokardiograph zur zeitlichen Zuordnung überlagert werden kann, wird auf Vorschlag von Holzer demnächst zur Verfügung stehen.

[2]) J. F. Toennies, Rev. Sci. Instr. 9 (1938), 95. W. Holzer, Pflügers Arch., erscheint demnächst.

länge (*7*). Das Registriersystem befindet sich etwa unter dem Drehhebel zur Einstellung der Lage des Lichtzeigers (*3*). Die Registrierung erfolgt auf der Papierkassette (*13*), welche im einzelnen in Abb. 19 dargestellt ist. Die Einzelheiten des Apparates sind bereits in der

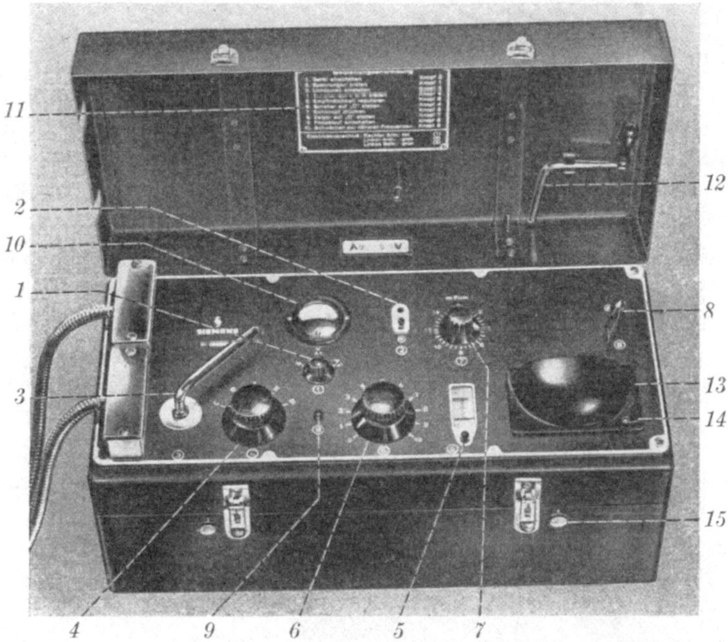

Abb. 12. Tragbarer Elektrokardiograph (Zweikoffertype, Siemens-Reiniger)

1 Schaltknopf zur Spannungskontrolle der Batterien;
2 Einschalter, schaltet sich automatisch bei Schließen des Kastens aus;
3 Schwenkhebel zur Einstellung des Lichtpunktes auf Mattscheibe;
4 Schalter zur Wahl der Ableitung bzw. Eichung;
5 Eichtaste;
6 Empfindlichkeitsregler;
7 Filmverbrauchszähler;
8 Schalthebel für Laufwerk;
9 Dämpfungstaste zur Beeinflussung des Frequenzganges (s. Abb. 11);
10 Meßgerät zur Ablesung der an Knopf *1* eingestellten Spannungen;
11 Gebrauchsanweisung;
12 Kurbel für Aufzug des Federwerkes;
13 Filmkassette;
14 Schnellzeiger zur Meldung des vollständigen Filmverbrauchs;
15 Schrauben zum Abnehmen der Vorderwand

Abb. 7 dargestellt worden. Ein zweiter Koffer enthält einen Nickelkadmiumakkumulator für die Heizung der Röhren und der Beleuchtungseinrichtung sowie Anodenbatterien, Zuleitungen, Reservefilmtrommeln, Elektroden und Elektrodenbinden.

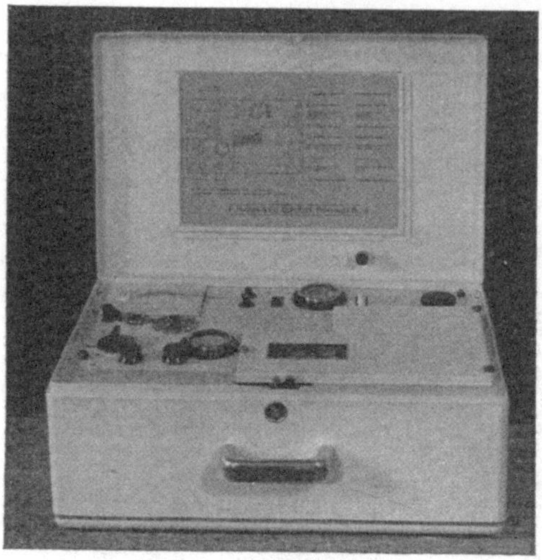

Abb. 13. Ein tragbarer Elektrokardiograph (Einkoffertype, Firma Hellige & Co.)

Ein Beispiel einer Einkoffertype (Fa. Hellige) zeigt die Abb. 13. Hier sind sämtliche Teile und Zubehöre in einem handlichen Koffer untergebracht, welcher infolge seines geringeren Gewichtes und Raumbedarfes die Möglichkeit schafft, den Apparat ohne Hilfspersonen an das Krankenbett mitzunehmen. Der Apparat kann wie auch die anderen Geräte mit zwei Registrierkassetten für 40 beziehungsweise 100 mm je Sekunde Papiergeschwindigkeit ausgerüstet werden. Ferner kann ein Herzschallmikrophon mit Lautregler Mitverwendung finden. Zu diesem Zwecke wird ein Umschaltgerät für

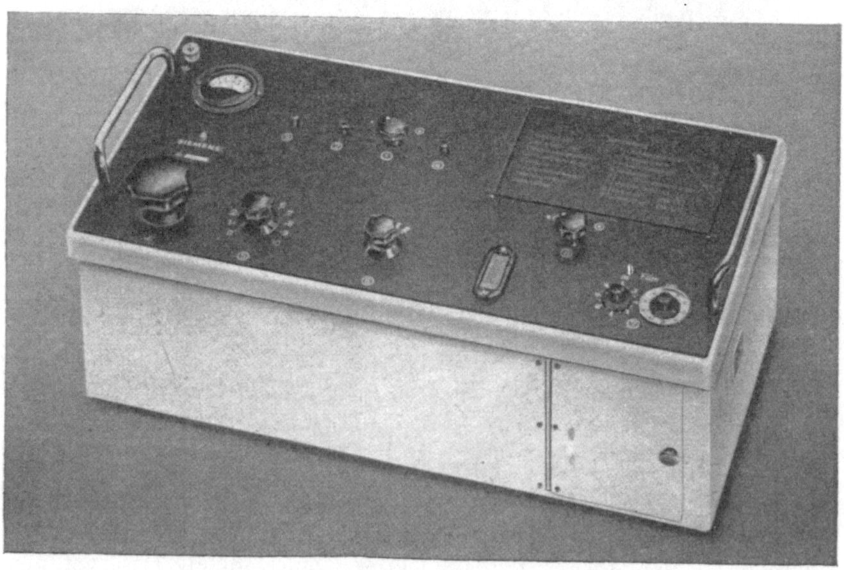

Abb. 14. Tragbarer Elektrokardiograph der Einkoffertype (Siemens-Reiniger)

drei verschiedene Frequenzbereiche und Überlagerung des Herzschalles mit dem Elektrokardiogramm an die Apparatur angeschlossen. Durch die Überlagerung von Herzschall über dem Elektrokardiogramm können die zeitlichen Beziehungen von Elektrokardiogramm und Herzton festgelegt werden.

Eine andere Ausführung eines Einkoffergerätes zeigt die Abb. 14, welche eine weitere Entwicklung des tragbaren Elektrokardiographen nach Abb. 12 darstellt.

3. Die Elektroden

Um die Aktionsspannung des Herzens abzunehmen, müssen an die Körperoberfläche mit Hilfe von Elektroden Zuleitungen angeschlossen werden können. Jede leitende elektrische Flüssigkeit wird beim Stromdurchgang durch einen chemischen Zersetzungsvorgang (elektrolytische Dissoziation) verändert. Es entstehen Polarisationsströme, welche dem sie erzeugenden Strom entgegengerichtet sind. Wenn auch bei der Spannungselektrokardiographie Polarisationserscheinungen nur in ganz geringfügigem Maße auftreten, da die Größe des Stromes äußerst gering ist, müssen dennoch für die Wahl des Elektrodenmaterials und das Anlegen der Elektroden besondere Vorsichtsmaßregeln ergriffen werden. Bei der üblichen Elektrokardiographie verwendet man Feinsilberelektroden von der Größe 120 × 25 mm. Man kann jedoch auch mit der Elektrodengröße bis auf 10 × 10 mm in Sonderfällen heruntergehen. Die Vorbereitung des Patienten zur Elektrodenanlegung besteht darin, daß man die Hautstelle mit Alkohol, beziehungsweise warmem Seifenwasser entfettet, reinigt und die Elektrode unter Zwischenlagerung einer feuchten Gazeschicht aufbindet. Die feuchte Zwischenlage zwischen Elektroden und Haut soll mit einer etwa 5%igen Kochsalzlösung getränkt sein. Die verwendete Lösung soll körperwarm sein. Sehr bewährt haben sich Stofftäschchen, in welche das Elektrodenblech eingeschoben wird. Die Befestigung der Elektrode an der Körperoberfläche erfolgt entweder mit Hilfe elastischer Gummibinden oder durch Beschweren der Elektrode mit Sandsäcken. Auch Elektrodenklemmen haben sich gut bewährt. Die Elektrode soll, wenn von den Extremitäten abgeleitet wird, dort angelegt werden, wo möglichst wenig Muskeln zwischen Knochen und Haut liegen, das ist also am Fuß die mediale Tibiaseite, am Unterarm das dorsale untere Drittel des Unterarmes.

Neben diesen Standardelektroden sind zahlreiche Sonderformen der Elektroden in Verwendung. Bei Partialableitungen verwendet man Nadelelektroden, welche ohne besondere Anästhesierung mit kurzem Stoß in die Haut, beziehungsweise unter die Haut eingestochen werden. SCHELLONG verwendet bei der Partialableitung Kupferplatten von 5 cm Durchmesser. Zwischen Haut und Elektrode wird ein mit Kochsalzlösung befeuchtetes Zellstoffläppchen von der Größe der Kupferplatte gelegt. Die Platten werden mit Heftpflaster befestigt. HOLZMANN hat eine Saugelektrode nach dem Mechanismus der Schröpfköpfe angegeben. Diese Elektrode besteht aus einem

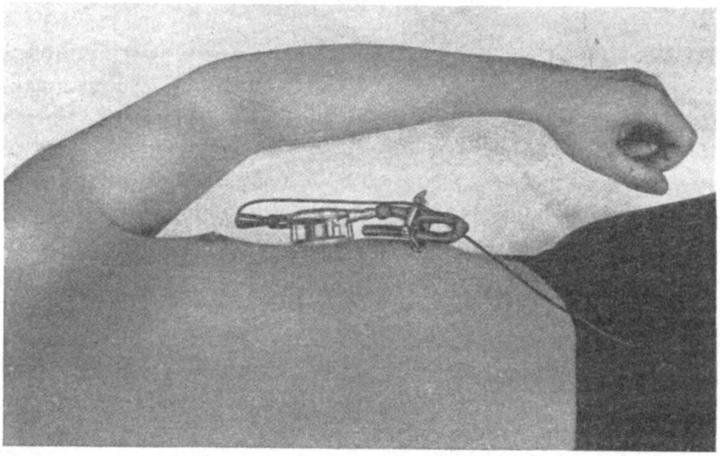

Abb. 15. Thoraxsaugelektrode nach BURGER (Siemens-Reiniger)

Glasgehäuse mit einem Außendurchmesser von 5 cm, einer Wanddicke von 2 mm und einer Höhe von 4 cm. Durch eine zentrale Öffnung im Boden ist der Elektrodenhalter eingesetzt. Die Elektrode ist eine leicht konkav gestaltete kreisrunde Scheibe von etwa 3 cm Durchmesser. Auf die Elektrode wird ein feuchtes Leinenläppchen gelegt. Die Ansaugung des Elektrodengehäuses geschieht mit einer Saugpumpe. Haut und subkutanes Bindegewebe wird dabei so weit in das Gehäuse eingezogen, daß die Elektrode in ihrer ganzen Fläche von der Haut berührt wird. Falls die Hautpartie behaart oder sehr trocken ist, haftet das Gehäuse nur, wenn die Ränder leicht mit Fett oder Vaseline bestrichen werden. Die Abb. 15 zeigt eine ähnliche Thoraxsaugelektrode. In den meisten Fällen bewährt sich jedoch die Heftpflastermethode beziehungsweise das Nadeleinstichverfahren hinreichend.

4. Die Zeitschreibung

Um die Dauer einzelner Vorgänge im Elektrokardiogramm ausmessen zu können, muß eine Zeitschreibung mitphotographiert werden. Wie alle Oszillogramme dieses Buches zeigen, besteht die Zeitschreibung in senkrechten, die ganze Papierbreite bedeckenden schwarzen Streifen, deren Abstände ein Maß für die Registriergeschwindigkeit darstellt. Bei den Siemensapparaten beträgt der Abstand zweier Zeitmarken $^1/_{20}$ Sekunde, also 50 σ ($1\,\sigma = {}^1/_{1000}$ Sekunden). Andere Apparate (Hellige) haben einen Abstand der Zeitordinaten von $^1/_{50}$ Sekunde, also 20 σ. Da jede fünfte Ordinate etwas verdickt ist, können auch $^1/_{10}$ Sekunden (100 σ) dabei leicht abgelesen werden.

Zur Bestimmung der Herzfrequenz zählt man ab, wieviele Einzelmarken zwischen zwei Hauptzacken des Elektrokardiogrammes erscheinen und bestimmt damit die Dauer eines Herzschlages. Die Frequenz je Minute erhält man, indem man die Zahl 60000, durch den Zeitwert eines einzelnen Herzschlages gemessen, in $^1/_{1000}$ Sekunden dividiert. Mißt man zum Beispiel auf dem Elektrokardiogramm mit einem Zeitmarkenabstand von 50 σ, daß die Dauer eines Herzschlages (R—R) 19 Zeitmarkenintervalle beträgt, so ist die Dauer der Herzperiode $19 \cdot 50 = 950\,\sigma = 0{,}95$ Sekunden. Die Frequenz je Minute beträgt danach $60000 : 950 = 63{,}1$ Schläge je Minute.

Bei der Auswertung der zeitlichen Verhältnisse darf man sich niemals darauf verlassen, daß der Film völlig gleichmäßig abläuft. Stets muß die Registriergeschwindigkeit an mehreren Punkten ausgemessen werden, um einen wahrscheinlichen Mittelwert festlegen zu können. Genaue Bestimmungen der zeitlichen Verhältnisse sind nur dann möglich, wenn man am Orte der Untersuchung auch gleichzeitig den daselbst aufgezeichneten Zeitmaßstab der Auswertung zugrunde legt.

5. Die Eichung

Vor der Ausführung jeder elektrokardiographischen Aufnahme muß der Apparat geeicht werden. Der Zweck der Eichung ist, die Empfindlichkeit des Apparates festzustellen. Sofern nämlich auffällig große oder auffällig kleine Ausschläge im Oszillogramm auftreten, muß bei der Auswertung unterschieden werden können, ob diese Abweichungen von der Regel dem Apparat oder dem Patienten zuzuschreiben sind. Aus diesem Grunde muß die Eichung stets vor der Anfertigung eines Elektrokardiogramms vorgenommen werden.

Man unterscheidet zwei Arten der Eichung: Eichung des Apparates ohne Patientenkreis und Eichung bei im Eichkreis eingeschalteten Patienten. Die Abb. 16 zeigt Eichkurven eines Elektrokardiographen, welcher für das erstere Eichverfahren eingerichtet ist. Dabei wird durch Drücken eines Eichknopfes ein Spannungsstoß von 1 Millivolt Höhe in das Verstärkersystem geschaltet, wodurch Eichkurven ent-

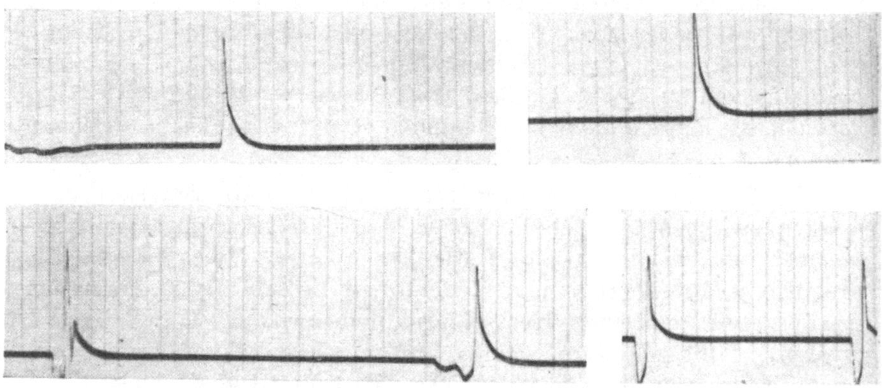

Abb. 16. Eichkurven eines Elektrokardiographen. Die obere Reihe stellt gute Eichkurven dar, gewonnen durch langsames Niederdrücken des Eichknopfes. Die untere Reihe zeigt durch zu rasches Niederdrücken des Eichknopfes entstellte Eichkurven (Siemens-Elektrokardiograph)

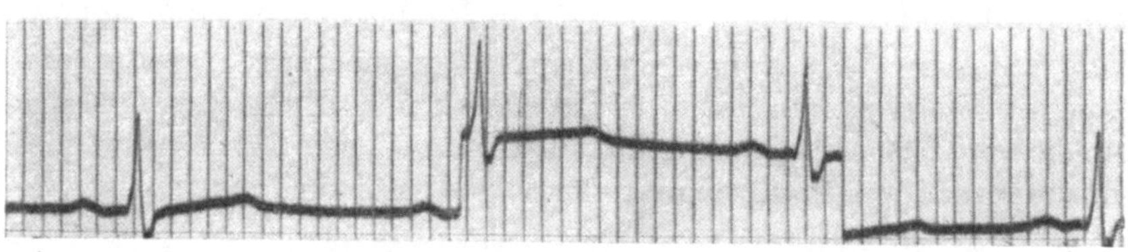

Abb. 17. Eichung bei im Eichkreis eingeschaltetem Patienten

stehen, wie sie die obere Reihe der Abb. 16 zeigt. Bei diesen Geräten muß das Niederdrücken des Eichknopfes vorsichtig durch zarten, sicheren Anschlag erfolgen, widrigenfalls entstellte Eichkurven entstehen, wie dies die Abb. 16 in der unteren Reihe zeigt. Solche Eichkurven sind optisch leicht als entstellte Kurven zu erkennen und sollen Auswerungen nicht zugrunde gelegt werden. Die zweite Eichart, also Eichung bei im Eichkreis eingeschalteten Patienten zeigt die Abb. 17. Bei diesem Verfahren wird das ganze Elektrokardiogramm um die Höhe von 1 Millivolt gehoben. Gleichzeitig kann man an einem solchen Eichoszillogramm auch die Zeitkonstante des Verstärkers bestimmen, da das gehobene Elektrokardiogrammstück mit zunehmender Eichzeit entsprechend der Entladung der Kopplungskondensatoren langsam fällt. Das getrennte Aufzeichnen der Eichkurven stellt somit beim Spannungselektrokardiogramm keinen prinzipiellen Fehler dar, es bedeutet lediglich eine große Vereinfachung der Bedienung und eine gewisse Zeitersparnis, in das Elektrokardiogramm hineineichen zu können. Der Genauigkeitsgewinn ist beim Spannungselektrokardiographen nicht erheblich.

6. Gang einer Aufnahme

Zur Aufzeichnung eines Elektrokardiogrammes geht man folgendermaßen vor: Die Elektroden werden, wie früher beschrieben, am Patienten befestigt, dieser wird in der Untersuchungslage, welche meist die Rückenlage ist, bequem gelagert. Man weist den Patienten an, er möge die Muskulatur möglichst entspannen, was meist durch den Auftrag, „er möge an nichts denken", erzielt wird. Nun verbindet man entsprechend der Gebrauchsanwendung des verwendeten Apparates die Elektroden durch Zuleitungskabel mit dem Elektrokardiographen und setzt diesen durch Einschalten der Schalter in Betrieb. Dann zieht man den Filmtransport auf, kontrolliert mit Hilfe eingebauter Meßgeräte die Hilfsspannungen und überzeugt sich, daß genügend photographisches Registriermaterial in der Vorratskassette vorhanden ist. Nach etwa einer Minute wird der Verstärker eingebrannt sein. Nun regelt man durch die im einzelnen in der Gebrauchsanweisung festgelegten Bedienungsmaßnahmen, wie zum Beispiel Stromregelung der Endröhre oder mechanisches Verdrehen des Oszillographensystems den Lichtstrahl so, daß er in der Mitte der Mattscheibe sichtbar wird. Vor Wahl der betreffenden Ableitung durch den Ableitungswähler wird die Verstärkungsregelung so eingestellt, daß 1 Millivolt am Eingang des Verstärkers einem Ausschlag von 1 cm entspricht. Nun wird der Filmtransport nach vorhergehender Wahl der Transportgeschwindigkeit eingeschaltet und unter stetiger Kontrolle des Lichtpunktes auf der Mattscheibe beziehungsweise der abgelaufenen Papierlänge auf der Zählvorrichtung ein entsprechend langes Oszillogramm belichtet. Nach Aufnahme der betreffenden gewünschten Ableitungsarten wird der Apparat durch Ausschalten der Bedienungsknöpfe in die Ruhelage zurückgeschaltet. Dies erfolgt zweckmäßig bei den meisten Apparaten durch Schließen des Apparatdeckels. Vorher hat man jedoch die Filmkassette aus dem Apparat gezogen. Die Abb. 18 zeigt eine derartige Kassette.

Links befindet sich die Sammeltrommel, in der Mitte die Transportrolle mit vorgeschalteter Zylinderlinse, rechts ist die Aufbewahrungstrommel für den belichteten Film zu erkennen. Man entfernt die rechte Kassette etwas und schneidet das Papier ab. Die Kassette mit dem belichteten Streifen kann nun in die Dunkelkammer getragen werden. Beim Abschneiden ist besonders auf einen geraden und sauberen Schnitt zu achten, da sonst unweigerlich bei der nächsten

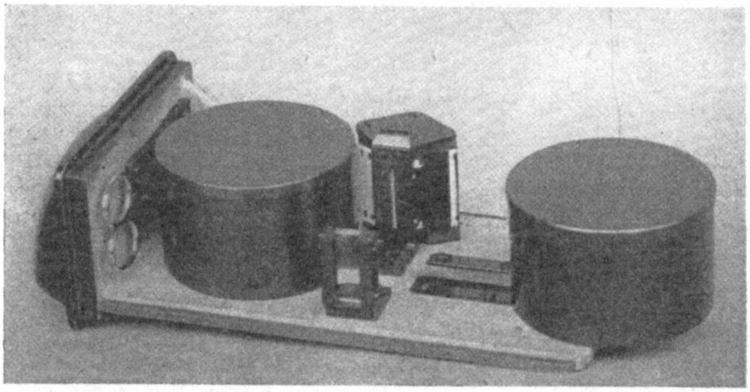

Abb. 18. Photokassette eines tragbaren Elektrokardiographen. Links: Filmmaterialtrommel; Mitte: Transporttrommel, Belichtungsschlitz und Zylinderlinse; rechts: Aufwickeltrommel des belichteten Filmes, halb ausgezogen. (Tragbarer Siemens-Elektrokardiograph)

Aufnahme der glatte Papierablauf nicht mehr gesichert ist. Verlust an Zeit und Papiermaterial ist unweigerlich die Folge.

7. Entwickeln und Fixieren der Aufnahme

Der belichtete Streifen wird in der Dunkelkammer bei rotem, beziehungsweise, falls das Material nicht sehr empfindlich ist, bei orangegelbem Lichte durch den Entwickler gezogen und unter stetigem Bewegen dann bis zum überdeutlichen Erscheinen eines kontraststärksten Oszillogrammes entwickelt. Das orangefarbene Licht täuscht über die Kontraste des entwickelnden Bildes. Sehr gut ist für Bromsilberpapier ein Gelbgrünfilter, zum Beispiel Agfa 113. Es soll nur im indirekten Lichte verwendet werden, ist jedoch außerordentlich hell und verhindert im Gegensatz zu Rot- und Orangefilter jede Täuschung über die entwickelten Tonwerte. Will man besonders sicher gehen, daß der Entwickler gleichmäßig angreift, so ziehe man den Registrierstreifen vor dem Entwickeln so lange durchs Wasser, bis die lichtempfindliche Schicht gut durchtränkt ist. Als Entwicklerrezepte haben sich folgende bewährt:

a) Siemens:

A	$5^1/_2$ l	destilliertes Wasser,	nacheinander aufzulösen.
	110 g	Metol,	
	55 g	Hydrochinon	
B	$5^1/_2$ l	destilliertes Wasser,	
	1300 g	schwefligsaures Natron krist.,	
	550 g	kohlensaures Kali	

Nach erfolgter Lösung sind A und B zusammenzugießen und 55 g Ätzkali zuzusetzen. Die Temperatur des Wassers soll etwa 20° betragen. Ein weiteres bewährtes Entwicklerrezept ist:

b) Hellige:
2 g Metol,
10 g Hydrochinon,
85 g Natriumsulfit wasserfrei,
95 g Natriumkarbonat,
1 g Bromkali

mit destilliertem Wasser auf 1 Liter aufzufüllen. Der Entwickler ist in verschlossener Flasche haltbar, er wird zum Gebrauch mit 1 bis 2 Teilen Wasser verdünnt. Entwicklertemperatur 18°.

Ein besonders kräftig deckender Metol-Hydrochinonentwickler ist:

c) Windisch:
1000 ccm Wasser gekocht,
16 g Hydrochinon,
4 g Metol,
250 g Natriumsulfit krist.,
60 g Pottasche,
10 g Bromkalium.
Gebrauchslösung: 1 Teil Vorratslösung und 1 Teil Wasser.

Herstellen der Vorratslösung: einzeln lösen, darauf in der angegebenen Reihenfolge zusammengießen. Bodensatz nach 24 Stunden durch Abgießen des klaren Entwicklers entfernen. Temperatur 18 bis 19° C.

Von fertig erhältlichen Entwicklern können wir empfehlen:

d) Agfa Rodinalentwickler, Verdünnung 1 : 5.

e) Agfa Metol-Hydrochinon, Verdünnung 1 : 2.

Ganz besonders können wir zur Erzielung von blaustichigschwarzen Tönen empfehlen:

f) Agfa Igetol. Dieser Entwickler wird in zwei festen Substanzen in den Handel gebracht und liefert brillantscharfe Oszillogramme.

g) Zur Schnellentwicklung dient der Agfa-Papierentwickler Nr. 111 (für das Agfa-Elektrokardiographenpapier).

Die Chemikalien sind in der angegebenen Reihenfolge zu lösen.

Vorratslösung 1: 1000 ccm Wasser,
100 g Kaliumhydroxyd.

Vorratslösung 2: 1000 ccm Wasser,
40 g Hydrochinon-Agfa,
40 g Kaliummetabisulfit,
8 g Bromkalium.

Zum Gebrauch werden Lösung 1 und 2 zu gleichen Teilen gemischt und die Mischung wird 1:1 mit Wasser verdünnt.

Entwicklungszeit: 40—50 Sekunden bei 18° C.

Nach dem Entwickeln werden die Papiere gewässert und durch ein saures Fixierbad einige Minuten gezogen. Als saures Fixierbad hat sich bewährt:

1000 ccm Wasser,
200 g Fixiernatron,
50 ccm Bisulfitlauge (oder 20 g Natriumbisulfit sicc. oder 20 g Kalium Metabisulfit kryst.).

Schneller erschöpft als das saure Fixierbad ist das saure Schnellfixierbad:

1000 ccm Wasser,
200 g Fixiernatron,
50 g Chlorammonium (Salmiak),
15 ccm Bisulfitlauge (oder 5 g festes Natriumbisulfit).

Von den fertig zusammengestellten Fixiermitteln haben wir gute Erfahrungen mit dem sauren Agfa-Fixiersalz, wovon 100 g auf 1 Liter destilliertes Wasser gegeben werden.

Fixiert wird mindestens 5 Minuten, danach wird im fließenden Wasser mindestens 5 Minuten, besser aber viel länger gewässert.

Da sich die Fixierbäder mit der Zeit erschöpfen, soll von Zeit zu Zeit eine Probe stattfinden, ob das Fixierbad noch brauchbar ist. Man füllt wenige Kubikzentimeter des zu prüfenden Bades in ein Proberöhrchen und setzt einige Tropfen 10%ige Jodkaliumlösung zu. Beim Schütteln entsteht eine milchige Trübung. Bleibt diese bestehen, so ist das Fixierbad erschöpft. Ferner soll das Fixierbad von Zeit zu Zeit auf seinen Säurewert untersucht werden. Man taucht einen Streifen blaues Lackmuspapier hinein; wird das Papier rot, so ist noch genügend Säure vorhanden.

Die gewässerten Registrierpapierstreifen werden möglichst frei hängend in Luft getrocknet. In dringenden Fällen kann eine Vortrocknung zwischen Fließpapier und eine Nachtrocknung mit Hilfe eines elektrischen Haartrockners (Föhn) erfolgen.

8. Die Technik der Auswertung der Aufnahmen

Die getrockneten Registrierpapierstreifen werden mit Protokoll-Nr. versehen, entweder aufgeklebt oder in geeignete Kartothekkarten eingeklemmt. Derartige Kartothekkarten mit sinnreichen Haltevorrichtungen sind im Handel. Das wesentlichste über die Technik der Auswertung wurde bereits bei der Beschreibung der Zeiteichung gesagt. Man benötigt zur Auswertung einen möglichst in halbe, besser in Viertelmillimeter geteilten Zelluloidmaßstab, sowie einen verläßlichen weich einstellbaren scharfen Spitzenzirkel. Steht ein Rechenschieber mit den nötigen Rechenkenntnissen zur Verfügung, so ist dessen Verwendung bei der Auswertung zeitersparend. Bei fester Einstellung der Papiergeschwindigkeit haben sich Spezialmaßstäbe, zum Beispiel das Rhythmometer nach Kern bewahrt. Die weiteren Einzelheiten der Auswertung sind nicht mehr technischer Natur und finden später Behandlung.

9. Fehler und deren Vermeidung bei der Aufnahme

Die Abb. 19 stellt die häufigsten Fehler zusammen, welche bei elektrokardiographischen Aufnahmen gemacht werden.

Das Oszillogramm a zeigt ein regelmäßiges Schwingungsband, welches als Störspannung das eigentliche Elektrokardiogramm überlagert. Sowohl aus der gleichmäßigen Frequenz als auch der gleichmäßigen Amplitude der Störspannung läßt sich mit Sicherheit schließen, daß es sich um eine Wechselspannungsstörung handelt. Die Beseitigung derartiger Störungen muß auf verschiedene Weise versucht werden. Man deckt meist den Patienten mit einer Abschirmdecke zu, welche ein feinmaschiges Kupfernetz enthält. Diese Abschirmdecke muß allseitig um den Patienten geschlagen werden und wird mit der Gehäuseklemme des Elektrokardiographen verbunden. In manchen Fällen ist es zweckmäßig, diese Gehäuseklemme zu erden, das heißt also, falls keine eigene Erdleitung vorhanden ist, diese mit der Wasserleitung oder Gasleitung des Raumes zu verbinden. In vielen Fällen wird jedoch dadurch die Störung nicht beseitigt, im Gegenteil, sie kann dadurch auch, je nach den örtlichen

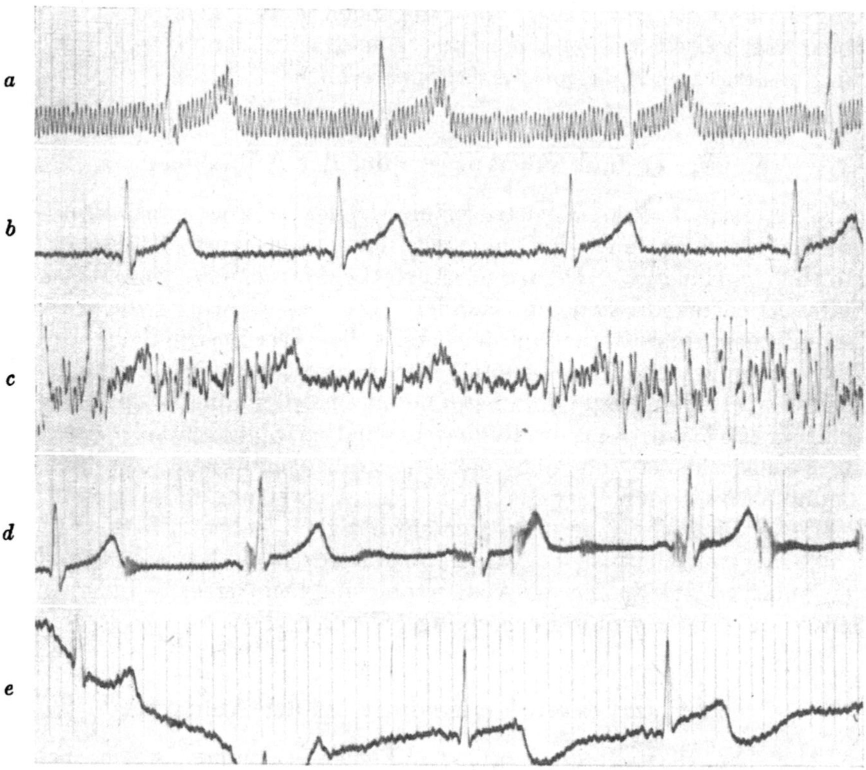

Abb. 19. Entstellung des Elektrokardiogrammes

a durch Wechselstrom, *b* durch schwaches, *c* durch starkes Muskelzittern, *d* durch mechanische Erschütterung des Elektrokardiographengehäuses, *e* durch wechselnden Druck der Elektroden gegen die Haut

Verhältnissen, stärker werden. Auf jeden Fall kann man durch Beobachten der Mattscheibe bereits den Erfolg der Maßnahmen zur Beseitigung der Störung beobachten, indem man den Kopf, beziehungsweise die Augen, von links nach rechts rasch bewegt, wodurch man die Störspannung wie ein Oszillogramm visuell beobachten kann.

In manchen Fällen helfen alle diese Maßnahmen nichts, um die Wechselspannung vollständig zu eliminieren. Man muß dann zu energischeren Maßnahmen greifen, wie zum Beispiel zum Abschalten der Wechselstromleitungen in der Wohnung des betreffenden Patienten. Auch diese Maßnahme führt oft nicht völlig zum Ziel. Ferner ist oft die Ursache von Wechselstromstörungen darin zu suchen, daß die Elektroden nicht gutleitend angelegt worden sind. Eine neuerliche Befestigung der Elektroden in verläßlicher Weise läßt dann die Störungen verschwinden. Ferner muß darauf geachtet werden, daß die Kabel möglichst bis dicht unter die Abschirmdecke mit dem metallischen Abschirmschlauch überzogen sind. Wenn alle diese Maßnahmen zu keinem Erfolge führen, dann muß zu elektrischen Hilfsmitteln gegriffen werden, von denen die Abb. 11 ein Beispiel gezeigt hat. Dadurch läßt sich, wie die Abb. 11 zeigte, eine Störspannung von 50 Hz in einem besonderen Falle um 40% in ihrer Amplitude herabsetzen. Stets ist jedoch eine derartige elektrische Siebung mehr oder weniger auch als Entstellung der naturgetreuen Niederschrift des Oszillogrammes aufzufassen, sofern man nicht Spezialverstärker verwendet.

In den Bildern *b* und *c* zeigt die Abb. 19 unregelmäßige Störspannungen, welche durch ihre Unregelmäßigkeit in Amplitude und Frequenz als Muskelaktionsspannungen zu erkennen sind. Diese Störungen lassen sich durch besseres Lagern des Patienten, beziehungsweise durch Ermahnung des Patienten zur Ruhe und Entspannung in den meisten Fällen auf ein zulässiges unteres Maß herabsetzen. Wenn alle diese Maßnahmen jedoch nicht zum Ziele führen, so besteht die allerdings fallweise wohl zu erwägende Möglichkeit, die muskuläre Ursache dieser Störungen pharmakologisch durch Sedativa zu vermeiden, beziehungsweise durch eine Aufnahme am Patienten im Schlafe. Zur Frage der Muskelaktionsspannungen muß noch bemerkt werden, daß diese wegen ihrer höheren Frequenz meist noch leichter als die Wechselspannungsstörungen durch elektrische Filtervorrichtungen abgedämpft werden können. Ausnahmslos wird davon bei jedem Elektrokardiographen mehr oder weniger bewußt Gebrauch gemacht. Würde man den Frequenzbereich eines Elektrokardiographen nach oben hin weit ausdehnen, so würden auf jeden Fall starke Muskelaktionsspannungen das Elektrokardiogramm stören.

Im Bilde *d* der Abb. 19 sind nicht regelmäßig auftretende Störungen zu erkennen, welche ein deutliches Abklingen der einzelnen Störungen zeigen. Dadurch lassen sich diese Störungen als mechanische Erschütterungen des Elektrokardiographen erkennen. Sowohl durch direkten Anstoß an das optische System als auch durch mechanische Schwingungen der Gitter der Elektronenröhren werden solche Störungen bedingt. Es ist daher selbstverständlich, daß man ein Elektrokardiogramm nur in einem ruhigen Raum aufnehmen kann. Jede mechanische Unruhe, wie zum Beispiel das Zuschlagen von Türen und kräftiges Umhergehen würden solche mechanische Störungen hervorrufen, dieselben Ursachen würden aber auch zu einer motorischen Unruhe des Patienten führen und sind gleichfalls zu vermeiden.

In dem Oszillogramm *e* Abb. 19 sind unregelmäßige Schwankungen der Nullinie des Elektrokardiogrammes zu erkennen, welche in typischer Weise auf wechselnden Druck der Elektroden gegen die Körperoberfläche zurückzuführen sind. Die Abhilfe gegen derartige Störungen besteht in einem neuerlich verläßlichen Anlegen der Elektroden. Auch mechanisch-elektrische Wackelkontakte in der Verbindung von Elektrode zum Zuleitungskabel führen zu solchen Störungen. Dabei muß beachtet werden, daß das Bild *e* aus didaktischen Gründen diese Störungen in ganz besonders übertriebener Weise darstellt. Oft sind nur ganz geringfügige Schwankungen auf solche Störungsursachen zurückzuführen und geben vor allem dem Anfänger Anlaß zu Fehldiagnosen. Die Abb. 19*e* zeigt einen derartigen typischen Fall, wo im rechten Teil des Oszillogrammes scheinbar streng gesetzmäßig nach den beiden *T*-Zacken eine tiefe Senkung des Oszillogrammes eintritt[1]). Auch diese Störung ist auf wechselnden Elektrodendruck, wahrscheinlich durch ein stark pulsierendes Gefäß zurückzuführen und darf in keiner Weise mit einem echten elektrokardiographischen Befund verwechselt werden.

10. Zusammenfassung

In den vorhergehenden Abschnitten sind die wichtigsten technischen Maßnahmen zusammengestellt, welche die Gewinnung eines einwandfreien Elektrokardiogrammes verbürgen. Es sei nochmals betont, wie wichtig es ist, sich mit diesen grundlegenden technischen Fragen zu beschäftigen, da nur auf diese Weise ein Elektrokardiogramm gewonnen werden kann, welches eine verläßliche Grundlage im Rahmen der klinischen diagnostischen Möglichkeiten darstellt. Nur allzuoft sind es technische Schwierigkeiten und experimentelles Unvermögen, welche die Nichtanwendung, Außerbetriebsetzung und fehlerhafte Verwendung von wertvollen Verfahren der Kreislaufdiagnostik zur Folge haben.

---

[1]) Es handelt sich also nicht um eine negative *U*-Welle (Abb. 22, S. 41).

III. Die physiologischen Eigenschaften des Herzmuskels und das Elektrokardiogramm

Da das Herz auch nach Abtrennung vom Zentralnervensystem, ja sogar nach Entnahme aus dem Körper noch weiter arbeitet, ist es ein automatisches Organ, welches die Fähigkeit der Reizbildung besitzt. Bei dieser Reizbildung stellen Lebensprodukte, beziehungsweise mit dem Leben vergesellschaftete Vorgänge die der Automatie zugrunde liegenden Reize dar. Auf diese Reize reagiert die lebende Substanz mit einem Erregungsvorgang. Dieser und nur dieser schreitet in den leitenden Elementen fort. Die Folge des Reizes ist somit eine Zustandsänderung des gereizten Bereiches. Die Folge dieser Zustandsänderung, die Erregung löst wieder in der Nachbarschaft weitere Zustandsänderungen aus und auf diese Weise pflanzt sich der Erregungszustand auf weitere Lebenseinheiten fort. Neben der Fähigkeit von Reizbildung und Reizleitung ist der Herzmuskel durch seine Reizbarkeit und Kontraktilität ausgezeichnet. Die Reizbarkeit des Herzmuskels ist nicht durch die zahlreichen in ihm verlaufenden Nerven bedingt, sondern sie ist eine direkte ureigentliche Eigenschaft der Muskelfasern. Die Kontraktilität des Herzmuskels ist dadurch gekennzeichnet, daß durch einen überschwelligen Reiz ein stillstehendes Herz zu einer für den augenblicklichen Zustand maximalen Systole veranlaßt wird. Reizverstärkung führt also nicht wie beim Skelettmuskel zu einer Kontraktionszunahme. Dieses Verhalten stellt das „Alles- oder Nichtsgesetz" dar. Erklärlich ist diese Gesetzmäßigkeit dadurch, daß alle Muskelelemente des Herzens in innigem Kontakt miteinander stehen, so daß jede Erregung praktisch auf alle Elemente übergeht. Die gereizte Faserzahl ist also auch beim eben überschwelligen Reiz bereits maximal.

Nach Ablauf einer Erregung ist der Herzmuskel, wie alle erregbaren Gebilde, eine bestimmte Zeit unerregbar, also refraktär. Die Zeit, während welcher diese Unerregbarkeit besteht, heißt Refraktärzeit. Sie ist frequenzabhängig, wie $Q—T$ und beträgt roh 100 σ (siehe Abb. 23, S. 44). Während der Systole ist das Herz absolut refraktär, das heißt, daß auch noch so starke Reize nicht zu einem Reizerfolg, also einer Kontraktion, führen. Die Diastole stellt einen Zeitabschnitt dar, während dessen die Erregbarkeit wieder bis zu ihrem Ausgangswert ansteigt. Sie entspricht somit einem relativen Refraktärstadium. Dieses Verhalten ist für den Reizerfolg gegenüber künstlichen Reizen ebenso entscheidend, wie für das Verhalten des Herzmuskels gegenüber natürlichen Herzreizen. Jeder überschwellige Reiz führt zu einer maximalen Kontraktion. Die Folge beziehungsweise Begleiterscheinung dieser Kontraktion ist, daß der Muskel eine Zeit total refraktär ist. Während dieser Zeit kann ein nun folgender Reiz keine neue Kontraktion erzielen. Alle Reize, welche in die Refraktärzeit fallen, bleiben wirkungslos. Der Herzmuskel ist somit durch rhythmische Reize nicht wie der Skelettmuskel in eine Dauerkontraktion, in einen Tetanus zu versetzen. Diese Gesetzmäßigkeiten gelten nun nicht nur für das Verhalten des Herzmuskels gegenüber äußeren künstlichen Reizen, sondern auch gegenüber den eigentlichen inneren, die Herzautomatie bedingenden natürlichen Reizen. Dafür ist das Auftreten einer sogenannten kompensatorischen Pause ein Beweis.

Reizt man einen spontan schlagenden Herzmuskel mit elektrischen Einzelschlägen, so entstehen je nach der Lage des Reizes Extrasystolen, das sind durch abnorme Reize vor Beendigung der Diastole ausgelöste Herzschläge. Fällt der Reiz in das absolute Refraktärstadium, so erfolgt keine Extrasystole. Nur wenn der Reiz in die Diastole, also in das relative Refraktärstadium fällt, so erfolgt ein Herzschlag. Diese Extrasystole besitzt nun wie jede normale Systole ebenso ein absolutes, als auch ein relatives Refraktärstadium. Der natürliche die Automatie bedingende Reiz fällt nun in das Refraktärstadium der Extrasystole, die nächstfällige Systole fällt somit aus. Erst die nächstfällige, natürlich bedingte Systole tritt ein; zwischen der Extrasystole und der folgenden Systole besteht eine Pause, die kompensatorische Pause genannt wird. Diese bedingt ja gewissermaßen die Wiederaufnahme der physiologischen Reizperiode.

Das rhythmische Arbeitstempo des Herzens ist somit auf Grund der refraktären Bedingungen bei Reizen höherer Frequenz unabhängig von der Reizfrequenz; die inneren Verhältnisse bedingen den Rhythmus des automatischen Organes.

1. Allgemeine Elektrophysiologie

Die Experimentalerfahrung lehrt, daß man an einem ruhenden Muskel mit Hilfe zweier von der Oberfläche abgeleiteter Elektroden keine Spannungsdifferenz nachweisen kann. Erst wenn man den Muskel unter einer der beiden Ableitstellen durch einen Reiz in Erregung versetzt, dann verhält sich diese erregte Stelle negativ gegen die unerregte. Das bioelektrische Grundgesetz lautet somit: Die erregte Stelle eines Muskels ist negativ geladen, bezogen auf eine unerregte Stelle.

Die einzige Theorie, welche die elektrischen Erscheinungen im Herzen und im lebenden Gewebe überhaupt erklären kann, ist die Membrantheorie der Erregung. Nach dieser ist jede Muskelfaser, also auch die des Herzens, von einer Membran umgeben, welche nur für positive, nicht aber für größere negative Ionen durchlässig ist. Es diffundieren also aus dem Inneren der Muskelfaser nur die positiven Ionen heraus, während die negativen im Innern der Faser bleiben.

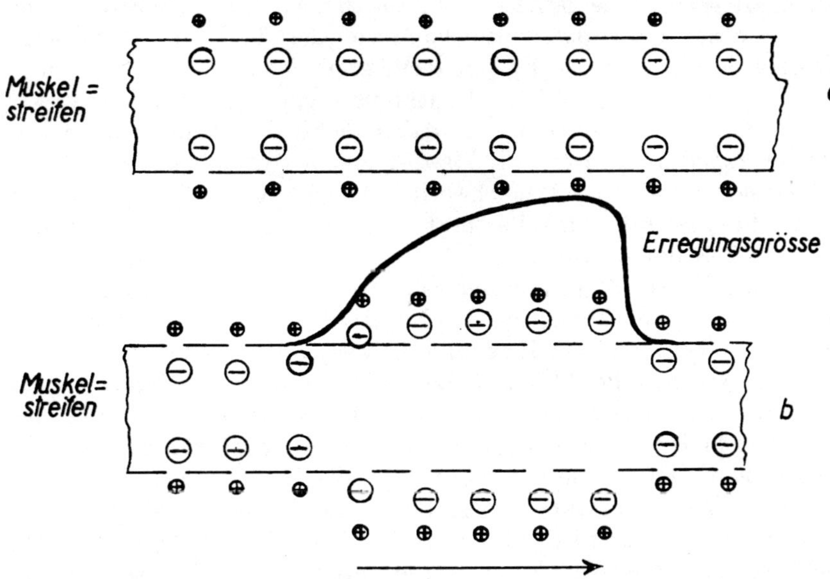

Abb. 20. Schematische Darstellung der halbdurchlässigen Membran einer Herzmuskelfaser. Durch Größe und Zahl der Lücken in der Membran ist deren Durchlässigkeitsgrad für negative Ionen angedeutet. Die Erregung schreitet von links nach rechts fort. Weiteres siehe Text

Dieser Prozeß geht nun so lange fort, bis das Faserinnere genügend negativ ist, und das Gewebe außerhalb der Faser genügend positiv geworden ist, um ein weiteres Auswandern der negativen Ionen nach außen zu verhindern. Es wird in der ruhenden Faser somit ein stabiles Gleichgewicht erreicht, die Faseroberfläche ist polarisiert. Abb. 20 zeigt in dem Teil a diesen Zustand. Würde man in diesem Falle zwei Elektroden an die Oberfläche des Muskelstreifens legen, so haben beide das gleiche positive Potential und ein angeschlossenes Instrument würde keinen Strom anzeigen.

Wird nun die Faser an einem Ende erregt, so steigert sich die Durchlässigkeit der Membran auch für negative Ionen, so daß die

Außenfläche der Faser ebenso negativ wird wie das Faserinnere. Die Membran wird also depolarisiert. Aber auch die negativen Ionen, die sich in dem Abschnitte der Muskelfaser befinden, dessen Membran für sie noch undurchlässig ist, wandern im Innern der Faser zur erregten Stelle, gehen dort durch die geöffnete Membran durch und vereinigen sich an der Außenseite mit den positiven Ionen. Es entsteht also auch innerhalb der Faser ein elektrischer Strom, welcher von der erregten zur unerregten Stelle gerichtet ist. Ein kleiner Teil dieses Stromes gelangt zur Körperoberfläche und kann von dort in Form des Aktionsstromes beziehungsweise Elektrokardiogrammes abgeleitet werden.

In der Abb. 21 ist der Erregungsvorgang genauer analysiert. Die Intensität der Erregung ist dabei durch die Dichte der Strichlierung angedeutet. Der sich kontrahierende Muskel ist übertrieben dicker gezeichnet. Der Muskel wird links gereizt, die Erregungs- und somit die Kontraktionswelle läuft von links nach rechts über den Muskel. Das Bild *b* zeigt den Zustand, in welchem die Erregung eben zur linken Elektrode gekommen ist. Es fließt ein Strom durch das Galvanometer, welcher durch die Negativität der erregten Stelle bedingt ist. Wenn nun die Erregung die zweite Elektrode erreicht hat, so wird, wie dies die Abb. 21 *c* zeigt, die Galvanometerkurve wieder zu Null zurückkehren, da ja beide Elektroden sich auf gleichem Potential befinden. Nachdem nun die Muskelfaser während der Erregung ganz depolarisiert geworden ist, beginnt sie sich allmählich wieder zu repolarisieren, das heißt, die früheren Ruhepotentialverhältnisse werden wieder hergestellt. Dies zeigt die Abb. 21 *d*. Die ausgetretenen negativen Ionen werden durch die synthetische Tätigkeit des lebenden Gewebes wieder ins Innere der Faser zurückbefördert, während die positiven Ionen außen bleiben. Der zuerst erregte Abschnitt der Muskelfaser wird auch zuerst wieder repolarisiert, wird somit positiv gegenüber der anderen noch auf erregtem Gewebe befindlichen Elektrode. Das Galvanometer zeigt nun gegen früher (Bild *d*) entgegengerichteten Ausschlag. Da die Repolarisation viel langsamer und allmählicher verläuft als die Depolarisation, so ist dieser Ausschlag viel niedriger und träger als der erste Ausschlag (Abb. 21 *e*). Wenn sich die Fasermembran auch unter der anderen Elektrode repolarisiert hat, kehrt die Galvanometerkurve wieder zur Nullinie zurück (Abb. 21 *e*).

Die Membrantheorie der Erregung macht es verständlich, daß sich das erregte Muskelgewebe negativ zu dem unerregten verhält. Auch im lebenden Herzen in situ gilt der gleiche Satz: Die fortschreitende Erregungswelle ist von einer Potentialdifferenz begleitet, welche zwischen dem positiven ruhenden Gewebe und dem negativen erregten Gewebe entsteht. Das unerregte Gewebe verhält sich dabei nur wie ein indifferenter Leiter, also wie eine Verlängerung der Elektroden. Je nachdem wie die Potentialdifferenz gerichtet ist, beeinflußt sie die Ableitungselektroden und verursacht einen Ausschlag der

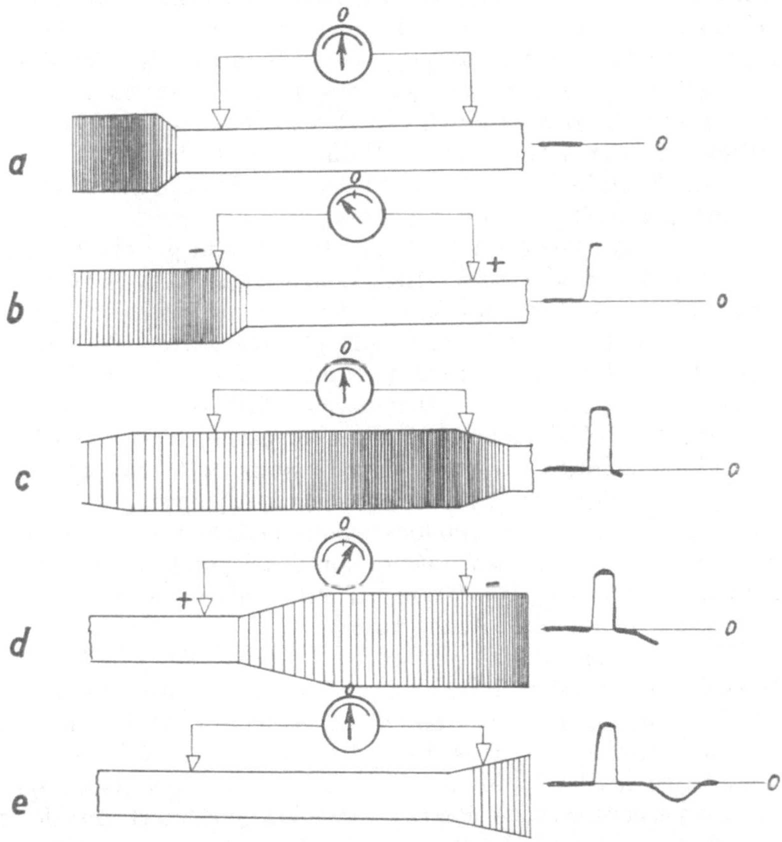

Abb. 21. Entstehungsweise des Aktionsstromes eines Herzmuskelstreifens (in Luft). Die beiden ableitenden Elektroden sind durch Pfeile dargestellt. Die Intensität der Erregung (Depolarisierung) ist durch Dichte der Strichlierung angedeutet. Der kontrahierte Muskel ist übertrieben dicker gezeichnet. Die Erregung passiert die beiden Elektroden von links nach rechts. Im rechten Abschnitt des Bildes ist die von den beiden Elektroden gewonnene Galvanometerkurve bis zum Augenblick der Erregung auf jedem Bild eingezeichnet

Galvanometerkurve nach unten oder oben. Um die Reihenfolge und Art dieser Ausschläge, das heißt das Elektrokardiogramm, zu verstehen, muß man den Weg kennenlernen, welchen die Erregung im Herzen nimmt.

2. Das normale Elektrokardiogramm [1])

Beim normalen Elektrokardiogramm lassen sich bei jedem Herzschlag drei wohlabgegrenzte Ausschläge beobachten (Abb. 22): Die Vorhofs- oder *P*-Zacke, die Kammerschwankung oder Anfangsschwankung *A S* und die Kammernachschwankung. Im Gegensatz zu den Wellen der Venenkurve, welche man mit den Anfangs- und Endbuchstaben des Alphabetes benannt hat, bezeichnet man seit Einthoven die Zacken des Elektrokardiogrammes mit den mittleren Buchstaben des Alphabetes: *P*, *Q*, *R*, *S*, *T*, *U* Zacke.

Die *P*-Zacke läßt sich als niedere kuppelförmige Erhebung im Anfang jedes Herzschlages erkennen. Sie ist normalerweise in Ableitung I und II (siehe später) immer aufwärts gerichtet, in Ableitung III aber häufig isoelektrisch oder negativ. (Isoelektrisch wird eine Kurve bezeichnet, wenn sie in der Nullinie verbleibt.) Die Höhe der *P*-Zacke beträgt 0,1—0,25 Millivolt, die Dauer 50—100 σ. Geringe Ungleichmäßigkeiten und Einkerbungen in der Kontur der *P*-Zacke sind physiologisch, werden somit fast regelmäßig beobachtet.

Auf die *P*-Zacke folgt nach einem kurzen isoelektrischen Kurvenverlauf die *Q*-Zacke. Zwischen dem Anfang von *P*- und dem Anfang der *Q*-Zacke liegt die Überleitungszeit, welche zum Teil durch die Dauer der *P*-Zacke, zum Teil durch die isoelektrische Strecke zwischen dem Ende von *P* und dem Beginn von *Q* dargestellt wird. Die Überleitungszeit beträgt 100—200 σ, im Mittel 180 σ. Steigt die Herzfrequenz, so sinkt die Überleitungszeit.

Die Kammeranfangsschwankung, welche auch *Q R S*-Gruppe, *Q R S*-Komplex oder Initialkomplex genannt wird, besteht beim normalen aus einer kleinen, hinuntergerichteten *Q*-Zacke, einer größeren, hinaufgerichteten *R*-Zacke und einer kleineren darauf folgenden hinuntergerichteten *S*-Zacke. In Ableitung II sind meist alle drei Zacken vorhanden, in Ableitung I und III gewöhnlich nur *R* und *S* oder *Q* und *R*. Auch Spaltungen oder Verdickungen kommen häufig vor, jedoch in Ableitung I und II meist nur in der Nähe der Nullinie. In der Ableitung III kann bei beginnender Querlagerung des Herzens die Anfangsschwankung ganz aufgesplittert sein. Die Breite der Anfangsschwankung beträgt beim Normalen 50—100 σ, die Höhe bis zu 1,6 Millivolt. Gemessen werden beide Werte in derjenigen Ableitung, wo sie am breitesten, beziehungsweise höchsten sind. Bei Kindern sind Breiten von 40—80 σ anzutreffen. Die Breite der Anfangsschwankung ist ein Ausdruck der Erregungsausbreitung und damit von der Länge des Weges abhängig, den die Erregung im

[1]) $1\ \sigma = {}^{1}/_{1000}$ Sekunde.

Herzen nehmen muß. Sie ist demnach von der Größe des Individuums und von dem Volumen des Herzens am Ende der Diastole, also vom Schlagvolumen abhängig. Unmittelbar nach Arbeit verkleinert sich

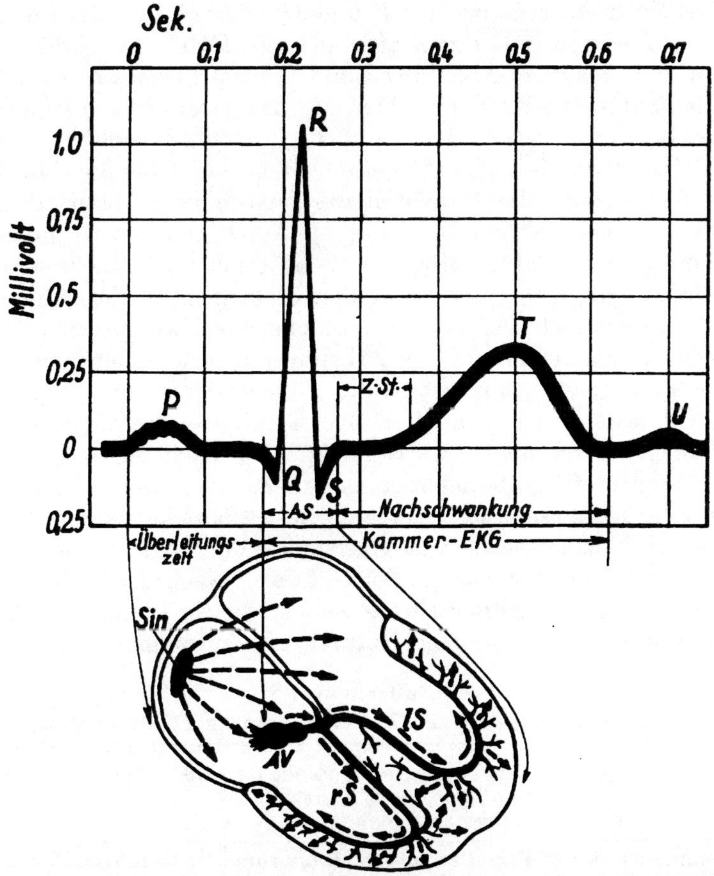

Abb. 22. Das durchschnittliche normale Elektrokardiogramm (II. Ableitung) mit der Größe (in mV) und Dauer (in Sek.) der einzelnen Abschnitte. Darunter Schema des Reizleitungssystems des Herzens; Pfeile zeigen den entsprechenden Abschnitt dieses Systems, dessen Erregung den entsprechenden Teil des Elektrokardiogramms verursacht. *Sin* = Sinusknoten von KEITH-FLACK; *AV* = atrioventrikulärer Knoten von ASCHOFF-TAWARA; *rS* = rechter und *lS* = linker Schenkel des HISschen Bündels; *AS* = Anfangsschwankung; *ZSt* = Zwischenstück

beim Normalen die Breite der Anfangsschwankung um mindestens 2 σ, nach einigen Minuten kann sich eine sekundäre Verlängerung zeigen, welche aber die primäre Verkürzung normalerweise nicht übersteigt.

Das Zwischenstück (*ZSt*) in Abb. 22, welches die Verbindung zwischen der Anfangsschwankung und nachfolgenden *T*-Zacke herstellt, beginnt beim Normalen in der isoelektrischen Linie oder nur ganz wenig über oder unter ihr. Es steigt dann langsam in die Höhe und geht allmählich in die *T*-Zacke über.

Die Nachschwankung oder *T*-Zacke (früher auch Finalschwankung genannt) zeichnet sich durch ihre geringe Höhe und ihren glatten Verlauf aus. Sie ist in Ableitung I und II beim Normalen immer nach oben gerichtet (positiv), in Ableitung III wechselnd, häufiger isoelektrisch oder negativ. An die *T*-Zacke schließt sich in manchen Fällen eine träge, niedrige Zacke, die *U*-Welle an. Über die Entstehung dieser Welle gehen die Ansichten weit auseinander. Man betrachtet sie teils als Ausdruck der Dehnung der Aorta, teils als Nachpotential der Kammermuskulatur. Möglicherweise steht die *U*-Zacke auch mit Aktionsspannungsprozessen unter den Elektroden in Zusammenhang. Sehr wahrscheinlich ist, daß die *U*-Zacke irgendwie mit dem Schlagvolumen zusammenhängt. In Arbeitsversuchen findet man ja *U*-Zacken häufiger. Diagnostisch ist die *U*-Zacke derzeit ohne Bedeutung.

Da in strittigen Fällen oft Mißverständnisse über die Benennung der Zacken vorkommen, sei festgelegt: Die nach unten gerichteten Zacken sind stets *Q*- beziehungsweise *S*-Zacken. Die nach oben gerichtete Zacke ist stets, falls es nicht eine *P*- beziehungsweise *T*-Zacke ist, eine *R*-Zacke. Die dem *R* vorhergehende Zacke ist die *Q*-Zacke, die dem *R* folgende Zacke ist die *S*-Zacke. Nach der *S*-Zacke kann noch eine kleine hinaufgerichtete Zacke, die Innominata auftreten. Die Zahlentafel 2 stellt einige Normalwerte zusammen:

Zahlentafel 2

Dauer gewisser Intervalle und Zackengruppen im Elektrokardiogramm

Überleitungszeit	Vom Beginn der *P*-Zacke bis zum Ende von *Q* beziehungsweise zum Anfang von *R*	100—200 σ	Mittelwert 180 σ
Gesamtdauer der Anfangsschwankung	Vom Beginn von *R* bis zum Ende von *S*	50—100 σ	Mittelwert 80 σ
S—*T*-Strecke	Vom Ende von *S* bis Ende von *T*	schwankend wie *Q*—*T*	etwa 320 σ
Systolendauer	Beginn von *Q* bis Ende von *T*	Siehe Abb. 23	Siehe Legende zu Abb. 23

3. Die Dauer der Systole

Ein wichtiges Kriterium für die Beurteilung des Elektrokardiogrammes ist die Dauer gewisser Intervalle und Zackengruppen, vor allem die Dauer der elektrischen Systole des Herzens, welche durch die

Q—T-Strecke dargestellt ist. Diese ist vor allem von der Herzfrequenz abhängig; je höher die Herzfrequenz, desto geringer muß die Systolendauer werden. Dies ist sowohl als natürliche Anpassung an das bei höherer Frequenz verminderte Schlagvolumen aufzufassen, als auch für die Erhaltung einer genügend langen diastolischen Ruhepause notwendig. Für die Systolendauer werden verschiedene Näherungsformeln angegeben. Nach FREDERICIA läßt sich aus der Pulsperiodendauer die entsprechende Dauer der Kammersystole nach der folgenden Formel berechnen:

$$\text{Systolendauer in Hundertstelsekunden} = 8{,}22 \cdot \sqrt[3]{\text{Schlagintervall in Hundertstelsekunden}}.$$

Wird der aus dieser Formel ermittelte Wert um $45\,\sigma$ überschritten, so bedeutet dies eine pathologische Verlängerung der Systolendauer.

Nach einer Angabe von BAZETT ergibt sich die Dauer der Systole (Q—T) aus folgender Formel: $Q - T = 0{,}4 \cdot \sqrt{\text{Schlagintervall}}$. Jede erhebliche Verlängerung der Kammersysole deutet auf eine Störung des regelrechten Aktivierungsvorganges der Kammer. Im Mittel entsprechen folgenden Herzfrequenzen folgende durchschnittlichen Systolendauern:

Zahlentafel 3[1])

Abhängigkeit der durchschnittlichen Systolendauer von der Herzfrequenz

Herzfrequenz Schläge je Minute	Durchschnittliche Systolendauer σ
52	460
60—69	400
70—79	375
80—89	355
90—99	340

HEGGLIN und HOLZMANN haben gezeigt, daß die Formel der Systolenwerte nach FREDERICIA bei Pulsfrequenzen unter 60 und über 100 versagt und haben eine modifizierte Formel aufgestellt:

$$\text{Systolendauer } S = 0{,}39 \sqrt{\text{Schlagintervall}}.$$

Die Streuung der normalen Werte beträgt nach dieser Formel $\pm 40\,\sigma$.

Die genauere Abhängigkeit der Systolenlänge von der Herzfrequenz ist aus Abb. 23 zu ersehen. Diese Abbildung stammt aus statistischen

1) Nach PARDEE.

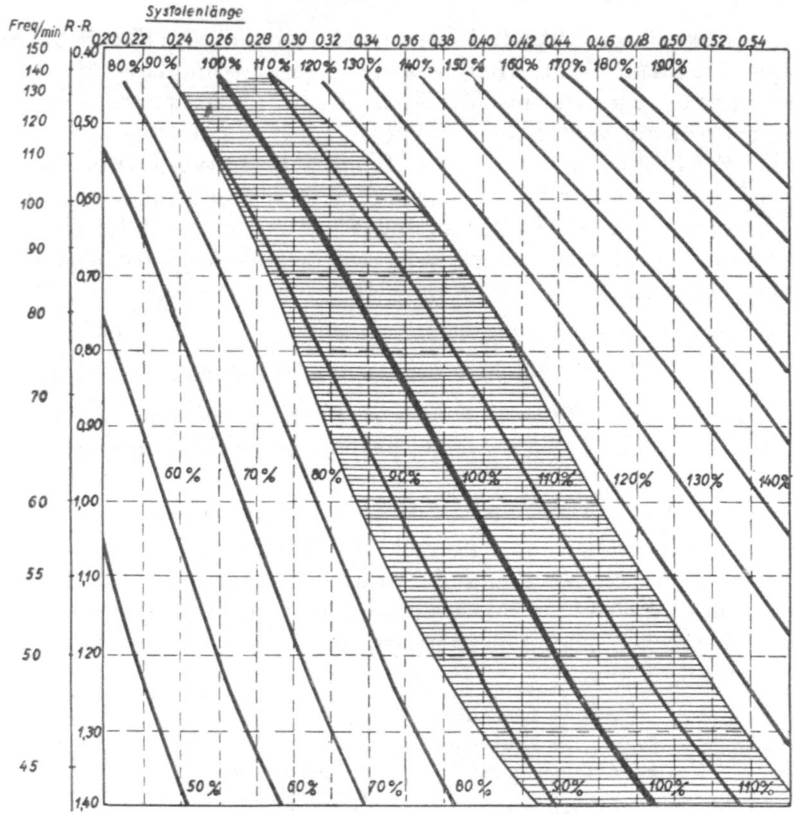

Abb. 23. Die elektrische Systolenlänge (Q—T-Strecke des Elektrokardiogramms, Beginn von Q bis Ende von T) in ihrer Abhängigkeit von der Herzfrequenz. Die strichlierte Fläche stellt die äußerste Schwankungsbreite von 2500 normalen Menschen dar. Von oben nach unten sind links die Abstände zwischen zwei R-Zacken angegeben, links davon sind die entsprechenden Frequenzwerte. Von links nach rechts oben sind die Systolenlängen aufgezeichnet. Die dicken diagonalen Linien sind die Systolenlängen, ausgedrückt in Prozenten der normalen Systolenwerte bei der entsprechenden Frequenz. Zusammengestellt nach Beobachtungen von Hegglin und Holzmann, Hecht und Korth, Hadorn, White und Mudd und Schellong.

Beispiel einer Auswertung: Die R—R-Strecke betrage im Mittel in einem bestimmten Falle 0,6 Sek. Als mittlere Systolenlänge wird vom Beginn von Q bis zum Ende von T der Wert von 0,39 bestimmt. Die Anfangsschwankung (QRS) ist 0,1 Sek. lang. Die gemessene Anfangsschwankung ist um 0,02 Sek. länger, als der Durchnittswert von 0,08 Sek. Die Werte der obigen Abbildung sind auf diesem Durchschnittswert aufgebaut. Man muß die gefundene Q—T-Strecke um die Differenz zwischen Istwert und Sollwert vermindern. Man erhält somit die reduzierte Systolenlänge, indem man von 0,39 den Betrag von 0,02 abzieht; das ergibt 0,37 Sek. Der gemessenen R—R-Strecke entspricht nach obiger Abbildung ein Systolenwert von 0,3 Sek.; man sucht dazu auf der linken Skala die gemessene R—R-Strecke bzw. die gemessene Frequenz und geht horizontal bis zur Kurve für 100%. Die in unserem Falle gefundene reduzierte Systolenlänge beträgt 0,37 Sek. Dies entspricht einem Prozentwert von rund 123%. Die Systolendauer ist somit über die normalen Schwankungsbereiche hinaus verlängert.

Auswertungen an rund 2500 Elektrokardiogrammen. Zur Feststellung, ob eine gefundene Systolenlänge noch innerhalb der normalen Schwankungsbreite (schraffiertes Gebiet der Abb. 23) liegt, verfährt man folgendermaßen:

Man mißt zuerst die Abstände der *R*-Zacken und bestimmt auf diese Weise die Herzfrequenz. Ferner bestimmt man die Abstände vom Beginn der *Q*-Zacke bis zum Ende der *T*-Zacke bei fünf aufeinanderfolgenden Schlägen und bestimmt den Mittelwert daraus. Bei stärkeren Arrhythmien muß man eine größere Zahl von Schlägen ausmessen. Da die Normalwerte der Abb. 23 auf einem Normalwert der Anfangsschwankung von 80 σ aufgebaut sind, so muß man von der gemessenen Systolenlänge den Unterschied zwischen der Breite der Anfangsschwankung des gegebenen Falles und 80 σ abziehen, beziehungsweise addieren (in der Legende dieser Abb. 24 ist ein Beispiel durchgerechnet). Man erhält auf diese Weise die reduzierte Systolenlänge; mit diesem erhaltenen Werte und der gemessenen Distanz zweier *R*-Zacken findet man nun in dem Koordinatennetz der Abb. 23 den Schnittpunkt beider Werte und bestimmt die Beziehung dieses Punktes zu den schräg verlaufenden Prozentwertkurven. Liegt der also gefundene Punkt noch innerhalb des schraffierten Bereiches, so kann die Systolendauer als normal angesehen werden. Meist sieht man eine Schwankungsbreite von 90 bis 110% des Normalwertes als innerhalb der physiologischen Grenzen an.

Neben der Herzfrequenz wirken noch andere Faktoren auf die Systolendauer. Kälte verlängert, Wärme verkürzt dieselbe. Eine Senkung des Blutkalziumspiegels (wie dies beispielsweise bei der Tetanie eintritt) verlängert, eine Steigerung desselben (wie dies zum Beispiel bei der Ostitis fibrosa generalisata vorkommt) verkürzt die Systolendauer. Geringgradiger Sauerstoffmangel und Ansäuerung verlängert, hochgradiger Sauerstoffmangel verkürzt die Systolendauer. Medikamente wie Digitalis und Chinin verkürzen dieselbe. Im Kindesalter ist die Systolendauer angeblich kürzer als im höheren Alter.

4. Reizbildungs- und Reizleitungssystem

Wir unterscheiden am Herzen folgende Teile: Das Herzskelett, die Herzmuskulatur, das Reizbildungs- und Reizleitungssystem. Das Herzskelett besteht aus dem Septum membranaceum, sowie den fibrösen Ringen, dem Annulus fibrosus dexter und sinister im Aorten- und Pulmonalisring, ferner dem Trigonom fibrosum dexter, Trigonum fibrosum sinister und der Konussehne. Dieses besteht aus Stützsubstanz. Am Herzskelett inseriert die Arbeitsmuskulatur des Herzens, welche durch das Herzskelett in zwei funktionell verschiedene Teile (den Vorhofs- und Kammerteil) getrennt ist. Zwischen beiden Teilen muß eine nervöse Verbindung bestehen, welche die im Vorhof gebildeten Reize durch Erregungsleitung auf die Kammer überleiten.

Nach anatomisch funktionellen Gesichtspunkten unterscheiden wir im System, welches die Reizbildung und Reizleitung übernimmt, folgende Anteile:

1. Die Bildungsstelle der Erregung, den Sinusknoten (Keith-Flack).
2. Die Zwischenleitung der Erregung, den Atrioventrikularknoten (Aschoff-Tawara).
3. Die Fortsetzung der Erregungsleitung, die beiden Schenkel des Hisschen Bündels, sowie die Ausläufer desselben, die Purkinjeschen Fasern.

Der Sinusknoten, beziehungsweise das sinoaurikuläre System liegt, wie die Abb. 24 zeigt, an der Hinterwand des rechten Vorhofs und zieht als rübenförmiges Gebilde entlang dem Sulcus terminalis vom Winkel der Vena cava superior und dem rechten Herzohr ungefähr bis in die Mitte herunter gegen die Vena cava inferior. Er hat beim Erwachsenen eine Länge von 2 bis 3 cm und eine Breite von 2 mm, seine Abgrenzung ist unscharf, er besitzt zahlreiche Ausläufer; seine Lage in den Wandschichten ist subepikardial, präparatorisch ist er, wie die Abb. 34 zeigt, durch die zentrale Sinusknotenarterie aufzufinden. Die Abb. 25 zeigt nochmals schematisch die Lage des sinoaurikulären Systems. Nach einigen Autoren soll dieses außer dem beschriebenen Anteil noch einen Anteil im linken Vorhof haben, welcher mit dem ersten an seinem oberen Ende verbunden ist.

Die weitere Ausbildung des Reizleitungssystems, welche weiter unten beschrieben wird, ist in den Abb. 25 und 26 dargestellt.

Den Mechanismus der spontanen rhythmischen Erregung kann man sich, wie die Abb. 27 zeigt, so vorstellen, daß in den betreffenden Zellen ein ständiges Anwachsen eines Erregungsvorganges stattfindet, dessen Natur chemisch sein dürfte. Nach Erreichen einer bestimmten Schwelle tritt eine Entladung der Erregung ein, also gewissermaßen ein Zündvorgang. An diese Entladung schließt sich wieder nach einer gewissen Erholungspause das Anwachsen einer neuen Erregung. Volumen und Maße des Sinussystems sind zu klein, um im Extremitäten-Elektrokardiogramm als Aktionsspannung zum Ausdruck zu kommen. Dementsprechend ist auch in Abb. 27 zu dieser Zeit noch die isoelektrische Linie im Elektrokardiogramm zu erkennen. Nach einer kurzen Verzögerung (sinoaurikuläre Überleitungszeit) tritt die

Erregung aus dem Sinusknoten in die Vorhofsmuskulatur ein und breitet sich in den beiden Vorhöfen aus. Da der rechte Vorhof den Sinusknoten enthält, beginnt, wie die Abb. 28 zeigt, die Erregung

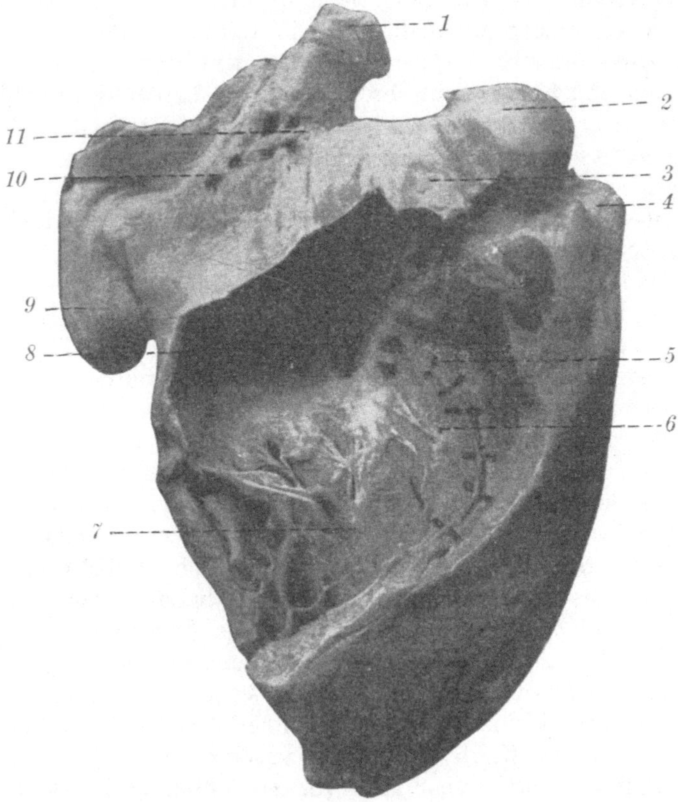

Abb. 24. Menschliches Herz mit präpariertem Sinusknoten im Sulcus des Cavatrichters. (Nach W. KOCH, Der funktionelle Bau des Herzens. Wien-Berlin 1923)

1 Vena cava superior,
2 Aorta,
3 rechtes Herzohr,
4 Arteria pulmonalis,
5 kleiner medialer Papillarmuskel,
6 rechter Schenkel des Reizleitungssystems,
7 äußerer vorderer Papillarmuskel,
8 Arteria coronaria,
9 Vena cava inferior,
10 WENCKEBACHscher Muskelzug,
11 Sinusknoten

daselbst und breitet sich ebenso wie die Wellen, welche von einem hineingeworfenen Steine auf einer Wasseroberfläche entstehen, annähernd kreisförmig, über die beiden Vorhöfe aus. Der rechte Vorhof wird somit zuerst erregt, der linke erhält die Erregung 10 bis 30 σ später. Die Zeit, welche zwischen der Reizbildung und dem Beginn der Erregung der Vorhöfe verstreicht, ist die sinoaurikuläre Leitungszeit und beträgt 10 bis 15 σ. Ob der Übergang der Erregung entlang bestimmter präformierter Bahnen oder diffus erfolgt, ist noch strittig. Die Ausbreitung der Erregungswelle in den Vorhöfen, welche die Abb. 28 zeigt, erzeugt, wie die Abb. 27 darstellt, die *P*-Zacke des Elektrokardiogrammes. Da der Sinusknoten in bezug auf die Vorhöfe rechts oben und hinten liegt, breitet sich die Erregung sowohl nach rechts unten als nach vorn aus, dort liegt also der positive Pol der durch diese Ausbreitung verursachten Potentialdifferenz. Dementsprechend ist nach der üblichen Schaltung die *P*-Zacke in Ableitung I und II nach oben, in Ableitung III aber wechselnd, oft auch nach unten gerichtet.

Es klingt nun, wie die Abb. 29 zeigt, die Erregung wieder ab. Zuerst werden diejenigen Teile der Vorhöfe wieder positiv, welche vorher zuerst erregt, also negativ waren. Dadurch entsteht eine Potentialdifferenz, welche der bei der Erregungsausbreitung entstandenen entgegengesetzt ist. Es folgt somit der *P*-Zacke eine nach unten gerichtete Zacke, die sogenannte T_a-Zacke. Diese ist aber so klein, daß sie von der darauffolgenden Kammeranfangsschwankung meist völlig verdeckt wird. Sie gehört deshalb nicht zum Bilde des typischen Elektrokardiogrammes und tritt lediglich in pathologischen Fällen zum Beispiel beim totalen *AV*-Block auf. (Siehe S. 223.) Auch bei besonderen Ableitungsarten wie zum Beispiel bei der Ösophagusableitung ist die T_a-Zacke zu erkennen. Ehe die Erregung sich auf die beiden Vorhöfe ganz ausgebreitet hat, erreicht sie den atrioventrikulären Knoten (*AV*-Knoten; Knoten von Aschoff-Tawara). Dieser besteht aus dem kleinen Vorhofanteil oberhalb des Vorhofkammerseptums. Der *AV*-Knoten liegt im vorderen unteren Anteil des rechten Vorhofes unmittelbar links vor der Mündung des Sinus coronarius an der Grenze zwischen dem Vorhof und der Kammer. Seine Form läßt sich annähernd aus dem Plattenmodell der Abb. 30 im oberen Abschnitt erkennen. (Diese zeigt auch, was für die weiteren Ausführungen charakteristisch ist, das Hissche Bündel mit seinen subendokardialen Verzweigungen.) Histologisch besteht dieser Teil des Reizleitungssystems aus den Brückenfasern des Vorhofs, aus den eigentlichen Vorhofsteilen des *AV*-Knotens und aus dem Kammerteil des *AV*-Knotens, welcher schließlich als Kammerknotenstamm und Schenkel einschließlich der Teilungsstelle bis zum Übergang in die weiteren subendokardialen Zweige weiterführt. Daran schließt sich, dies vorwegnehmend, der subendokardiale oder trabekuläre Abschnitt an, welcher die sogenannten Purkinjeschen Fasern umfaßt. Schematisch betrachtet besitzt also der Knoten einen grobfaserigen Vorhofteil,

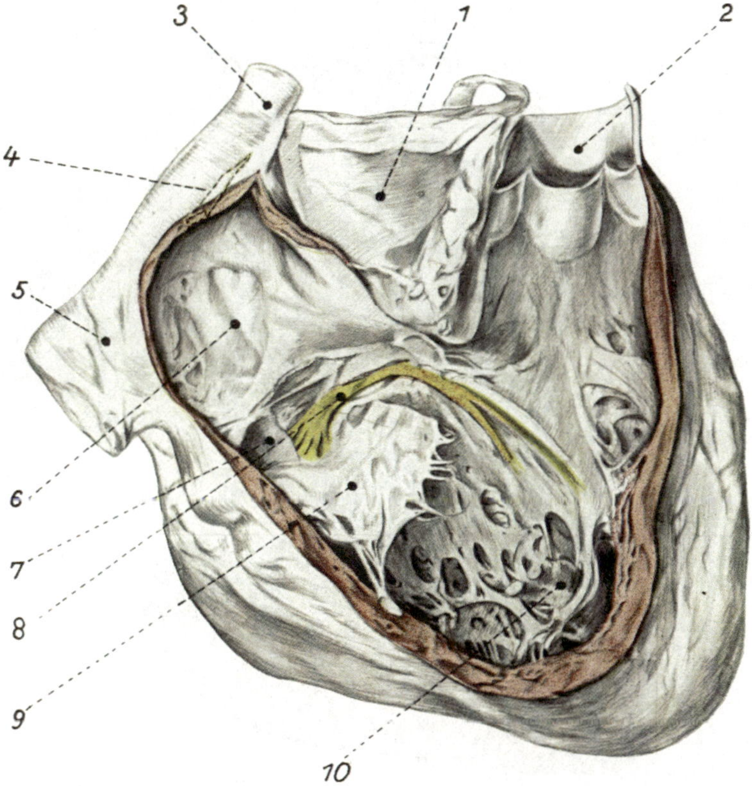

Abb. 25. Das Reizleitungssystem im rechten Herzen. Der rechte Vorhof und die rechte Kammer sind aufgeschnitten. Das Septum ventrikuli ist von der rechten Seite sichtbar. Der rechte Schenkel des HIS'schen Bündels ist in seinem Stamm auspräpariert worden und gelb gehalten. Die Schnittränder der Arbeitsmuskulatur sind braun gezeichnet. Der Umriß des subepikardial gelegenen Sinusknotens in der Wand des rechten Vorhofes ist schematisch durch gelbe Striche angedeutet. (Nach einem Präparat aus dem Wiener Anatomischen Institut.) Zeichnung: M. PISTORIUS

1 Aorta von außen gesehen,
2 Arteria pulmonalis,
3 Vena cava superior,
4 Sinusknoten (schematisch),
5 Vena cava inferior,
6 Vorhofseptum mit Foramen ovale,
7 Sinus coronarius und Valvula Thebesii,
8 Atrioventrikularknoten mit fingerförmig gegen den Sinus coronarius (7) ausstrahlenden Ausläufern,
9 mediales Trikuspidalsegel, von seiner Ansatzstelle losgelöst,
10 Vorderer Papillarmuskel

in welchen die Fasern der Vorhofsmuskulatur einstrahlen, und einen feinfaserigen Kammerteil. Ob zwischen dem Vorhof und der Kammer neben der genannten Verbindung eine zweite Vorhofkammer-

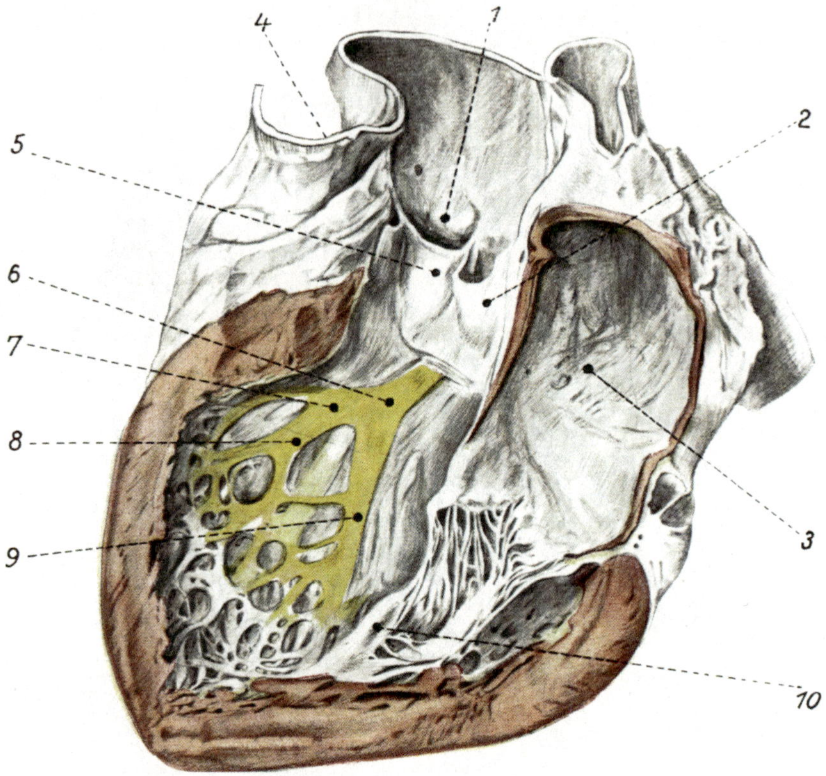

Abb. 26. Das Reizleitungssystem im linken Herzen. Der linke Schenkel des His'schen Bündels am Menschenherzen auspräpariert. Ansicht des Septums von der linken Seite. Braun sind die Schnittränder der Arbeitsmuskulatur des Herzens. *Gelb* der herauspräparierte gröbere Anteil des Reizleitungssystems. (Nach einem Präparat aus dem Wiener Anatomischen Institut.) Zeichnung: M. Pistorius

1 Aorta,
2 hintere Aortenklappe,
3 linker Vorhof,
4 Arteria pulmonalis,
5 rechte Aortenklappe,
6 Crus commune, } des His'schen Bündels
7 vorderer Ast, } des His'schen Bündels
8 Verzweigungen des vorderen Astes, } des His'schen Bündels
9 hinterer Ast,
10 hinterer Papillarmuskel

Verbindungsbahn besteht, also zwischen dem rechten Vorhof und der rechten Kammer, das sogenannte Kentsche Bündel, ist als allgemeiner Befund nicht sichergestellt. Als kongenitale Anomalie finden wir jedoch das Kentsche Bündel angeblich oftmals ausgeprägt (Seite 247). Nach der Kontraktion der Vorhöfe muß für die Füllung der Kammer mit Blut eine bestimmte Zeit verstreichen. Die Aktivierung der Kammer erfolgt also etwas verzögert (Abb. 27). Diese Verzögerung erfolgt im AV-Knoten und bewirkt, daß zwischen dem Anfang der P-Zacke und dem Beginn der Kammeranfangsschwankung ein Intervall von 120 bis 200 σ verstreicht (Überleitungszeit). Die durch das Durchgehen der Erregung durch den AV-Knoten verursachte Potentialdifferenz ist infolge der geringen Maße und geringen Ausbreitung des letzteren zu gering, um im Elektrokardiogramm einen Ausschlag zu bewirken.

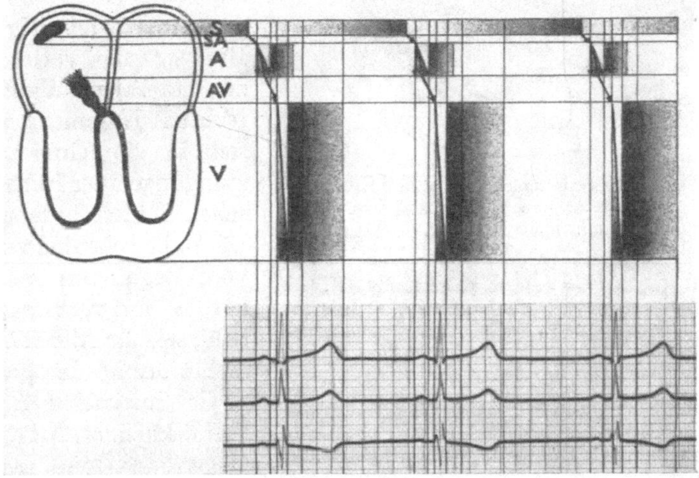

Abb. 27. Schema der Erregungsleitung im Herzen zur Erklärung des darunterstehenden Elektrokardiogramms. Die Intensität der Schattierung entspricht der Erregungsintensität in dem betreffenden Herzabschnitt. Das Herzschema links oben ist dasselbe wie auf Abb. 22

S = Sinusknoten,
SA = Überleitungsgebilde zwischen dem Sinusknoten und Vorhofsmuskulatur,
A = Arbeitsmuskulatur des Vorhofes (des Atriums),
AV = atrioventrikularer Knoten,
V = Arbeitsmuskulatur der Ventrikel, erregt über die beiden Schenkel des His'schen Bündels

Dementsprechend verläuft die P-Q-Strecke in der isoelektrischen Linie, soweit sie nicht durch die Nachschwankung von P, also durch die T_a-Zacke, etwas nach unten verschoben ist. Dies ist besonders beim Arbeitsversuch der Fall, da hier infolge der Sympathikuswirkung auch die Nachschwankung von P verstärkt wird.

Von dem AV-Knoten geht die Erregung in den Hauptstamm des Hisschen Bündels über (Abb. 30). Dieser erstreckt sich von dem AV-Knoten bis zum Septum ventriculorum und teilt sich dann in

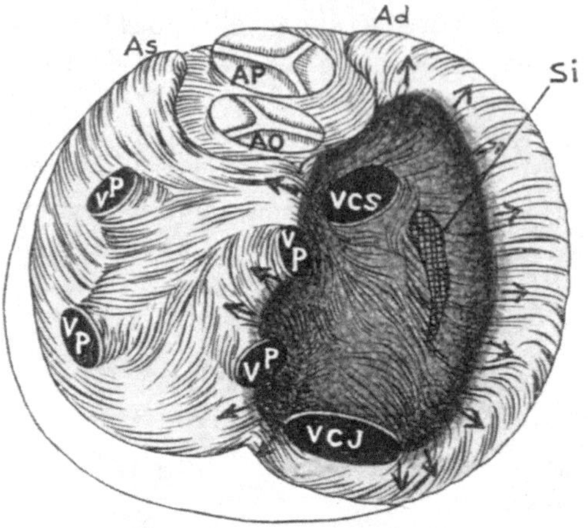

Abb. 28. Die normale Ausbreitung der Erregung in den Vorhöfen vom Sinusknoten aus. Der Verlauf der Muskelfaserzüge ist schematisch dargestellt

AO = Aorta, *AP* = Arteria pulmonalis, *VP* = Venae pulmonales, *As* = Auricula sinistra, *Ad* = Auricula dextra, *VCs* = Vena cava superior, *VCi* = Vena cava inferior, *Si* = Sinusknoten

Die Dichte der Schattierung entspricht der Intensität der Erregung und damit dem Unerregbarkeitsgrad. Die Pfeile geben die Richtung der Erregungsausbreitung an. (Gezeichnet nach einem Präparat aus dem Wiener Anatomischen Institut von M. PISTORIUS)

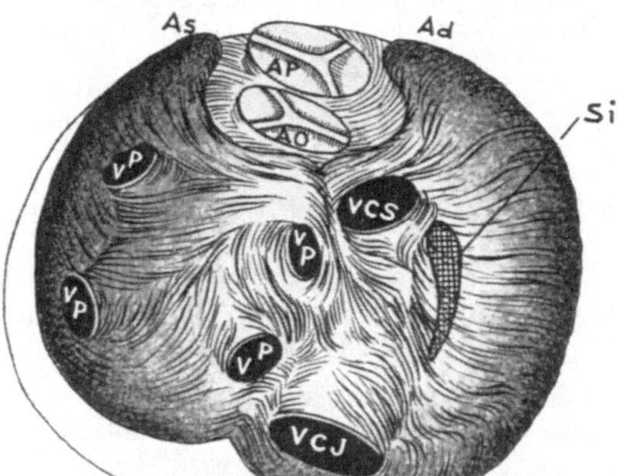

Abb. 29. Normaler Rückgang der Erregung im Vorhofsgebiet. Die Bezeichnungen wie in Abb. 28

zwei Schenkel, welche gewissermaßen „auf dem Septum reiten". Der rechte Schenkel senkt sich sofort in die Muskulatur der Kammer und verläuft beim Menschen, wie die Abb. 26 zeigt, als zusammenhängender runder Strang allseitig vom Bindegewebe verhüllt bis zur lateralen Wand der rechten Kammer, wo er sich in die feineren Verzweigungen der PURKINJEschen Fäden aufsplittert. Der linke Schenkel verläuft vom Beginn an subendokardial und verzweigt sich bald, wie die Abb. 27 zeigt, fächerförmig in größere, sowie im weiteren Verlaufe kleinere Äste. Im Gegensatz zum rechten Schenkel gibt der linke Schenkel schon frühzeitig Zweige an das Septum ab. Die PURKINJEschen Fasern bilden ein subendokardiales Netzwerk, von welchem senkrechte Abzweigungen die Kammerwand durchsetzen, und bis unter das Epikard reichen, wobei sie aber bis zu ihrem Übergange in die Arbeitsmuskulatur durch Bindegewebe isoliert bleiben. Das ganze spezifische Gewebe ist von einer Art Lymphscheide von der Kammermuskulatur getrennt. Diese „Lymphscheiden" lassen sich artifiziell durch Injektion darstellen. Für alle pathologischen Prozesse bedeutet dieser funktionelle Spaltraum eine Trennung der Pathologie von Arbeitsmuskulatur und Reizleitungssystem.

Der Verlauf der intramyokardialen Verzweigungen des Reizleitungssystems soll parallel zur Faserrichtung der Arbeitsmuskulatur

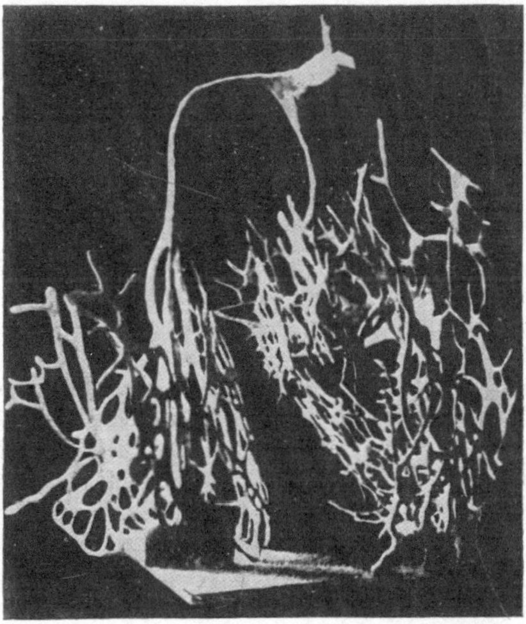

Abb. 30. Modell des Reizleitungssystems eines Kalbsherzens. Ansicht von hinten. Der ganze kurze rechte Schenkel des HIS'schen Bündels mit seinen subendokardialen Verzweigungen ist sichtbar; von den Verzweigungen des linken Schenkels ist nur die septale Hälfte sichtbar, da die laterale Wand des linken Ventrikels zur Erleichterung der Präparation abgetragen wurde. (Nach LYDIA DE WITT, Anatomical Record III [1909] S. 483)

des Herzens erfolgen. Diese stellt ein Synzitium dar, in welchem die Fasern durch zahlreiche „Anastomosen" ineinander übergehen. Dennoch lassen sich nach der Verlaufsrichtung der Fasern bestimmte zusammenhängende Faserzüge abgrenzen, welche für die Dynamik der Herzaktion von Bedeutung sind. Die oberflächliche dünnere Muskelschicht umgreift, wie die Abb. 31 zeigt, die Kammer spiralig. Ein Teil derselben setzt am bindegewebigen Skelett des linken venösen Ostiums und dem Conus aortae und pulmonalis (ursprünglich Bulbus cordis) als oberflächlicher bulbospiraler Muskelzug an und geht in den linken hinteren Papillarmuskel über. Abzweigungen gehen zum rechten vorderen Papillarmuskel. Der zweite Teil der Muskelzüge (Abb. 32) setzt am rechten und einem Teil des linken venösen Ostiums an (ursprünglich Sinus venosus) und stellt den oberflächlichen sinospiralen Muskelzug dar. Er geht in den linken vorderen Papillarmuskel über. Die tiefere Muskulatur des Herzens besteht aus dem tiefen bulbospiralen Muskel, der die Basis des linken Ventrikels sowie die Aorta in zirkulären Touren umgreift und einem tiefen sinospiralen Muskel, welcher den restlichen Anteil der beiden Ventrikel zirkulär umgibt. Die beiden letztgenannten Muskeln sind in den Abb. 31 und 32 nicht abgebildet. Die funktionelle Wichtigkeit dieses Verlaufes der Fasern besteht nicht nur in der zwanglosen Ableitung des Mechanismus des Herzspitzenstoßes, sondern auch in der physiologischen Drehung der anatomischen Herzachse. Das an seiner Basis befestigte Herz rotiert bei der Kontraktion physiologischerweise von kranial her gesehen im Uhrzeigersinn, und damit bohrt sich bei der Systole gewissermaßen die Herzspitze gegen die linke Thoraxseite. Dies ist vor allem zur Unterscheidung von physiologischen und pathologischen Zuständen in Formveränderungen des Elektrokardiogrammes infolge von Änderungen der Herzlage durch Zwerchfellbewegungen, Atmungseinfluß, Seitenlage, sowie der Be-

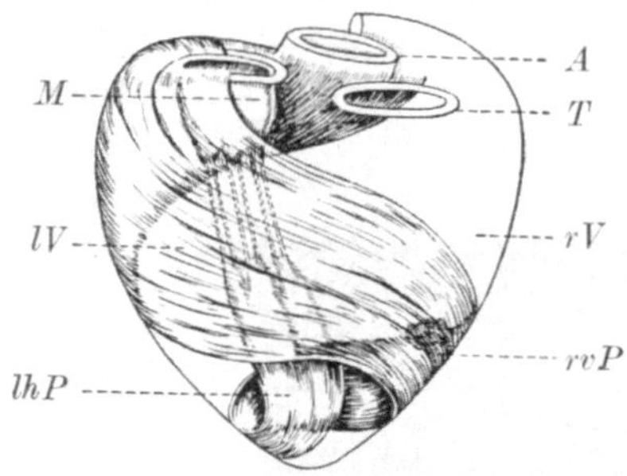

Abb. 31. Die oberflächliche Arbeitsmuskulatur des Herzens in Ansicht von hinten (schematisch). Der oberflächliche bulbospirale Muskelzug. (Nach ROBB)

A = Aorta,
P = Pulmonalarterie,
M = Mitralklappe,
T = Tricuspitalostium,
lV = linker Ventrikel,
rV = rechter Ventrikel,
lhP = linker hinterer Papillarmuskel,
lvP = linker vorderer Papillarmuskel,
rvP = Austrahlungen des Muskelzuges vom rechten vorderen Papillarmuskel

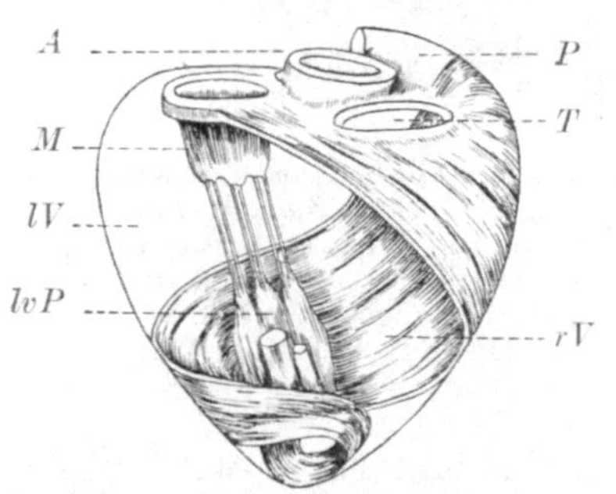

Abb. 32. Die oberflächliche Arbeitsmuskulatur des Herzens in Ansicht von hinten (halbschematisch). Der oberflächliche sinospirale Muskelzug. Bezeichnungen wie in Abb. 31

urteilung mediastinaler Schwarten von Bedeutung. Zur Frage der Wirkung des Herzens als Motor der Blutbewegung sei hier eingeschaltet, daß es sich bei Kontraktion des Muskels nicht so sehr um ein primäre konzentrische Verkleinerung des Ventrikelraumes handelt, sondern daß die Verschiebung der Ventilebene anscheinend im Vordergrund des Kontraktionsmechanismus steht.

Der Durchgang der Erregung durch das HIS sche Bündel bewirkt an sich eine noch zu geringe Potentialdifferenz, um im Elektrokardiogramm zum Ausdruck zu kommen; erst der Übergang in die Arbeitsmuskulatur verursacht einen Ausschlag des Galvanometers, dessen Potentialrichtung wieder von der geometrischen, das heißt also anatomischen Richtung abhängt, von welcher dieser Übergang erfolgt.

Der erste Abschnitt der Kammer, der im Anfang der Systole erregt wird, ist das Kammerseptum, welches einerseits von seiner linken Seite von den hochabgehenden Zweigen des linken Schenkels, andererseits von unten von den rückläufig verlaufenden feinen Zweigen der beiden Schenkel erregt wird. Dieses verursacht eine Potentialdifferenz, deren negativer Pol am Herzen links unten, deren positiver Pol rechts oben gelegen ist. Nach der üblichen Schaltung wird dadurch im Extremitätenelektrokardiogramm eine Q-Zacke bewirkt: Abb. 27. Nach der Erregung des Septums breitet sich die Erregung durch die Dicke der Kammerwand von innen nach außen zu aus. Da die Kammern nach rechts und oben zu offen sind, verläuft die Hauptrichtung der Erregungsausbreitung von rechts oben nach links unten. Dadurch wird bedingt, daß der Hauptteil der Anfangsschwankung in allen Ableitungen nach oben gerichtet ist. Es entsteht auf diese Weise die nach oben gerichtete R-Zacke (Abb. 27). Schließlich greift die Erregung auch auf die laterale Wand der linken Kammer und schreitet von dieser von links unten nach rechts oben gegen die Herzbasis fort. Dies verursacht die S-Zacke des Elektrokardiogramms.

Mit dem Ende der Anfangsschwankung hat die Erregung die ganze Kammermuskulatur in gleichem Maße ergriffen, es verschwinden daher alle Potentialdifferenzen. Es entsteht die S-T-Strecke, welche, wie die Abb. 22 und 27 zeigen, in der Nullinie (isoelektrische Linie) verläuft. Untersuchungen der monophasischen Stromkurve des Herzmuskels lehrten uns, daß sich gleich auf die Depolarisation (Aufhebung der Doppelschicht durch Austritt negativer Binnenionen) eine Repolarisation einstellt. Diese Repolarisation besteht, da sie das Gegenteil der Depolarisation ist, in einer Positivität; die Depolarisation schuf ja die Negativität. Dieser Vorgang (Positivierung) geht nun rasch vor sich, bis am Ende der Systole der ursprüngliche Ruhezustand erreicht wird.

In der Abb. 33 sind die beiden getrennten Erregungsanteile von Herzbasis und Herzspitze in den Kurven *I* und *II* aufgetragen. Dadurch aber sind wir in der Lage, schematisch das Elektrokardiogramm zu erklären. Jeder einzelne Erregungsablauf, gemessen an der Intensität der einphasischen negativen Schwankung, besteht aus einem steilen kurzdauernden Anstiegsteil (*1*), einem flach abfallenden Plateau als Zwischenstück (*2*) und einem S-förmig abfallenden Wellenrücken (*3*). Wenn nun, wie die tatsächlich der Fall ist, die Erregungsintensität der Herzbasis (*I*) früher beginnt als der Herzspitzenanteil (*II*) und in ihrer Dauer die der Herzspitze überlebt, so resultiert aus der Differenz der monophasischen Kurve der Herzbasis (*I*) und Herzspitze (*II*) eine Differenzkurve, welche durch das Bild *III* in Abb. 33 dargestellt ist. Wir erkennen darin eine hohe Anfangszacke, welche der *R*-Zacke entspricht, und eine langsame Endschwankung, welche der *T*-Zacke entspricht. Beim normalen Herzen wird nun tatsächlich die Muskulatur der Herzspitze früher positiv als die der Herzbasis. Die Kontraktionsdauer ist an der Spitze kürzer. Infolgedessen entsteht gegen das Ende der Systole eine allmählich zunehmende Potentialdifferenz, deren Pluspol links unten, deren Minuspol rechts oben liegt. Bei der üblichen Schaltung verursacht dies ein Ansteigen des Zwischenstückes in allen Ableitungen bis dieses in die positive *T*-Zacke übergeht (Abb. 27). Dies ist also der Grund, warum die *T*-Zacke beim normalen der Anfangsschwankung gleichgerichtet ist. Wäre die Kontraktionsdauer in allen Teilen des Herzens gleich lang, wie es zum Beispiel beim Herzmuskelstreifen der Fall ist, so würde die Nachschwankung der Anfangsschwankung entgegengesetzt gerichtet sein. Es sei ausdrücklich

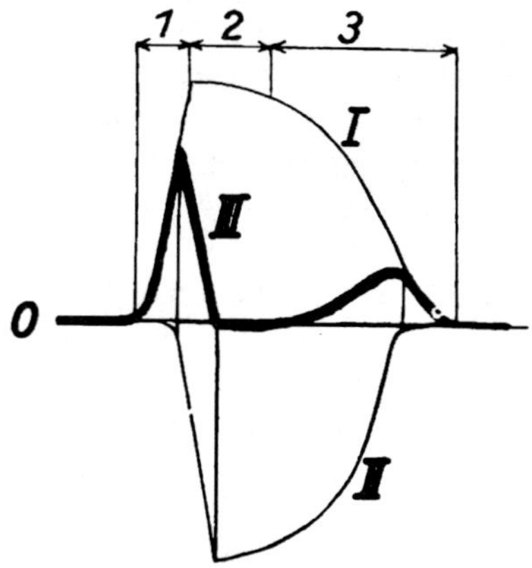

Abb. 33. Das Elektrokardiogramm als Ausdruck des Unterschiedes der Erregungsintensität zweier Herzteile. Die obere Kurve *I* stellt den zeitlichen Ablauf der Erregungsintensität der Herzbasis, die untere *II* den der Herzspitze dar.

Abschnitte der Kurve *I*:

1 Steiler Anstieg, kurzdauernd,
2 flach abfallendes Plateau als Zwischenstück,
3 Wellenrücken, S-förmiger Abfall zur Nullinie

betont, daß die im vorstehenden verwendete Zusammensetzung der Elektrokardiogramms aus zwei monophasischen Anteilen nicht nur der Differenztheorie entspringt, sondern nach SCHÜTZ, ROTHSCHUH und MEHRING mehr als eine Theorie, nämlich die Wiedergabe eines gesicherten Tatbestandes darstellt.

Die bisherigen Ausführungen geben, ohne in subtilere Fragen des Erregungsmechanismus einzugehen, schematisch einen Überblick über die anatomischen und physiologischen Grundlagen der normalen Erregungsausbreitung. Wenn es auch im einzelnen erheblich abweichende Deutungsmöglichkeiten der Vorgänge gibt und diese auf genauen, mühevollen Untersuchungen aufgebaut sind, dürfte es in diesem Zusammenhange genügen, in weitgehendem Maße mit den schematisierten Vorstellungen für praktisch ärztliche Zwecke der Elektrokardiographie das Auslangen zu finden. Zum Verständnis des Mechanismus der Gefäßstörungen und ihrer Auswirkung auf Reizbildung, Reizleitung, Erregbarkeit und Kontraktilitität muß noch auf die Blutversorgung des Herzens eingegangen werden.

5. Die Blutversorgung des Herzens

Das Herz wird in seiner arteriellen Blutversorgung von zwei Koronararterien versorgt (Abb. 34). Diese entspringen unmittelbar aus der Aorta, fast ausnahmslos im Bereiche des Sinus valsalvae. Die Kranzarterien versorgen das ganze Herz, verteilen sich jedoch nicht ihrem Namen entsprechend innerhalb des Herzens. Sie anastomosieren miteinander in einem individuell wechselnden Grad. Diese Anastomosen reichen für den vollständigen kollateralen Kreislauf nicht aus. Dessenungeachtet bewirken dieselben aber, daß bei Verschluß eines Astes nur der zentrale Teil des Versorgungsgebietes einer Nekrose verfällt. Dies hat auch zur Folge, daß sich, wie die Abb. 34 zeigt, die Infarktgebiete nicht lückenlos aneinander schließen.

Die Arteria coronaria sinistra teilt sich bald nach ihrem Abgange aus dem Sinus valsalvae, welcher der linken Valvula semilunaris aortae entspricht, in einen Ramus descendens anterior und einen Ramus circumflexus. Der erstere versorgt die Vorderfläche und einen Teil der Seitenfläche der linken Kammer bis zur Herzspitze und den vorderen Anteil des Septums. Bei Verschluß dieses Astets entsteht der sogenannte Vorderwandinfarkt. Der Ramus circumflexus versorgt den linken Vorhof und einen Teil der Seitenfläche der der linken Kammer. Ein Verschluß dieses Astes führt zum sogenannten Seitenwandinfarkt, welcher auch lateraler beziehungsweise Mittelwandinfarkt genannt wird. (Er ist selten.)

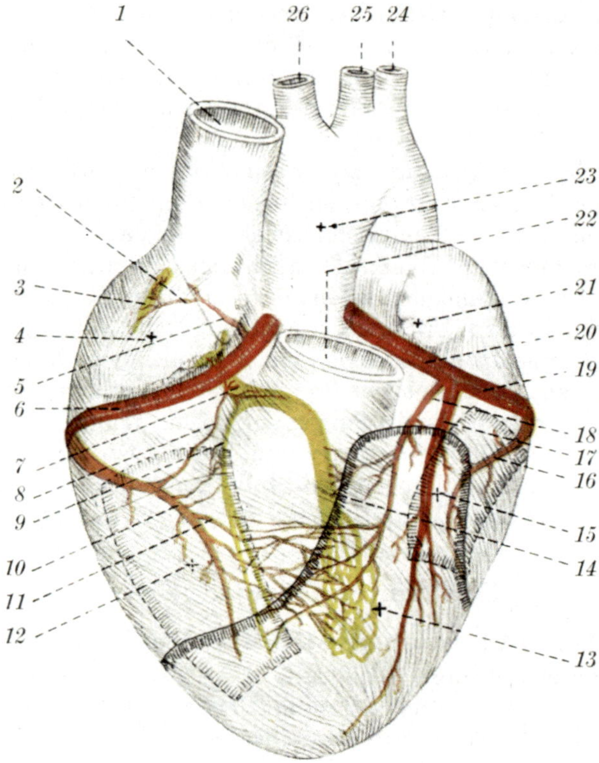

Abb. 34. Die arterielle Versorgung des Herzens und die typischen Infarktlokalisationen. (Schematisch.)

Zeichnung: M. PISTORIUS

1 V. cava superior,
2 Sinusknotenarterie,
3 Sinusknoten,
4 Atrium dextrum,
5 A. atrialis dextra ant.,
6 A. coronaria dextra,
7 Atrioventrikularknoten und crus commune,
8 A. septi fibrosi,
9 Crus dexter.
10 Ramus descendens posterior (A. interventricularis posterior),
11 Arterie zum linken Schenkel des Reizleitungssystems,
12 Gebiet des Hinterwandinfarktes,
13 Gebiet des Vorderwandinfarktes,
14 Crus sinister,
15 Gebiet des Seitenwandinfarktes,
16 Ramus circumflexus,
17 Ramus descendens anterior (interventricularis anterior),
18 A. perforans anterior (Septumarterie nach SPALTEHOLZ),
19 Ramus circumflexus,
20 A. coronaria sinistra,
21 Auricula sinistra,
22 A. pulmonalis,
23 Aorta,
24 A. subclavia sin.,
25 A. carotis. comm. sin.,
26 A. anonyma

Die Arteria coronaris dextra versorgt fast den ganzen rechten Ventrikel und einen Teil der Hinter- und Unterwand der linken Kammer und teilweise den hinteren Papillarmuskel, sowie die hintere Partie des Septums. Auch der rechte Vorhof wird von ihr versorgt. Der Verschluß eines ihrer Äste führt zum Hinterwandinfarkt und zwar an der dem Zwerchfell zugekehrten Fläche des Herzens.

Einer der ersten abgehenden Äste der Arteria coronaria dextra ist der Ramus atrialis dexter anterior, welcher einen Teil des rechten Vorhofes und mit einem besonderen Zweig den Sinusknoten versorgt. Eine Arteriosklerose dieses Zweiges soll zu einer Sinusbradykardie führen. In seltenen Fällen erhält der Sinusknoten seine Blutversorgung aus der linken Koronararterie. (Es sei ausdrücklich betont, daß gerade bei der Versorgung der Herzwandabschnitte und insbesondere des Reizleitungssystems zahlreiche anatomische Variationen möglich sind.) Dort wo die Arteria coronaria dextra herzspitzenwärts umbiegt, gibt sie einen wichtigen Zweig, die Arteria septi fibrosi ab, welcher an der Grenze des Kammerseptums verläuft, in den Atrioventrikularknoten von unten her eindringt, sich dort reichlich verzweigt und auch den gemeinsamen Stamm des His schen Bündels bis zur Teilungsstelle versorgt. Manchmal kann dieser Zweig (wie es beim Hund immer der Fall ist) von dem Ramus circumflexus der Arteria coronaria sinistra entspringen. Änderungen im Bereiche dieses Zweiges sollen zu Störungen der atrioventrikulären Überleitung führen. Ein weiter unten abgehender Ast versorgt die hinteren Anteile des fächerförmigen linken Schenkels.

Vom Ramus descendens der Arteria coronaria sinistra, welche auch Arteria interventricularis anterior genannt wird, geht knapp nach seinem Abgange die Arteria rami perforantis anterioris in die Tiefe. Sie ist die einzige Arterie, welche den rechten Schenkel des Reizleitungssystems versorgt. Außerdem versorgt sie den vorderen Anteil des linken Schenkels.

Die äußeren Muskelschichten der linken Kammer und die rechte Kammer werden sowohl systolisch wie diastolisch mit Blut versorgt. Die inneren Schichten der linken Kammer werden infolge des den Aortendruck übertreffenden systolischen intramyokardialen Druckes nur diastolisch versorgt. Dies ist die Ursache dafür, daß die inneren Schichten des linken Ventrikels bei jeder Beeinflussung der Blutversorgung zuerst geschädigt werden. Andererseits kann aber bei Verschluß eines Astes das ischämische Gebiet rückläufig von dem Kammerlumen durch die Venae cordis minimae Thebesi ernährt werden, so daß ein Infarkt vermieden werden kann.

6. Die Herznerven

Neben dem im Herzen gelegenen nervösen Apparat kennen wir den an der Oberfläche gelegenen Plexus cardiacus und die sogenannten langen Herznerven, welche teils aus dem Vagus, teils aus dem Sympathikus stammen. Die aus dem Sympathikus stammenden Nerven werden wegen ihrer wichtigsten physiologischen Wirkung als Nervi accelerantes, die aus dem Vagus stammenden als Nervi depressores bezeichnet. Die sympathischen Fasern lassen sich überall im Herzen nachweisen. Von ihnen, wie auch von den Vagusfasern, läßt sich im allgemeinen sagen, daß die Wirkung vom venösen Ende zum arteriellen Ende des Herzschlauches abnimmt und daß die Verteilung im wesentlichen eine homolaterale ist, indem die Nerven der rechten Seite vorzugsweise das rechte Herz versorgen, die der linken Seite das linke Herz (Rothberger). Dementsprechend findet man im *AV*-Knoten nur wenige sympathische Fasern. In den tieferen Kammerabschnitten lassen sich die Vagusfasern nicht mehr mit Sicherheit nachweisen. Dies steht auch, wie vorwegnehmend betont sei, mit der Tatsache im Zusammenhang, daß eine direkte Vaguswirkung auf die Kammer nicht sichergestellt ist. Vor allem wirken die rechtsseitig verlaufenden Fasern vornehmlich auf den Sinusknoten und auf den Vorhof.

Prinzipiell können alle vier Grundeigenschaften des Herzens vom Vagus im negativen Sinne, vom Sympathikus im positiven Sinne beeinflußt werden. Erhöhung des Vagustonus kann also verlangsamte Reizbildung, verzögerte Reizleitung, Minderung der Erregbarkeit und Herabsetzung der Herzkraft bedingen. Der Sympathikus fördert alle vier Engelmannschen Grundeigenschaften des Herzens. So groß jedoch das physiologisch experimentelle Material über die Herznervenwirkungen ist, so bescheiden ist die unmittelbare Anwendbarkeit dieser Erfahrungen auf die praktischen Verhältnisse der ärztlichen Elektrokardiographie. Vor allem besteht eine die Kontraktion, Reizbildung und Reizleitung in der Kammer im hemmenden Sinne beeinflußende Vaguswirkung praktisch überhaupt nicht. Der Vagus kann bei langen und stärkeren Reizen auf dem Wege der Hemmung der Reizbildung im Vorhof, durch eine verlangsamte Reizleitung zur Kammer, durch eine Veränderung der Weite der Koronararterien beziehungsweise möglichenfalls auf neurohumoralem Wege die Kammertätigkeit indirekt beeinflussen. Beim Menschen wird also praktisch ausschließlich der Vorhof beeinflußt. Der wichtigste physiologische Zustand der Vaguswirkung ist die respiratorische Arrhythmie (siehe später auf Seite 81). Von praktischer Bedeutung werden die Wirkungen der langen Herznerven erst bei pathologischen Zuständen vor allem dann, wenn sie mit hochgradiger Bradykardie vergesellschaftet sind. Die daraus differentialdiagnostisch wichtigen Verhältnisse werden später im diagnostischen Teil Behandlung finden.

Die Akzeleranswirkung erstreckt sich gleichfalls auf alle Grundeigenschaften des Herzmuskels. Sowohl eine Reizung des rechten wie des linken Akzelerans bewirkt eine Tachykardie. Dabei wirkt der rechte Akzelerans durch Förderung der Reizbildung im Sinusknoten, der linke wirkt vornehmlich auf den *AV*-Knoten im Sinne einer Beschleunigung der Schlagfolge. Von grundlegend wichtiger Bedeutung ist die Möglichkeit, durch Sympathektomie beziehungsweise Exstirpation des Ganglion stellatum eine Angina pectoris zu beeinflussen. Dazu ist folgendes zu bemerken: schon der Tierversuch lehrt, daß die Entfernung der Herznerven die Leistungsfähigkeit des Herzens stark herabsetzt. Die Tiere werden bei der geringsten Anstrengung dyspnoisch. Man lasse sich nicht dazu verführen, die Acceleratoren als nicht lebenswichtige Nerven anzusehen. Die Mortalitätsstatistik nach solchen Operationen spricht eindeutig gegen die physiologisch-pathologische Berechtigung, den Eingriff bedingungslos zu empfehlen. Vor allem entfallen dadurch nicht nur die Acceleransfasern, sondern auch die Innervation der Kranzgefäße ist schwer gestört und dadurch die Anpassung an Anstrengungen unmöglich gemacht.

Physiologischerweise besteht ein zügelnder Wirkungsausgleich zwischen beiden extrakardialen nervösen Systemen. Jede Störung dieses Gleichgewichtszustandes kann zu einer Störung im Funktionsmechanismus des Herzens führen. Diese Gleichgewichtsstörung kann durch zahlreiche extrakardiale Faktoren sensibler und reflektorischer Art bedingt sein.

7. Die elektrische Herzachse

Wenn man mit Hilfe empfindlicher Spannungsmeßgeräte die jeweils maximalen Spannungen auf der Körperoberfläche, beziehungsweise in einer Frontalebene mißt und die Punkte gleichen Potentials miteinander verbindet, so erhält man ein elektrisches Feldbild, wie es die Abb. 35 zeigt. Durch dieses Feldbild läßt sich unschwer geometrisch die von rechts oben nach links unten im Körper laufende, elektrische Achse legen, wie dies die Abb. 35 zeigt. In ihr entsteht die größte elektrische Potentialdifferenz des Herzens, welche kranialwärts eine negative, kaudalwärts eine positive Ladung trägt. Aus diesem

Potentialverlauf kann man durch Wahl typischer Ableitungsstellen typische Spannungen abgreifen. Bei der normalen Elektrokardiographie wählt man die Ableitungen folgendermaßen:

Ableitung I rechter Arm und linker Arm,
Ableitung II rechter Arm und linkes Bein,
Ableitung III linker Arm und linkes Bein.

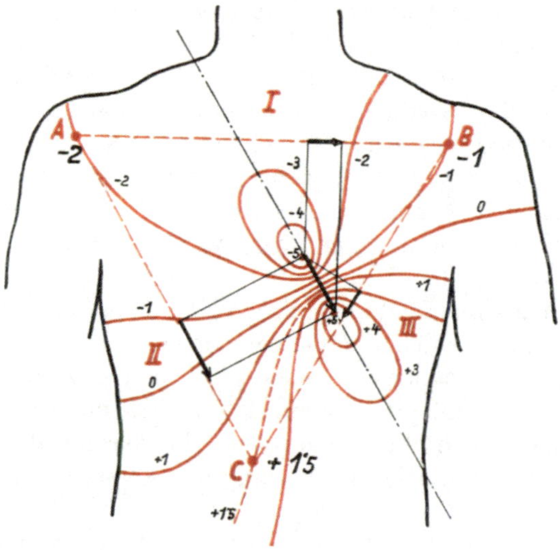

Abb. 35. Projektion des elektrischen Feldes auf die Frontalebene. Darstellung der drei Ableitungen I, II und III Darstellung des Additionsgesetzes von EINTHOVEN (I + III = II)

Bei dieser Art der Ableitungen, welche Standardableitungen genannt werden, fungieren die Extremitäten lediglich als Stromzuleitungen zu dem Potentialbild, wie es die Abb. 35 zeigt. Mit gewissen Vereinfachungen entsprechen die drei Ableitungsstellen an den Extremitäten Punkten des Potentialbildes, welche annähernd auf einem gleichseitigen Dreieck liegen. Es sind dies die Punkte *A B C* der Abb. 35. Die Ableitung

I entspricht somit *A-B*,
II entspricht somit *A-C*,
III entspricht somit *B-C*.

Die Potentialdifferenz, welche von einer Seite des gleichseitigen Dreieckes abgegriffen werden kann, läßt sich als Projektion auf die betreffende Seite auffassen. Die Aktionsspannung des Herzens wird dabei durch eine Strecke dargestellt, welche in der Herzachse liegt und deren Länge der maximalen Aktionsspannung entspricht (Vektor). Von den Enden dieser Strecke werden auf die Seiten des gleichseitigen Dreiecks Senkrechte errichtet und auf diese Weise die Projektionen auf die einzelnen Dreieckseiten ermittelt. Es läßt sich nun geometrisch beweisen, daß an einem gleichseitigen Dreieck folgende Beziehung zwischen den drei Projektionen besteht: die Projektion auf die Seite II ist gleich der Summe der Projektionen auf die Seite I und III. Diese Tatsache läßt sich mit einem Zirkel in der Abb. 35 leicht kontrollieren. Sie entspricht auch den elektrischen Verhältnissen, welche durch die Lage der Endpunkte des Dreiecks auf den betreffenden Feldlinien festgelegt sind. Die Potentialdifferenz zwischen *A*-*B* beträgt 1 Volt, zwischen *A*-*C* 3,5 Volt und zwischen *B*-*C* 2,5 Volt. I und III = 1 + 2,5 = II = 3,5. Auch auf diese Weise läßt sich die Richtigkeit dieses Dreieckschemas erläutern. Das Dreieckschema gilt nun nicht nur für rein geometrische Verhältnisse, sondern es gilt auch für die elektrischen Potentialbeziehungen. Somit gilt das Gesetz: Die in Ableitung II abgreifbare Potentialdifferenz ist der Summe der in Ableitung I und III gleichzeitig auftretenden Potentialdifferenzen gleich.

Die durch das Dreieckschema festgelegten Beziehungen zwischen den Potentialen in den einzelnen Ableitungen haben in mehrfacher Weise praktische Bedeutung für die Elektrokardiographie. Prinzipiell besagt das Gesetz, daß man auch aus zwei Ableitungen die dritte rekonstruieren kann. Diese Folgerung aus dem Gesetz des Dreieckschemas hat keine wichtige Bedeutung für die praktische Elektrokardiographie. Eine wichtige Folge des Dreieckschemas ist jedoch der Schluß, daß man aus der Größe der drei Ableitungen auf die Lage des Herzens Schlüsse ziehen kann. Normalerweise werden die Ableitungen an den elektrokardiographischen Apparaten so geschaltet, daß bei normaler Herzlage in allen drei Ableitungen die *R*-Zacke auf den Oszillogrammen nach oben geschrieben erscheint. Diese Schreibweise entspricht der Richtung der Projektionen im physiologischen Normalfall der Abb. 35. Wenn sich nun beispielsweise, wie später genauer ausgeführt wird, die Herzachse steiler stellt, so wird die Projektion in der Ableitung I immer kleiner werden, während die Projektion in der Ableitung III zunehmen wird. Ebenso wird eine Querlagerung des Herzens dazu führen, daß die Projektion in der Ableitung III immer kleiner wird, beziehungsweise schließlich ihre Richtung ändert.

Neben diesen Standardableitungen sind eine Reihe von anderen

Ableitungsarten in klinischer Verwendung. Es hat sich vielfach und uns bewährt, diese Ableitung folgendermaßen vorzunehmen: Eine Elektrode wird am linken Bein befestigt und mit dem gleichnamigen Kabel des Elektrokardiographen verbunden. Diese Elektrode stellt die herzferne Elektrode dar. Die herznahe Elektrode wird im linken

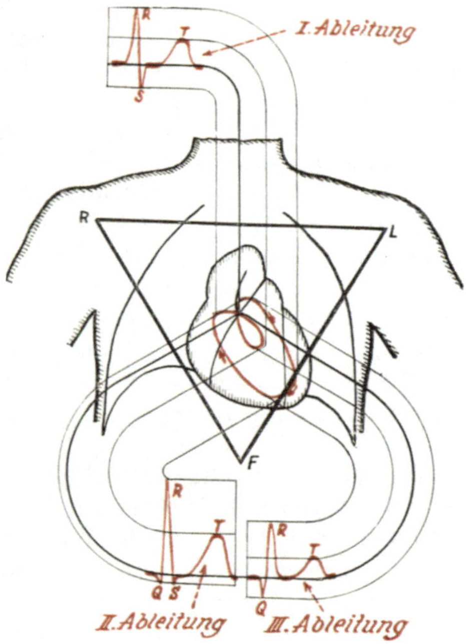

Abb. 36. Die elektrische Herzachse und der Zusammenhang der drei Extremitätenableitungen des Elektrokardiogramms. Die von dem Ende der rotierenden elektrischen Herzachse beschriebene Linie (Vektordiagramm) ist auf die drei Ableitungen projiziert und das resultierende Elektrokardiogramm jeder Ableitung dargestellt. Die äußere rote Schleife ist das Vektordiagramm der Anfangsschwankung, die innere das der Nachschwankung

vierten Interkostalraum parasternal angelegt, liegt also ungefähr in der Gegend der absoluten Herzdämpfung. Diese Brustwandelektrode wird dem Kabel für den linken Arm verbunden und am Apparat die Ableitung III eingestellt. Das Elektrokardiogramm, welches sich bei dieser Ableitung, der vierten Ableitung, ergibt, weist typisch eine tiefe Q- und eine hohe R-Zacke auf. Das T ist stets negativ. Weitere Einzelheiten dieser Ableitung siehe S. 102.

Die Verwendung des Dreieckschemas nach EINTHOVEN ermöglicht es, aus zwei Ableitungen die Größe und die Richtung der wirksamen elektrischen Spannung festzustellen. Diese resultierende Potentialdifferenz ist nach der Nomenklatur der Physik ein Vektor, das heißt, daß zur Beschreibung derselben in einem Zeitpunkt zwei Größen notwendig sind, die absolute Größe der Potentialdifferenz und deren Lage im Raum. Zwei Ableitungen ermöglichen es somit, den Vektor der wirksamen Potentialdifferenz zu konstruieren. Umgekehrt kann man aus dem Vektor die Größe der Ausschläge in den Ableitungen konstruieren. Dieser Vektor ändert nun während jeder revolutio cordis gesetzmäßig seine Größe und seine Lage. Untersuchungen der letzten Jahre durch MANN, BURGER, SCHELLONG, HOLLMANN und WILSON und andere haben nicht nur die methodischen Möglichkeiten ergeben, um derartige Vektordiagramme direkt zu schreiben, sondern sie haben auch auf Grund dieser technischen Entwicklungen den Erregungsablauf erheblich klarer herausgestellt. In der Abb. 36 stellt die rote Doppelschleife die Vereinigung aller Endpunkte der Herzvektoren während einer Herzaktion dar. Der Nullpunkt des Vektors liege im Schnittpunkt der Doppelschleifen. Die Anfangsschwankung entspricht der äußeren, die Endschwankung der inneren Schleife. Der Vektor führt, von oben gesehen, eine Drehung im Sinne des Uhrzeigers durch. Die Durchlaufsrichtung ist durch Pfeile angedeutet. Der größte Wert der entwickelten Potentialdifferenz ist die Verbindungslinie zwischen dem Nullpunkt und der Spitze der Schleife. Er entspricht der elektrischen Hauptachse des Herzens. In der Abb. 35 war diese Hauptachse allein durch einen Pfeil angegeben. Wir sehen nun, daß die elektrische Achse im Sinne des Uhrzeigers während einer Herzaktion rotiert. Nehmen wir an, was bereits für die praktischen Verhältnisse der Elektrokardiographie durch die Arbeiten von HOLLMANN, SCHELLONG und andere mehr möglich ist, daß primär das Vektordiagramm durch eine elektrokardiographische Apparatur geschrieben wurde, so können wir aus demselben die Elektrokardiogramme ableiten. Es entsteht, wie die Abb. 36 zeigt, in der Ableitung I eine *S*-Zacke, in Ableitung II und III eine *Q*-Zacke. Bei Rotation gegen den Uhrzeiger würde umgekehrt in Ableitung I eine *Q*-Zacke und in Ableitung III eine *S*-Zacke entstehen. Die innere Schleife des Vektordiagrammes ermöglicht die Darstellung der wahren Größen der Nachschwankung, also der *T*-Zacke. Die Richtung beider Schleifen weicht im physiologischen Zustande nur unwesentlich voneinander ab. Dies beweist, daß die Anfangs- und Nachschwankung beim Normalen gleichgerichtet sind. Die Darstellung der *P*-Zacke ist in das Bild der Abb. 36 nicht aufgenommen worden. Die *P*-Schleife ist im Vektordiagramm sehr klein und liegt teils innerhalb der *T*-Schleife, aber nicht in gleicher Ebene.

Die Verwendung eines Vektordiagrammes zur Veranschaulichung des zeitlichräumlichen Erregungsvorganges möge nicht den Eindruck erwecken, als bestünde in derartigen Darstellungen der Wert der Vektorelektrokardiographie. Diese ist eine kommende Untersuchungsmethode eigener Art, welche „einen besseren Aufschluß über alles geben wird, was bisher aus der Höhe und Richtung der Elektrokardiogrammzacken gefolgert wurde, also über die Lage des Herzens und der beiden Herzkammern zueinander, über das Überwiegen und über das Überdauern eines Kammerteiles in der Erregung, über lageverändernde Einflüsse und über Störung der Erregungsausbreitung" (SCHELLONG).

Nachdem wir nun Physik und Technik der elektrokardiographischen Registriermethodik kennengelernt haben und nachdem wir die Physiologie des Erregungsvorganges im Herzen kennen, entsteht die Frage nach der Grenze zwischen physiologischen und pathologischen Zustandsbildern im Elektrokardiogramm.

IV. Einführung in die physiologischen und pathologischen Ursachen der Abweichung des Elektrokardiogramms vom normalen Bild

Vorbemerkungen: Die Ursachen, welche die Abweichungen des elektrokardiographischen Bildes von der durchschnittlichen Norm bedingen, sind äußerst mannigfach. Zahlreiche physiologische Tatbestände vermögen bereits markante Veränderungen des elektrokardiographischen Bildes zu verursachen. Es stellt einen wichtigen Teil der diagnostischen Kunst dar, diese Abweichungen von der Norm gegen pathologische Zustandsbilder abzugrenzen.

1. Das Elektrokardiogramm bei der Lageänderung des Herzens

Früher wurde auf S. 61 gezeigt, daß die elektrische Hauptsache des Herzens physiologisch so gerichtet ist, daß sowohl die Anfangs-, wie auch die Nachschwankung in allen Ableitungen vorwiegend nach aufwärts gerichtet ist. Bei Lageänderung des Herzens wird sich zwangsläufig auch die Richtung der elektrischen Herzachse ändern, wodurch ein anderes Bild in dem Extremitätenelektrokardiogramm entstehen muß.

Bei einer Querlagerung des Herzens, wie sie zum Beispiel

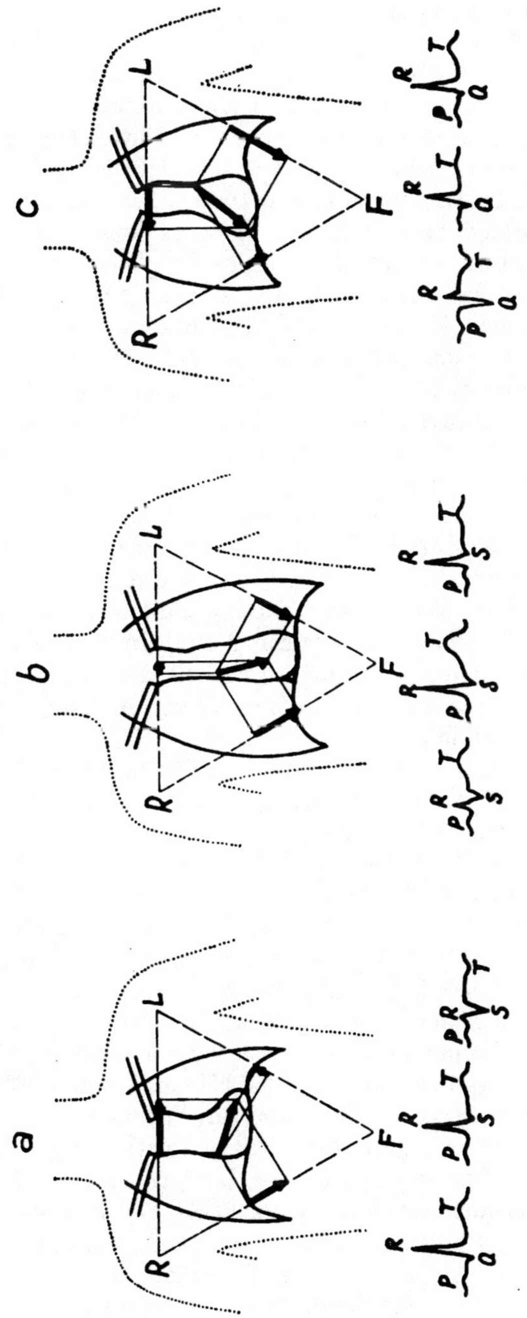

Abb. 37. Beeinflussung des Elektrokardiogrammes durch Lageveränderungen des Herzens. EINTHOVENsches Dreieckschema. *a* Querlagerung des Herzens. *b* Steilstellung des Herzens. *c* Situs inversus des Herzens

durch Meteorismus, Fettsucht, Schwangerschaft, aber auch durch Elongation der Aorta verursacht wird, verlagert sich das Herz und somit auch die elektrische Hauptsache um eine dorsoventrale Drehachse gegen den Sinn des Uhrzeigers. Dementsprechend ändert sich auch, wie Abb. 37a zeigt, die Projektion der elektrischen Hauptachse. Dadurch kommt es vornehmlich zu einer beträchtlichen Beeinflussung der Ableitung III im Einthovenschen Dreieck, so daß die Ausschlagsrichtung der Anfangs und Endschwankung in dieser Ableitung nach unten gerichtet wird. Je nach dem Grade der gleichzeitig stattfindenden Drehung um die Längsachse des Herzens, welche im Schema nicht zum Ausdruck kommt, kann die Anfangsschwankung in Ableitung III entweder aus einer tiefen *Q*- und kleinen *R*-Zacke, oder aus kleiner *R*- und tiefer *S*-Zacke (wie in Abb. 37a) oder aus einer triphasischen *M*-förmigen, nach unten gerichteten Zackengruppe bestehen. Die Projektion auf die Ableitung I ist nur wenig verändert, daher ist die Anfangsschwankung und die *T*-Zacke in dieser Ableitung nach oben gerichtet. Bei weniger ausgesprochener Querlagerung wird die elektrische Hauptachse senkrecht auf die Seite der dritten Ableitung gerichtet, die Anfangsschwankung ist dann in dieser Ableitung Null oder sehr klein, allfällig aufgesplittert, die Nachschwankung weist wechselnde Richtung auf. In den meisten Fällen besteht dabei eine deutliche Beeinflußbarkeit der negativen *T*-Zacke durch die Respiration im Sinne einer positiven Aufrichtung dieser während der Inspiration.

In Kurve 1 sehen wir das Elektrokardiogramm einer 36jährigen Frau im fünften Monat der Schwangerschaft. In der Ableitung III besteht die Kammerschwankung aus einer niederen *M*-förmigen Zacke. Daneben besteht in derselben Ableitung eine deutliche T_a-Welle. Bei einem geringen Abweichen der elektrischen Hauptachse nach links sind die Ausschläge in Ableitung II ebenso wie beim normalen am höchsten. Bei stärkerer Abweichung stellt sich jedoch die elektrische Hauptachse parallel zur Ableitung I, daher sind die Ausschläge in dieser Ableitung höher als in Ableitung II. Das stärkere Abweichen der elektrischen Hauptachse nach links wird auch größere, nach abwärts gerichtete Ausschläge in Ableitung III hervorrufen. Wir sprechen in diesem Falle von einem Linkspositionstypus, oder einer Linksform des Elektrokardiogramms. Kurve 2 zeigt eine ausgeprägte Querlagerung des Herzens, wobei also *R 1* größer als *R 2* ist und in der dritten Ableitung auf eine kleine *R*-Zacke ein tiefes *S 3* folgt. Auch Kurve 3 stellt einen Linkstypus des Elektrokardiogramms dar, wobei in allen drei Ableitungen die *T*-Zacken positiv sind. In Ableitung II sind, da diese der Summation von I und III entspricht, die

Ausschläge niedrig. Beide hier gezeigten Formen sind physiologische Variationen von normalen Elektrokardiogrammen.

Bei Steilstellung des Herzens infolge Zwerchfelltiefstand, oder bei einem langen asthenischen Thorax wird das Herz und somit auch seine elektrische Hauptachse um eine dorsoventrale Achse im Uhrzeigersinn verlagert. Die elektrische Hauptachse weicht gegenüber dem Normalfall nach rechts ab. Ihre Projektion auf die Ableitung I wird sehr klein, da sie auf diese Ableitung senkrecht zu stehen kommt und daher nur wenig beeinflussen kann (Abb. 37b). Die Anfangsschwankung wird in dieser Ableitung sehr niedrig, zeigt meist neben der kleinen R-Zacke auch eine angedeutete S-Zacke. Die durch Steilstellung des Herzens bedingte Abweichung der elektrischen Hauptachse nach rechts ist meist nicht groß genug, damit sie sich der dritten Ableitung parallel stellen würde. Die Höhe der Anfangsschwankung bleibt also in Ableitung II die größte. Die T-Zacke wird durch die Steilstellung des Herzens relativ wenig verändert, vor allem bleibt sie in Ableitung I und II durchwegs positiv, wenn sie auch etwas abgeflacht werden kann.

Wenn die Anfangsschwankung in Ableitung I vorwiegend nach unten, in der Ableitung III aber nach oben gerichtet ist, spricht man von einem Rechtspositionstypus oder einer Rechtsform des Elektrokardiogramms.

Kurve 4 stammt von einem asthenischen 18jährigen Mann. Wir sehen in Ableitung I auffallend niedrige Ausschläge, wobei eine kleine R-Zacke die ihr folgende S-Zacke etwas an Größe übertrifft. Ableitung II zeigt die größten Ausschläge. In allen drei Ableitungen ist die T-Zacke positiv. Es besteht mithin eine Steilstellung der elektrischen Hauptachse. In Kurve 5 sehen wir eine Rechtsform des Elektrokardiogramms. Die Anfangsschwankung zeigt in Ableitung I neben einer angedeuteten R-Zacke eine tiefe S-Zacke, ist also in dieser Ableitung vorwiegend nach abwärts gerichtet, während die Ableitung II und III nach aufwärts gerichtet ist, wobei die Ausschläge in Ableitung III höher sind.

Der Einfluß der Rotation des Herzens um die eigene Längsachse ist noch nicht genügend erforscht, sicher aber von großer Bedeutung für die Form des Elektrokardiogramms. Möglicherweise bewirkt die Rotation im Uhrzeigersinne diejenige Rechtsform des Elektrokardiogramms, welche bei Kindern und manchen Mitralfehlern beobachtet wird.

Beim Situs inversus cordis stellt die elektrische Hauptachse das Spiegelbild der normalen dar, indem, wie die Abb. 37c zeigt, rechts und links einfach vertauscht sind. Dementsprechend ist der höchste Ausschlag der Anfangsschwankung nicht in Ableitung II, sondern in Ableitung III zu finden. Die Ableitung I sieht so aus, als ob die Elektroden vertauscht wären. Sie weist statt einer hohen *R*- und kleinen *S*-Zacke eine tiefe *Q*-Zacke mit einem kleinen *R* auf, dazu noch ein negatives *P* und *T*. Diese Tatsachen leisten bei der Differentialdiagnose gegen eine Dextropositio des Herzens (schwartige Verziehung) sehr gute Dienste. Allerdings möge man sich immer, bevor man zur elektrokardiographischen Diagnose eines Situs inversus schreitet, stets noch einmal davon überzeugen, ob nicht doch die Elektroden vertauscht wurden. Das Elektrokardiogramm eines 10jährigen Knaben mit situs inversus zeigt die Kurve 6. Wir sehen deutlich das oben beschriebene Verhalten.

2. Die Vorhofzacke

Die *P*-Zacke ist auf die Erregung der Vorhöfe zurückzuführen; die Erregung des Sinusknotens erzeugt, wie schon früher ausgeführt wurde, zu geringe Spannungen, um mit unseren Elektrokardiographen registriert werden zu können. Das normale *P* stellt bei gewöhnlicher Eichung (1 Millivolt = 1 cm) eine bis zu 2,5 mm hohe (0,25 Millivolt) und bis zu 100 σ breite Erhebung dar, die normalerweise in Ableitung I und II positiv ist. In Ableitung III kann sie auch unter normalen Bedingungen wechselnde Ausschlagsrichtung zeigen, nicht selten ist sie hier rein negativ. Zeitweise registrieren wir in dieser Ableitung mit der Respiration, entsprechend der Änderung der Herzlage, einen Wechsel der Höhe und der Ausschlagsrichtung der *P*-Zacke. Da der rechte Vorhof infolge der anatomischen Lage des Sinusknotens um zirka 10 bis 30 σ früher als der linke aktiviert wird und die *P*-Zacke außerdem nach den Untersuchungen von Groedel über dem linken Herzen doppelt so breit ist als über dem rechten, ergeben sich schon physiologischerweise kleine Aufsplitterungen und Verknotungen der *P*-Zacke. Werden diese besonders hervorstechend und treten sie mit anderen Zeichen einer Störung in den Ventrikeln auf, so beweisen sie, daß neben den Erkrankungsherden in den Kammern auch Herde in den Vorhöfen bestehen, mithin ein ausgedehnter Krankheitsprozeß vorliegt. Solche intraaurikuläre Leitungsstörungen können sich aber nicht nur in Verknotungen und Aufsplitterungen der *P*-Zacke äußern, sie können auch isoelektrische und negative *P*-Zacken erzeugen. Eine Abtrennung gegenüber einer Änderung im Reizursprung ist dann nicht immer leicht. (Siehe später S. 210.) Es soll aber gleich hier erwähnt werden, daß einer Änderung des Reizursprunges eine Verschiebung der *P*-*Q*-Distanz, der Überleitungszeit und wohl in den meisten Fällen auch eine Änderung der Vorhoffrequenz zugrunde liegt.

Hypertrophie und Dilatation des linken Vorhofes, etwa im Rahmen einer Mitralstenose, bewirkt im Elektrokardiogramm eine hohe, sehr oft auch aufgespaltene Vorhofzacke, insbesondere in Ableitung I und II, wobei das *P* das *T* an Höhe übertreffen kann. In solchen Fällen sprechen wir von einem *P*-Mitrale. Bei Lungenemphysem und anderen Prozessen mit pulmonalen Stauungen finden sich diese Veränderungen im Sinne einer Verbreiterung und Erhöhung von *P* mehr in Ableitung II und III ausgesprochen, eine Tatsache, die sich mit der Störung der Erregungsausbreitung in den Vorhöfen erklären läßt. Bei Mitralstenose ist vorwiegend der linke Vorhof erweitert, die Erregungsausbreitung ist demgemäß am meisten nach links hin gestört und verzögert. Diese Richtung entspricht der Ableitung I und erklärt somit das besonders deutliche Hervortreten der Störung vom *P* in dieser Ableitung. Beim Emphysem finden wir den rechten Vorhof erweitert, die Erregung ist nach unten, in der Richtung der Ableitung III gestört. Auch Nachlassen der Funktion des linken Ventrikels, etwa im Gefolge schwerer Koronarsklerosen oder Hypertonien zeigt elektrokardiographisch mitunter stärkere Verbreiterung und Erhöhung der Vorhofzacken als Zeichen der aurikulären Dilatation. Klinisch findet sich dabei häufig Galopprhythmus. Über 5 mm hohe, aber normal breite Vorhofzacken zeigt die Kurve 7, die von einer kongenitalen Pulmonalstenose stammt. In Kurve 8 sehen wir einen auf 130 σ verbreiterten, deutlich aufgesplitterten Vorhofkomplex, während die *P*-Zacke der Kurve 9 sogar 150 σ breit ist und ebenfalls deutlich aufgesplittert erscheint. Wir diagnostizieren demnach bei allen drei Fällen eine intraaurikuläre Leitungsstörung, beim ersten Fall sprechen wir wegen der besonderen Höhe der *P*-Zacke außerdem von einer Vorhofshypertrophie.

Der Gipfel der *P*-Zacke zeigt uns an, daß in diesem Augenblick alle Vorhofsabschnitte erregt und die Potentiale ausgeglichen sind. Von hier an kehrt die Kurve wieder zur isoelektrischen Linie zurück. Dabei entsteht, wie schon weiter vorn (S. 48) ausgeführt wurde, eine Potentialdifferenz, welche der vorherigen entgegengesetzt gerichtet ist. Dadurch kann es zum Auftreten von kleinen negativen Nachschwankungen nach der positiven Vorhofzacke kommen, die den Namen T_a-W e l l e führen. Besonders deutlich sind diese, nur theoretisches Interesse besitzenden Zacken, dann nachweisbar, wenn der Vorhoferregung erst im längeren Abstande eine Kammererregung folgt, wie dies allenfalls beim kompletten Block in Erscheinung tritt. Besonders deutlich ausgebildete T_a-Wellen vermögen die *P*-*Q*-Linie im Sinne einer Senkung unter die isoelektrische Linie zu beeinflussen. Die Kurve 10 zeigt eine solche T_a-Welle bei normaler P-Q-Distanz.

In seltenen Fällen kommt eine dissozierte Tätigkeit beider Vorhöfe zur Beobachtung, wo also zwei, durch ein Intervall voneinander getrennte Vorhofzacken nachweisbar werden. Da wir dabei eine Unterbrechung der Reizleitung zwischen rechtem und linkem Vorhof annehmen, sprechen wir von intraaurikulärem Block. Auch im Tierversuch gelingt es, bei geeigneter Versuchsanordnung, einen intraaurikulären Block mit Verdoppelung der P-Zacke zu erzielen.

3. Die Überleitungszeit

Das Intervall vom Beginn der P-Zacke bis zur Q-Zacke, oder falls diese fehlt, bis zum Anstiegspunkt der R-Zacke, wird als Überleitungszeit bezeichnet. Sie gibt uns ein Maß für die Zeit, die die Erregung vom Vorhof bis zum Ende des Atrioventrikularbündels braucht. Die Werte der Überleitungszeit bewegen sich dabei zwischen 120 und 200 σ. Bei Kindern jedoch ist die P-Q-Distanz meist geringer, so daß hier Werte von 200 σ bereits pathologisch zu nennen sind. Beim Erwachsenen müssen wir Zeiten die unter 120 σ und über 200 σ liegen, als abnorm bezeichnen. Infolge Sympathikuswirkung verkürzen Tachykardien in geringem Grade die Überleitungszeit. P-Q-Distanzen von 200 σ während einer Tachykardie müssen daher schon als verdächtig auf eine, möglicherweise rein funktionelle, Leitungsstörung angesehen werden (siehe auch später S. 73). Die Überleitungszeit wechselt in den einzelnen Ableitungen beim selben Patienten, da ja die einzelnen Zacken des Elektrokardiogramms in den verschiedenen Ableitungen nicht gleichzeitig beginnen. Zur Berechnung bedienen wir uns immer der längsten P-Q-Distanz, die gewöhnlich in der zweiten Ableitung zu finden ist.

Kommt es nun zu einer Schädigung des spezifischen Systems, zum Beispiel im Atrioventrikularknoten, so kann, wenn nicht eine komplette Reizunterbrechung eintritt, der Reiz abgeschwächt und verlangsamt werden und damit die P-Q-Distanz verlängert erscheinen. Aber auch diffus in den Vorhöfen zerstreute Herde führen mit ihren Reizleitungsstörungen zu Erhöhungen der Überleitungszeit. Die normale Überleitungszeit kann dabei nur unwesentlich überschritten werden, es gelangen aber auch Werte bis zu einer Sekunde zur Beobachtung.

Bei entsprechender Verlängerung der P-Q-Distanz kommt es zur Verschmelzung der P-Zacke mit dem vorhergehenden T, so daß im ersten Augenblick die Vorhofzacke überhaupt zu fehlen scheint und mithin die Kurve als atrioventrikulärer Rhythmus imponiert. Beim Schreiben einer längeren Kurve kommt es aber doch häufig zu geringen Schwankungen der Sinusfrequenz und damit zur Trennung von *P* und *T* oder zumindest zu einer scheinbaren Aufsplitterung von *T*. Ein aufgesplittertes *T* ist aber niemals physiologisch, dieses Ereignis zeigt uns vielmehr an, daß in diesem *T* eine andere Zacke versteckt ist. Bleibt aber die Sinusfrequenz konstant, treten die oben beschriebenen Änderungen des elektrokardiographischen Bildes nicht auf, so hilft oft eine durch einen Karotisdruck erzeugte Verlangsamung des Sinusrhythmus zur Diagnosestellung, da es mit Eintritt der Bradykardie zum Auftreten eines Abstandes zwischen *T* und *P* kommt.

Die verlängerte Überleitungszeit kann Ausdruck einer funktionellen Störung sein, sich also auch beim Herzgesunden finden. So tritt ab und zu eine Verlängerung der *P*-*Q*-Distanz bei supraventrikulären Extrasystolen auf, wenn die Leitungsbahn sehr früh in der Diastole wieder benützt wird und noch nicht genügend erholt ist. Auch bei Tachykardien, die anfangs zu einer Verkürzung der Überleitungszeit führen, können später als Folge der Ermüdung Verlängerungen derselben auftreten. Auf organische Läsionen im Bereich der Vorhöfe oder des Atrioventrikularknotens sind die Überleitungszeitverlängerungen zu beziehen, die wir nicht selten im Verlaufe von Myokarditiden bei Rheumatismus, Grippe und anderen Infektionskrankheiten auftreten sehen.

Kurve 11 zeigt eine auf 340 σ verlängerte Überleitungszeit bei einem „rheumatischen Fieber". Die *P*-*Q*-Distanz wechselte fast jeden Tag, ein Befund, der bei Myokarditiden häufig zu beobachten ist und seine Ursache wohl in dem raschen Aufschießen und Verschwinden von Entzündungsherden hat. Bei gerade an der oberen Grenze der Norm liegenden Überleitungszeiten kann uns ein leichter Wechsel dieser das Vorliegen eines krankhaften Prozesses aufzeigen. Kurve 12 stammt von einem 58jährigen Mann mit stenokardischen Beschwerden. Die Überleitungszeit ist hier auf 330 σ verlängert. Nicht allzuselten finden wir bei Angina pectoris als einziges elektrokardiographisches Zeichen, bei auch klinisch normalen Befund, Überleitungszeitverlängerungen, die damit die Sicherstellung einer organischen Grundlage dieses Zustandsbildes ermöglichen.

Wie schon eingangs erwähnt, besteht zwischen Vorhof und Ventrikel nur das Hisʼsche Bündel als Verbindungsbahn, das die vom Vorhof kommenden Reize an die Kammern weiterleitet. Diese atrioventrikulare Strecke ist nun, wie wir aus Tierversuchen wissen, überaus empfindlich und reagiert leicht mit Leitungsverzögerung und Reizabschwächung. In Kurve 13a besteht eine Tachykardie von zirka

109 Schlägen in der Minute. Eine *P*-Zacke ist nirgends nachweisbar. Man wird hier leicht zur Annahme eines atrioventrikularen Rhythmus gedrängt, doch deutet die auffallende Zuspitzung der *T*-Zacke daraufhin, daß möglicherweise eine *P*-Zacke in ihr versteckt ist. Das Elektrokardiogramm wurde daher unmittelbar darauf in einer längeren Kurve geschrieben und gleichzeitig ein linksseitiger Karotisdruck vorgenommen. Die Kurve 13b zeigt das hierbei gewonnene Elektrokardiogramm. Die anfangs eingetretene geringe Verlangsamung der Herzfrequenz ist schon abgeklungen und hat der Tachykardie wieder Platz gemacht. Dafür sehen wir jetzt deutlich eine scheinbare Aufsplitterung von *T*, die uns das Vorliegen einer Superposition mit einer *P*-Zacke beweist. Es liegt mithin auch hier Sinusrhythmus mit einer auf 350 σ verlängerten Überleitungszeit vor. Die Kurve stammt von einem 23jährigen Mann mit postendokarditischer Mitralstenose und Mitralinsuffizienz. Der Patient hatte vor 14 Tagen eine akute Angina tonsillaris durchgemacht. Das knapp vorher geschriebene Elektrokardiogramm war vollkommen normal, die Überleitungszeit betrug damals 180 σ. Wir müssen daher einen myokarditischen Schub annehmen.

In Kurve 14 sehen wir in den drei Standard-(Extremitäten-)Ableitungen zwischen zwei normal geformten Kammerkomplexen eine halbrunde positive Zacke, von der wir nicht mit Sicherheit sagen können, ob es sich um ein *P* mit stark verlängerter Überleitungszeit oder um ein *T* handelt und somit ein mittlerer Knotenrhythmus vorliegt. Beim Schreiben einer thorakalen Ableitung (*th*) war plötzlich eine Änderung der Kammerfrequenz im Sinne einer Bradykardie eingetreten. Wir sehen dabei in einem Abstand von 380 σ den *QRS*-Komplexen vorausgehend eine kleine positive Erhebung, die auf eine *P*-Zacke zurückzuführen ist. Dieselbe Entfernung zeigt auch die fragliche Zacke in den drei Standardableitungen von den ihr folgenden Kammerschwankungen, es liegt daher ein Sinusrhythmus mit stark verlängerter Überleitungszeit vor. Messen wir aber auch mit dem Zirkel den Abstand der in der thorakalen Ableitung leicht nachweisbaren negativen *T*-Zacke vom vorhergehenden Kammerkomplex, so zeigt sich, daß dieser genau mit dem Abstand der fraglichen Zacke in den drei Standardableitungen vom vorhergehenden *QRS*-Komplex übereinstimmt. Es gelingt damit der Beweis, daß in den drei Standardableitungen die stark verlängert übergeleitete Vorhofzacke mit der vorangehenden Nachschwankung zusammenfällt. Die Kurve stammt von einem 12jährigen Kind, das vor zirka einem Monat eine Diphtherie durchgemacht hatte.

Auch eine ganze Anzahl von Medikamenten und Giften vermag

die Reizleitung zu beeinflussen. Vor allem ist hier die Digitalis zu nennen, deren eine wichtige pharmakologische Eigenschaft in Erhöhung des Vagustonus liegt. Dadurch kann es unter Digitalisierung zu einer Verlängerung der P-Q-Distanz kommen. Im Tierversuch kann direkte Reizung des linken Vagus Reizleitungsverlangsamung vom Vorhof zur Kammer bewirken.

Klinisch ist die Diagnosestellung einer verlängerten Überleitung nicht leicht. Ist die P-Q-Distanz genügend lang, so kann es zum deutlichen Horbarwerden des Vorhoftones kommen, was sich dann als Galopprhythmus manifestiert. Auch das Auftreten von rhythmischen Vorhofpfropfungen bei rhythmischer Herzschlagfolge unterhalb der kritischen Frequenz kann uns unter Umständen zur richtigen Diagnose verhelfen.

4. Physiologische Variationsbreite von QRS, S-T und T

Der QRS-Komplex

Der QRS-Komplex, auch Anfangs- oder Initialschwankung genannt, zeigt uns die erfolgte Erregung der Kammermuskulatur an. Da die Aktivierung über den genau vorgeschriebenen Weg, über das spezifische System erfolgt, so resultiert daraus ein ganz bestimmtes elektrokardiographisches Bild. Das spezifische System ist beim einzelnen Menschen nicht ideal gleich gebaut. Somit erklärt sich auch der beim QRS-Komplex, als größte Schwankung des Elektrokardiogramms, besonders in die Augen springende Wechsel der Form bei den verschiedenen Individuen.

Der normalgebaute QRS-Komplex beweist uns eine normale Erregungsleitung in den Kammern. Die Dauer der Hauptschwankung beträgt im Normalfall zwischen 60 bis 100 σ, wobei betont werden muß, daß die Breite in allen drei Ableitungen nicht gleich erscheint. Die breiteste Anfangsschwankung finden wir gewöhnlich in Ableitung III, wo wir auch physiologischerweise Aufsplitterungen und Verknotungen gröberen Grades finden können. Basisnahe Verknotung leichten Grades von R und S in Ableitung I und II beweist zwar auch noch keinen pathologischen Befund, jedoch spricht jede etwas gröbere Aufsplitterung und Verknotung bei noch normaler Breite der Anfangsschwankung schon für Störung der intraventrikulären Erregungsausbreitung. Die Breite der Anfangsschwankung ist, wenn auch nur in geringem Grade, von der Größe des Individuums abhängig. Bei einem Kind wird eine knapp über 90 σ breite Anfangsschwankung schon verdächtig auf das Vorliegen einer Myokardschädigung sein, während dieser isolierte Befund bei einem Erwachsenen noch ohne jede Bedeutung ist.

Der Wechsel der Ausschlagsrichtung und Ausschlagshöhe der einzelnen Zacken ergibt sich, wie schon weiter vorn (siehe S. 66) auseinandergesetzt wurde, aus der Anwendung des EINTHOVENschen Schemas. Damit erklären sich auch die elektrokardiographischen Befunde bei Steilstellung, Querlagerung, Links- und Rechtsverlagerung des Herzens. Dabei ist zu erwähnen, daß ein elektrokardiographischer Rechtstypus beim Erwachsenen eigentlich so gut wie niemals unter normalen Umständen auftritt und daher von diagnostischer Bedeutung ist. Er zeigt uns meist das Vorliegen eines Emphysems oder einer anderen Erkrankung an, die das rechte Herz etwas stärker belastet, ohne daß dabei irgendwelche anderen elektrokardiographischen Zeichen aufzutreten brauchen.

Die Höhe der *R*-Zacke, in der Ableitung mit der größten *R*-Zacke gemessen, schwankt zwischen 5 bis 16 mm. Niedrigere Ausschläge (Niedervoltage) finden wir bei gewissen später zu besprechenden Zustandsbildern, während höhere Ausschläge (Hochvoltage) besonders bei Schenkelblockkurven anzutreffen sind.

Die *Q*- und *S*-Zacke sind normalerweise nicht immer gleich ausgebildet. So fehlt zum Beispiel die *Q*-Zacke nicht allzuselten in allen drei Ableitungen, oft ist sie nur in der dritten Ableitung deutlich ausgebildet. Rotationen scheinen neben einer Linksverlagerung des Herzens von wesentlichem Einfluß auf eine Vergrößerung von *Q 3* zu sein. So deutet auch ein tiefes *Q 3* mit einem negativen *T 3* verbunden, bei sonst normalem Elektrokardiogramm, auf eine Querlagerung der elektrischen Herzachse, wie sie sich bei Zwerchfellhochstand und so weiter häufig findet. In der Ableitung II übersteigt unter normalen Verhältnissen die *Q*-Zacke niemals die Tiefe von 3 mm. Tiefere *Q*-Zacken in Ableitung I und II sind stets pathologisch. Auch die *S*-Zacke kann ein sehr variables Verhalten zeigen. So bestimmt ein tiefes *S 1* bei hohem *R 3* den Rechtstypus und ein tiefes *S 3* bei hohem *R 1* den Linkstypus. Nicht allzuselten fehlt aber auch in allen drei Ableitungen ein *S*, so daß die Anfangsschwankung in allen drei Ableitungen nur aus einer nach aufwärts gerichteten Zacke besteht. Wichtig wäre noch die Bemerkung, daß manchmal auf eine *S*-Zacke noch eine kleine nach oben gerichtete Zacke folgt, die als innominata bezeichnet wird und keinerlei diagnostische Bedeutung besitzt.

Die *S*-*T*-Strecke

Als *S*-*T*-Strecke wollen wir hier nur die Distanz von der *S*-Zacke bis zum Anfang der *T*-Zacke bezeichnen. Da die *T*-Zacke sehr häufig ganz flach ansteigt, ist eine scharfe Abtrennung dieser nicht immer möglich. Die Kammern sind mit der Beendigung des *QRS*-Komplexes voll aktiviert, die Potentialdifferenzen verschwinden, daher sehen wir im Elektrokardiogramm nur eine isoelektrische Linie bis zur Nachschwankung verlaufen. Doch sind Erhebungen der *S-T*-Strecke bis zu einem Millimeter über die isoelektrische Linie, gerechnet von der *P-Q*-Linie aus, noch im Rahmen des Physiologischen. Leichte Tachykardien können wiederum zu geringen Senkungen des Zwischenstückes führen, die bei einem Wert von 0,5 mm noch nicht als pathologisch angesehen werden brauchen. Die Länge von *S-T* liegt zwischen 20 und 160 σ. Diese Strecke ist es auch, die bei normal breitem *QRS*-Komplex am stärksten die Systolendauer (von der *Q*-Zacke bis zum Ende der *T*-Zacke) beeinflußt. Alles was die Systole verkürzt, verkürzt die *S-T*-Strecke. So sieht man unter Sympathikusreizung oder während einer Tachykardie Verkürzungen des Zwischenstückes. Die Länge der Gesamtsystole (siehe S. 42 und folg.) wird wesentlich bestimmt von Änderungen des Blutkalziumspiegels. Charakteristisch ist eine Verlängerung der Systole bei der Tetanie, aber auch bei allen anderen mit Hypokalzämie verbundenen Krankheiten, so zum Beispiel beim Coma hepaticum und bei der Spasmophylie. Systolenverkürzung finden wir bei den mit Hyperkalzämie einhergehenden Krankheitsprozessen, also beim Morbus Recklinghausen. Bei allen diesen Krankheiten tritt die Änderung der Systole, sei es Verkürzung oder Verlängerung, vorwiegend auf Kosten des *S-T*-Intervalles ein.

T-Zacke

Die Bildung der *T*-Zacke ist auf die Repolarisationsvorgänge im Herzmuskel zurückzuführen (siehe S. 56). Sie ist eine meist runde, seltener spitze, in Ableitung I und II normalerweise nach aufwärts gerichtete Erhebung. Der Anstieg der *T*-Zacke erfolgt gewöhnlich sehr flach, während der Abfall zur isoelektrischen Linie viel steiler vor sich geht. In Ableitung II soll die *T*-Zacke ein Viertel der Höhe der *R*-Zacke betragen und etwa doppelt so hoch wie die *P*-Zacke sein. In Ableitung III ist sie manchmal negativ oder isoelektrisch und beeinflußt damit die Höhe der *T*-Zacke in Ableitung II im Sinne einer stärkeren Abflachung, was dann nicht als pathologischer Befund bewertet werden darf. Bei Zwerchfelltiefstand sehen wir wieder nicht allzuselten eine Abflachung der *T*-Zacke in Ableitung I. Nie ist die *T*-Zacke aufgesplittert oder verknotet. Ein solcher Befund bedeutet immer, daß in der *T*-Zacke eine andere Zacke superponiert erscheint; meist handelt es sich dabei um ein *P*. Die Höhe der *T*-Zacken ist auch stark von den extrakardialen Nerven beeinflußt.

Unter erhöhtem Acceleranstonus sehen wir Erhöhung der *T*-Zacken, während erhöhter Vagustonus die *T*-Zacken abzuflachen scheint. Im kindlichen Elektrokardiogramm ist die *T*-Zacke gewöhnlich hoch, während sie im Elektrokardiogramm des alten Menschen träger und flacher verläuft. Eine sehr starke Verbreiterung der *T*-Zacke, bei sonst normalen Längenverhältnissen des Elektrokardiogramms, kann auch zur Verlängerung der Systole führen. Dieses Zeichen finden wir manchmal bei Hypertonien, bei Koronarinfarkten und bei Myokarditiden.

U-Welle

Nach der *T*-Zacke sehen wir manchmal, besonders deutlich nach Anstrengungen, eine träge verlaufende Welle, die sogenannte *U*-Welle, die bis jetzt ohne diagnostische Bedeutung erscheint und vielleicht auf eine aktive Systole der Aorta zurückzuführen ist (siehe S. 42). Kurve 15 zeigt in überaus deutlicher Weise solche *U*-Wellen, während in Kurve 16 an acht verschiedenen Fällen normale Varianten des Elektrokardiogramms dargestellt sind, deren Beurteilung nach den vorangegangenen Ausführungen ohne Mühe möglich sein dürfte, beziehungsweise zur Übung empfohlen sei.

5. Das Elektrokardiogramm bei Fixation des Herzens

Nach dem Vorstehenden ergibt sich klar, daß deutliche Änderungen im Kammerelektrokardiogramm eines Menschen auftreten werden, wenn er sich, auf einem Bette liegend, von der Horizontallage in die Rechts- oder Linkslage begibt, da sich dabei deutliche Rotationen des Herzens einstellen werden. Bei einer concretio et accretio cordis, wo also das Herz durch Schwarten fest fixiert ist, die bei Lageänderungen des Patienten keine Rotationen des Herzens erlauben, wird das Elektrokardiogramm in jeder Lage dasselbe Bild ergeben. Diese Tatsache kann zur Sicherung der Diagnose einer Concretio verwertet werden.

6. Der Einfluß der Atmung auf das Elektrokardiogramm

Die Beeinflussung des Elektrokardiogramms durch den Zwerchfellstand haben wir schon bei der Querstellung der elektrischen Herzachse infolge Zwerchfellhochstand kennengelernt (S. 66). Bei der Atmung wird nun die Herzlage durch die Bewegungen des Zwerchfells geändert. Die dabei auftretenden Rotationen des Herzens werden, nach dem Einthovenschen Schema, besonders die Ableitung III beeinflussen, wenn auch Änderungen der einzelnen Zacken in den anderen Ableitungen auftreten können. In Ableitung III können die P-Zacken während der Respiration isoelektrisch und negativ werden, die Anfangsschwankung kann ihre Form, Größe und Ausschlagsrichtung ändern, nicht selten tritt während der Exspiration eine Q-Zacke auf oder es wird eine schon bestehende vertieft. Negative T-Zacken können positiv werden und umgekehrt. Die respiratorische Beeinflussung der Kammerschwankung zeigt die Kurve 17a, während in Kurve 17b neben Formänderungen der Anfangsschwankung durch die Respiration auch die Ausschlagsrichtung der T-Zacke beeinflußt wird. Beide Kurven stellen Ableitung III dar. Irgendeine pathologische Bedeutung kommt den respiratorischen Formänderungen der Ableitung III nicht zu.

7. Formwechsel der Kammerschwankung durch intraventrikuläre Leitungsstörungen

Ab und zu sehen wir auch bei vollkommenem Atemstillstand einen Wechsel der Ausschlagsrichtung und Größe der Kammerschwankung. Da in diesen Fällen Rotationen des Herzens um seine Achsen durch Zwerchfelländerungen sicher ausgeschlossen werden können, dürften intraventrikuläre Leitungsstörungen das auslösende Moment darstellen. Kurve 18 gibt ein Beispiel eines solchen Falles. Die Kurve stellt die Ableitung I dar und stammt von einem 34jährigen Mann mit den Zeichen einer Myokarditis nach Angina tonsillaris. Wir sehen einen regelmäßigen Sinusrhythmus mit einer konstant bleibenden Überleitungszeit von 120 σ. Die Anfangsschwankung zeigt ständigen Wechsel der Ausschlagsrichtung. Die Kurve wurde in vollkommmenen Atemstillstand geschrieben, die Formänderungen können daher auf intraventrikuläre Leitungsstörungen zurückgeführt werden. Es kann mithin auch ohne Rotationen durch das Vorliegen von solchen Leitungsstörungen zu einem Formwechsel des Elektrokardiogramms kommen.

8. Elektrokardiographische Befunde bei kongenitalen Vitien

Fast in allen Fällen findet sich bei kongenitalen Vitien, trotz oft hochgradiger Erweiterung der Vorhöfe, Sinusrhythmus. In der überwiegenden Mehrzahl der Kurven besteht Rechtstypus des Elektrokardiogramms mit häufiger Spaltung und Aufsplitterung der Anfangsschwankung, aber mit seltener Verbreiterung derselben. In Ableitung III ist eine tiefe Q-Zacke ein nicht allzuseltener Befund. Die Nachschwankung ist oft, auch in Ableitung I und II tief negativ, beziehungsweise isoelektrisch. Die oben besprochenen

Befunde erklären sich durch die meist überwiegende Dextrokardie und durch angeborene Störungen im Reizleitungssystem selbst. Bei angeborenem Septumdefekt mit Unterbrechung des HIS schen Bündels ist das Auftreten kompletter atrioventrikulärer Dissoziation selbstverständlich.

9. Störungen im Sinusrhythmus

Die Frequenz des Herzens ist schon physiologischerweise starken Schwankungen unterworfen. So beträgt beim Neugeborenen die Pulszahl zirka 130 Schläge in der Minute, während wir für den Erwachsenen das Mittel von 75 als Normalwert annehmen. Aber auch hier können, in Ruhe gemessen, Erniedrigungen der Pulszahl und Steigerungen derselben bis zu 10 bis 15 Schlägen pro Minute als normal gewertet werden. Es bestehen somit fließende Übergänge und keine festen Grenzen zur Bradykardie oder Tachykardie. Der Einfachheit halber bezeichnen wir, willkürlich gewählt, Werte, die unter 60 Schlägen in der Minute liegen als Bradykardie und über 90 liegende als Tachykardie.

10. Sinusbradykardien

Unter Sinusbradykardien verstehen wir Verlangsamung des Pulsschlages unter 60 pro Minute, wobei das Herz dauernd unter der Führung des Sinusknotens steht. Solche Sinusbradykardien können konstitutionell bedingt sein. Nicht selten sehen wir bei kräftigen Sportlern und Schwerarbeitern Bradykardien, die oft unter 50 Schläge hinuntergehen. Das entsprechend größere Schlagvolumen erlaubt dann auch eine Verbesserung der Herzleistung. Das Herz selbst ist dabei leicht nach beiden Seiten verbreitert. Sinusbradykardie kann durch Vagusreizung oder durch verlangsamte Reizbildung im Sinusknoten selbst hervorgerufen werden. So bewirkt erhöhter Hirndruck im Gefolge einer Meningitis, eines Hirntumors, einer Hirnblutung Vagusstammreizung und damit Sinusbradykardie. Auch die in Verbindung mit einem schweren Cheyne Stokes auftretende Pulsverlangsamung geht wohl auf Vagusstammreizung zurück.

Anaphylaktisch kann Bradykardie bei der Serumkrankheit beobachtet werden. Wichtig ist das rasch vorübergehende Auftreten von Bradykardien im Beginn von Myokarditiden nach Infektionskrankheiten, besonders häufig nach Diphtherie. Toxisch bedingt, vielleicht durch direkte Einwirkung auf den Sinusknoten, sind die Bradykardien bei Cholämie und Urämie. Ebenso bewirkt das Hungerödem eine verlangsamte Reizbildung im Sinusknoten.

Der Vaguswirkung entsprechend ist die Überleitungszeit meist der Norm gegenüber etwas verlängert. Im Tierversuch kann es durch Vagusreizung zu einer Abflachung vorwiegend der Nachschwankung kommen. Dementsprechend können wir bei Sinusbradykardien als Zeichen der Vaguserregung niedrige *T*-Zacken finden. Ob es Sinusbradykardien durch Erkrankungen des Sinusknoten selbst (Arteriosklerose) gibt, muß noch dahingestellt bleiben.

Zur klinischen Differentialdiagnose gegenüber anderen Bradykardien ist zu erwähnen, daß bei dieser Form die Arbeitsreaktion, das heißt Ansteigen der Pulszahl im Maße der geleisteten Arbeit, voll erhalten ist. Auch die respiratorische Beeinflussung ist, meist sogar besonders deutlich (siehe später), nachweisbar.

Kurve 19 zeigt das Elektrokardiogramm eines gesunden 24jährigen Athleten. Das Herz schlägt im Sinusrhythmus, die Frequenz beträgt durchschnittlich, es liegt eine leichte Sinusarrhythmie vor, 40 Schläge pro Minute.

11. Die respiratorische Arrhythmie

Unter physiologischen Verhältnissen kann der Puls Frequenzänderungen erfahren. Die häufigste Form der Pulsänderung ist das Auftreten der respiratorischen Arrhythmie. Der Puls erleidet dabei während der Inspiration eine Beschleunigung und eine Verlangsamung bei der Exspiration. Besonders ausgeprägt findet sich dieses Verhalten bei Kindern, in der Rekonvaleszenz und bei vegetativ Stigmatisierten. Auch nach Gifteinwirkung, zum Beispiel nach längerem Nikotinabusus finden sich erhöhte respiratorische Frequenzschwankungen. Es scheint sich dabei um einen zentral bedingten Wechsel im Vagustonus zu handeln, der durch Änderungen im Kohlensäurespiegel des Blutes stark beeinflußt wird. Bei Inspiration nimmt der Kohlensäuregehalt des Blutes ab, die Vaguserregung wird geringer und es kommt dadurch zur Pulsbeschleunigung. In der Exspiration tritt der entgegengesetzte Vorgang auf. Das Blut reichert Kohlensäure an, der Vagus wird stärker erregt und es tritt Pulsverlangsamung auf. WENCKEBACH wies besonders daraufhin, daß es nicht der Vagus allein ist, der für diese Pulsänderungen verantwortlich gemacht werden kann, sondern, daß noch übergeordnete Zentren mit im Spiele sein müssen. So sehen wir das Verschwinden der respiratorischen Arrhythmie unter geistiger Anstrengung und besonders deutliches Hervortreten im Schlafe. Auch Bewegung, Fieber, Anstrengung und Atropin beseitigen diese Rhythmusstörung sofort.

Immer noch werden irrigerweise besonders höhere Grade der

respiratorischen Arrhythmie, als Zeichen eines kranken Herzens aufgefaßt. Es handelt sich aber nur, wie schon oben ausgeführt wurde, um eine Änderung der Pulsfrequenz unter dem Einfluß der Atmung. Auch das andere Extrem, daß das Vorliegen einer respiratorischen Arrhythmie ein gesundes Herz beweise, ist unrichtig. Es wird uns dadurch nur angezeigt, daß das Herz seiner Arbeit voll nachkommt. Daher können wir immer wieder ausgeprägte respiratorische Sinusarrhythmien bei Koronarsklerosen finden, sofern diese eben voll kompensiert sind. Besonders deutliche und starke respiratorische Arrhythmien erzeugen ab und zu bei dem Träger leichten Schwindel und Unruhegefühl. Die Behandlung besteht hier in Aufklärung des Kranken, daß diesem Symptom keine Herzkrankheit zugrunde liege und in dem strengen Verbot seinen Puls zu kontrollieren. Zur Differentialdiagnose gegenüber anderen Rhythmusstörungen, wie gehäufte supraventrikuläre Extrasystolen oder Vorhofflimmern, muß hier der streng an die Atmung gebundene Wechsel beachtet werden. Allerdings ist zu erwähnen, daß kleine zeitliche Verschiebungen zur Respiration eintreten können, daß der Pulswechsel etwas nachhinkt, immer aber bleibt doch ein klarer Zusammenhang sichtbar. Anstrengung, eine Rechenaufgabe, wird die respiratorische Arrhythmie zum Schwinden bringen. Ob hierbei der Sympathikus selbst mitspielt, ist noch nicht sicher erwiesen. Jedenfalls fehlen bei Hyperthyreosen, also bei überwiegendem Sympathikus, bei voll leistungsfähigem Herzen, die respiratorischen Pulsschwankungen.

Der Puls zeigt neben der inspiratorischen Beschleunigung ein Kleinerwerden der Pulswelle und während der exspiratorischen Verlangsamung ein Größerwerden. Das An- und Abschwellen des Pulses in Abhängigkeit von der Atmung wird als physiologischer paradoxer Puls bezeichnet.

Kurve 20 zeigt ein Beispiel einer respiratorischen Arrhythmie. Die inspiratorische Pulsbeschleunigung erzeugt eine fast doppelt so rasche Frequenz wie im Exspirium.

Von der rein respiratorischen Form der Sinusarrhythmie ist eine andere Art abzutrennen, die keine Gesetzmäßigkeit erkennen läßt, die sich in ständigen Frequenzänderungen äußert und sehr oft längere bradykarde Phasen zeigt. Ab und zu sehen wir dabei Änderungen in der Form der *P*-Zacken, die dann wohl auf eine Änderung des Reizursprunges im Sinusknoten selbst zurückzuführen sein dürften. Kuve 21 zeigt eine solche regellose Sinusarrhythmie (die Kurve wurde in tiefstem Exspirium geschrieben). Während wir anfangs eine Tachykardie mit hohen *P*-Zacken und einer Überleitungszeit von 160 σ erkennen, wird in den bradykarden Pausen die *P*-Zacke viel träger, die Überleitungszeit steigt auf 190 σ. Das Elektrokardiogramm stammt von einem 67jährigen Mann mit allgemeiner schwerer Sklerose. Hier müssen wir also an ein Wandern des Reizursprunges im Sinusknoten denken. Die Ursache könnte möglicherweise in einer Erkrankung des Sinusknotens selbst liegen.

12. Der Karotissinusdruckversuch und seine klinische Bedeutung

Während man früher die durch Druck auf die Arteria carotis hervorgerufene Pulsverlangsamung auf einen direkten Vagusdruckeffekt zurückführte, konnte Hering zeigen, daß hier nicht eine mechanische Reizung des Nervus vagus vorliegt, sondern nur eine reflektorische Erregung der aus dem Vagus stammenden Nervi depressores vom Sinus caroticus aus. An der Teilungsstelle der Carotis communis in die interna und externa sehen wir eine Auftreibung des Gefäßes, die Sinus caroticus oder Bulbus der Arteria carotis genannt wird. Hier liegt die Reflexstelle. Nach neueren Untersuchungen von C. Heymans können wir in diesem Gebiet sogar eine räumliche Trennung (zumindest beim Tier) in sogenannte Chemorezeptoren und Pressorezeptoren, die bei unserem Druckversuch die wichtige Rolle spielen, vornehmen. Das Gebiet der ersteren deckt sich ungefähr mit dem Gebiet des bekannten Glomus caroticum, während die drucksensiblen Zonen mehr an der Carotis interna sitzen. Von beiden Teilen des Sinus caroticus ziehen afferente Nervenfasern mit dem Nervus glossopharyngeus zentralwärts und münden in den Vaguskern. Mit dem Vagus als Nervi depressores verlaufen dann die Fasern von hier aus zum Herzen. Neben anderen wichtigen Stellen für reflektorische Beeinflussung der Zirkulation ist hier der Sitz der nervösen Hauptsteuerung gelegen.

Änderungen des Blutdruckes, der Zirkulationsgeschwindigkeit, aber auch Störungen im Säure-Basenhaushalt führen über diesen Weg durch Änderung der Druck und Flußverhältnisse wieder zum Ausgleich. Wir können uns diagnostisch und therapeutisch dieser wichtigen Funktion bedienen, indem wir durch Druck auf die Pressorezeptoren die Schlaggeschwindigkeit des Herzens beeinflussen. Drücken wir in der Höhe des oberen Randes des Schildknorpels auf die am vorderen Rande des Musculus sternocleidomastoideus leicht zu tastende Karotis, so erreichen wir an dieser Stelle gerade die Teilung der Arterie. Man drückt bei liegendem Patienten unter genauer Kontrolle seines Herzschlages, da es sehr rasch zu längerem Herzstillstand kommen kann, mit langsam zunehmenden Druck die Karotis gegen die Wirbelsäule. Bei manchen Fällen genügt schon leichte Berührung der Haut, während bei vielen ein kräftiger Druck ausgeübt werden muß. Zuerst drücken wir rechts (nie beidseitig drücken!!) und bekommen dabei beim Gesunden eine Blutdrucksenkung und Hemmung der Herzfrequenz. Sehen wir rechts keinen Erfolg, so versuchen wir den Druck links, wobei aber der Effekt normalerweise geringer ist. Allenfalls muß man auch etwas höher oder tiefer versuchen zu drücken, da die Teilungsstelle leichten anatomischen Schwankungen unterworfen sein kann.

Therapeutisch bedienen wir uns des Karotisdruckversuches zur Behebung paroxysmaler Tachykardien (siehe später, S. 197), wobei uns der Ausfall des Versuches wichtige diagnostische Schlüsse erlaubt. Hering nimmt an, daß eine stärkere Ansprechbarkeit auf den Karotisdruck ihre Ursache in einer Arteriosklerose des Sinus caroticus haben soll.

Da, wie oben schon erwähnt, bei vielen Fällen ein ganz geringer Druck in die Karotisteilungsstelle genügt, um eine Pulsverlangsamung herbeizuführen, gibt es auch Fälle, die eine so gesteigerte Empfindlichkeit der Druckrezeptoren aufweisen, daß ein leichtes Berühren des Halses genügt, um Herzstillstand zu erzeugen. Es wurden eine ganze Anzahl von Fällen veröffentlicht, wobei die Patienten durch Druck von Tumoren am Hals schwerste Anfälle von längerdauernder Pulslosigkeit bekamen. Kurve 22 zeigt den Effekt eines rechtsseitig ausgeführten Karotisdruckversuches bei einer an der Grenze der Kompensation stehenden mesaortitischen Aorteninsuffizienz. An der mit ↓ bezeichneten Stelle setzte etwa der Druckversuch ein, der zu einer deutlichen Bradykardie führte.

V. Die Diagnose der Myokardschädigungen aus dem Elektrokardiogramm

Während in den früheren Jahren die Rhythmusstörungen im Vordergrund des Interesses der Kliniker und Elektrokardiographie betreibenden Ärzte standen, hat sich in den letzten Jahren die Aufmerksamkeit wesentlich zugunsten der Myokardschädigungen verschoben. Auf der Suche nach Verfeinerung der Diagnostik hat man wohl anfänglich zu viel aus den einzelnen Ausschlägen des Elektrokardiogramms herauslesen wollen. Die Bedeutung desselben wurde überschätzt. Es folgte darauf die Reaktion mit einer zu geringen Beachtung des elektrokardiographischen Befundes. Beides war unrichtig. Unsere Kenntnisse haben sich im wesentlichen stabilisiert, die Bedeutung der einzelnen im Elektrokardiogramm allenfalls auftretenden Befunde ist in mühsamer Arbeit genau durchuntersucht und bewertet worden. Wir sind heute imstande, immer aber nur in Zusammenarbeit mit genauer klinischer Untersuchung des Patienten, aus der elektrokardiographischen Untersuchung wertvollste Unterstützung in der Begutachtung und Diagnosestellung zu gewinnen.

Die Veränderungen der P-Zacke und der P-Q-Distanz wurden bei der Besprechung dieser erwähnt, so daß wir gleich an die Darstellung der Veränderungen des Kammerkomplexes schreiten können. Als erstes wenden wir uns hier der Q-Zacke zu.

1. Die Bedeutung einer tiefen Q-Zacke in Ableitung III

Die Ausbildung einer tiefen Q-Zacke in Ableitung III wurde früher als ein zu vernachlässigender Befund angesehen, während wir heute in ihrem Auftreten ein schwerwiegendes Symptom erkennen. Doch nicht in allen Fällen ist das Auftreten eines tiefen Q in Ableitung III von solcher Bedeutung. Es lassen sich aber einige als gesichert angesehene Erfahrungstatsachen angeben, die uns bei der Beurteilung, ob das vorliegende tiefe Q *3* von pathologischer Bedeutung ist oder nicht, helfen. Eine kleine Q-Zacke, die in Ableitung II nicht die Höhe von 3 mm überschreitet, kann sich physiologischerweise in allen drei Ableitungen finden. Ein tiefes Q *3*, das hier oft sehr beträchtliche Grade erreicht, tritt manchmal beim Rechtstypus und bei rechtsüberdauernder Erregung auf und ist hier ohne jede praktische Bedeutung. Das kindliche Elektrokardiogramm zeigt neben der Ausbildung einer hohen R-Zacke in III, in derselben Ableitung ein tiefes Q. Hier bedeutet uns der Befund nichts. Auch unter anderen normalen Bedingungen sehen wir ein isoliertes Auftreten von Q *3*. Bei einer Querlagerung des Herzens, wie sie bei Zwerchfellhochstand durch Schwangerschaft, Meteorismus und so weiter auftritt, findet sich häufig ein tiefes isoliertes Q *3* mit einer negativen Finalschwankung in derselben Ableitung.

Die Q-Zacke in Ableitung III erlangt erst dann für uns brauchbare Bedeutung, wenn sie folgende Forderung erfüllt:

a) Sie muß mehr als 25% der Amplitude der größten Ausschläge der Anfangsschwankung in irgendeiner Ableitung erreichen.

b) Es muß neben der tiefen Q-Zacke in Ableitung III ein deutliches Q in Ableitung II nachweisbar sein. (Das isolierte Q *3* findet sich nach dem oben Gesagten auch bei Querstellung der elektrischen Herzachse.)

c) Es darf kein Rechtstypus vorliegen. Rechtstypus schließt die pathologische Bedeutung einer tiefen *Q*-Zacke aus.

Trotzdem werden wir, auch wenn alle diese Punkte erfüllt scheinen, noch nicht mit absoluter Sicherheit ein solches Elektrokardiogramm als pathologisch erklären. Wir wissen, daß auch Rotationen des Herzens, vorwiegend um eine dorsoventrale Achse, für das Auftreten einer *Q*-Zacke von wesentlicher Bedeutung sind. So sehen wir nicht allzu selten mit der Respiration in Ableitung III eine *Q*-Zacke kommen und wieder verschwinden oder größer und kleiner werden. Besteht bei einem solchen Falle physiologischerweise ein deutliches *Q 2* und wird das Elektrokardiogramm nur in jener Respirationsphase geschrieben, wo das tiefe *Q 3* besonders deutlich ausgeprägt erscheint, so ist die Fehldiagnose unvermeidlich. Wir verlangen daher, damit das tiefe *Q 3* seine volle pathologische Bedeutung erlangt, im Elektrokardiogramm das Vorhandensein von auch noch so geringen anderen Zeichen einer Myokardschädigung. Sind diese nachweisbar, dann stellen wir die Diagnose Myokardschädigung. In überwiegender Mehrzahl der Fälle handelt es sich dabei um Angina pectoris bei Koronarsklerosen, wobei auf Grund genauer autoptischer Kontrollen solcher Fälle, die vorwiegende Beteiligung der rechten Coronaria festgestellt werden konnte. Auch die Fälle vom sogenannten Wilsonblock, der ebenfalls auf eine Erkrankung der rechten Koronararterie zurückzuführen sein soll, weisen in Ableitung III ein tiefes *Q* auf. Ausgedehnte Myokarditiden und Morbus Basedow mit toxischer Herzmuskelschädigung führen manchmal zur Ausbildung einer tiefen *Q*-Zacke in Ableitung III.

Schwierigkeiten bereitet die Differentialdiagnose, wenn die Anfangsschwankung in Ableitung III nur aus einer nach abwärts gerichteten Zacke besteht, ob ein *Q* vorliegt oder nicht. Wir richten uns am besten nach der Ableitung II. Haben wir hier ein deutliches *Q* nachweisbar, so ist wohl die nach abwärts gerichtete Schwankung in Ableitung III als *Q* zu bezeichnen. Jedoch ist nicht mit Sicherheit zu entscheiden, ob nicht auch eine negative Anfangsschwankung, also ein *S 3* mit einer *Q*-Zacke verschmolzen ist, so daß dann die *Q*-Zacke vertieft erscheint. Die exakte Bestimmung der Größe von *Q* 3 stößt hier auf Schwierigkeiten. Die Anwendung des Einthovenschen Schema, die Klarheit schaffen könnte, läßt hier im Stich, da bei Fällen mit tiefem *Q 3* nach den Untersuchungen von Shookhof und Douglas die sonst gültige Beziehung $Q\,2 = Q\,1 + Q\,3$ nicht zutrifft.

Kurve 23 zeigt das Elektrokardiogramm eines 56jährigen Mannes mit anatomisch sichergestellter schwerer Koronarsklerose, vorwiegend der rechten Kranzarterie. Ein Koronarinfarkt war nicht nachweisbar. Das Elektrokardiogramm zeigt in Ableitung II eine deutliche *Q*-Zacke. In Ableitung III ist eine sehr tiefe *Q*-Zacke nachweisbar, die fast die Höhe von *R 1* (die höchste Kammerschwankung in diesem Elektrokardiogramm) erreicht. Die Anfangsschwankung ist 100 σ breit, in Ableitung II aufgesplittert. Die *S*-*T*-Strecke in Ableitung II ist gesenkt, das *T* in dieser Ableitung biphasisch. Im Zusammenhang mit diesen Befunden gewinnt das *Q* absolut pathologische Bedeutung.

Kurve 25 stammt von einem autoptisch kontrollierten alten Drei ostienvitium mit Endocarditis lenta und schwerer Myokarditis. Die *P*-Zacke ist dem Mitralvitium entsprechend auf 120 σ verbreitert, in Ableitung I und II sehr hoch. Die Anfangsschwankung ist in Ableitung I und II nach aufwärts gerichtet, von normaler Form und Breite. In Ableitung III besteht die Anfangsschwankung nur aus einer nach abwärts gerichteten Zacke. Da in Ableitung II ein *Q* deutlich nachweisbar ist, besteht hier wohl sicher ein tiefes *Q 3*, das wahrscheinlich mit einer kleineren *S*-Zacke verschmolzen ist.

Tiefe *Q*-Zacken in Ableitung III von pathologischer Bedeutung bestehen in Kurve 24 und 26. (Kammerkomplex in Kurve 24 etwas breiter wie 100 σ, zeigt intraventrikuläre Leitungsstörung. In Kurve 26 besteht neben der tiefen *Q*-Zacke eine Abflachung der Nachschwankung in Ableitung I und II.)

2. Intraventrikuläre Leitungsstörungen

Ein in seiner Form und Größe normales Elektrokardiogramm beweist uns das Vorliegen einer normalen, ungestörten Reizleitung. Wir haben schon im letzten Kapitel IV, S. 66 erwähnt, daß Änderung der Herzlage und so weiter wohl die Richtung und Größe der einzelnen Zacken der Anfangsschwankung beeinflussen kann, nie aber kommt es dadurch zu Verbreiterung und höchstens in Ableitung III zu Aufsplitterung derselben.

Eine Verbreiterung des *Q*-*R*-*S*-Komplexes, die über 100 σ liegt, beweist uns daher das Vorliegen eines verlangsamten Ablaufes der Aktivierung des Herzmuskels. Da wir wissen, daß gerade die Aschoffschen Knötchen bei rheumatischen Erkrankungen des Myokards sich mit Vorliebe um das spezifische System gruppieren, das auch für Durchblutungsstörungen im Gefolge koronarer Affektionen empfindlich erscheint, erklärt sich die ungeheuere Bedeutung des Auftretens von intraventrikulären Leitungsstörungen. Liegen, wie das meist ja noch der Fall ist, neben der Verbreiterung von *Q*-*R*-*S* auch stärkere Verknotungen und Aufsplitterungen der Anfangsschwankung vor, so zeigen sie uns an, daß die Reizleitung nicht nur verlangsamt, sondern zeitweise auch abwegig erfolgt. Die indirekte Erregungsleitung, der Umweg über die unspezifische Kammermuskulatur wird sich elektrokardiographisch in Aufsplitterung und Verknotung äußern. Eine Aufsplitterung und Verknotung der Kammerschwankung, verbunden mit Verbreiterung derselben, ist daher immer ein pathologisches Zeichen. Nicht so einfach ist die Beurteilung von Aufsplitterung und Verknotung bei normal breiter Anfangsschwankung. Wie schon S. 75 auseinandergesetzt wurde, ist eine basisnahe Aufsplitterung von *R* und *S* in Ableitung I und II noch bedeutungslos. Höhergradige Aufsplitterungen und Verknotungen im auf- und absteigenden Schenkel von *R*, an der Spitze von *R* oder von *S* zeigen uns schon auf lokale, die Reizleitung hemmende oder ablenkende Prozesse hin, die aber wahrscheinlich geringeren Grades sind, als wenn gleichzeitig eine Verbreiterung der Anfangsschwankung vorliegen würde. Finden wir aber nur ganz geringe Aufsplitterungen und Verknotungen, zum Beispiel an der Spitze der *R*-Zacke in Ableitung I und II, so müssen wir mit der Diagnosestellung zurückhaltend sein. Nur wenn wir ein vor kurzem geschriebenes Elektrokardiogramm derselben Person in Händen haben, in dem diese elektrokardiographischen Veränderungen noch nicht nachweisbar waren, ist es erlaubt eine intraventrikuläre Leitungsstörung festzustellen. Sehr oft sind intraventrikuläre Leitungsstörungen mit Veränderungen der Nachschwankung vergesellschaftet. Daß dann bei höhergradiger Verbreiterung und Verknotung der Nachschwankung Kurven ähnlich dem Schenkelblocktypus auftreten, ist klar. Eine sichere Abgrenzung beider ist auch nicht immer möglich. Umgekehrt finden sich aber immer wieder Fälle mit ausgedehnter Koronarsklerose oder Myokarditis, wo das Elektrokardiogramm keinerlei Zeichen einer Herzmuskelschädigung feststellen läßt. In diesen Fällen ist eben das Reizleitungssystem selbst, dessen Störungen wir im Elektrokardiogramm registrieren, unversehrt geblieben. Dies erklärt sich aus der vollkommen getrennten Pathologie des spezifischen Systems. Wir dürfen also aus einem normalen Elektrokardiogramm niemals, wie das leider häufig geschieht und dadurch den Wert der elektrokardiographischen Untersuchung vermindert, auf einen ganz normalen Herzmuskel schließen. Nur das Umgekehrte gilt: Ein pathologisch verändertes Elektrokardiogramm beweist uns das Vorliegen von Erkrankungsherden in der spezifischen Muskulatur. Welcher Art diese sind, ob entzündlich oder degenerativ, frisch oder alt, kann aus dem Elektrokardiogramm nicht abgelesen werden. Nur eine rasche Zunahme der Veränderungen im Sinne einer Verschlechterung wird uns auf einen fortschreitenden Prozeß deuten, während rascher Wechsel der elektrokardiographischen Befunde mit zeitweise normalen, dann wieder pathologischen Bildern auf entzündliche Herde hinweist.

Kurve 27 zeigt das Elektrokardiogramm eines 21 jährigen Mädchens, das vor zwei Monaten eine Diphtherie durchgemacht hatte. Seither litt sie an Herzklopfen bei kleinen Anstrengungen. Der klinische und röntgenologische Herzbefund war vollkommen normal. Im Elektrokardiogramm sehen wir die Überleitungszeit mit 190 σ an der oberen Grenze des Normalen. Die Kammerschwankung ist auf 120 σ verbreitert, aufgesplittert und verknotet. Die Kurve erinnert an das Bild des WILSONschen Schenkelblockes und ist bei Diphtherie nicht selten zu beobachten.

Auch in Kurve 28 sehen wir eine intraventrikuläre Leitungsstörung, wobei hier der Kammerkomplex schon auf 150 σ verbreitert erscheint. Das sonstige Elektrokardiogrammbild (Überleitungszeit, *S-T*-Strecken und *T*-Zacken) ist auch in diesem Falle normal.

Kurve 29 zeigt das Elektrokardiogramm eines 65 jährigen Mannes mit schwerer Koronarsklerose. Wir sehen eine auf 140 σ verbreiterte Anfangsschwankung mit beträchtlicher Aufsplitterung und Verknotung.

Intraventrikuläre Leitungsstörungen bei normal breiter Anfangsschwankung siehe S. 79.

3. Beeinflussung des Elektrokardiogramms durch einseitige Dilatation und Hypertrophie des Herzens

Um auf die sich hier ergebenden Fragen näher eingehen zu können, müssen wir uns noch einmal den normalen Erregungsvorgang der Kammern vor Augen führen. Normalerweise wird der rechte Ventrikel um weniges früher als der linke erregt. Dabei zeigen Herzspitze und Herzbasis eine wechselnde Erregungsintensität. Die Erregung der Herzbasis beginnt wesentlich früher und dauert länger als die der Herzspitze. Abb. 33 zeigt eine schematische Darstellung des Elektrokardiogrammes als Ausdruck des Unterschiedes der Erregungsintensität von Herzspitze und Herzbasis. Danach ergeben sich physiologischerweise in Ableitung I und II nach aufwärts gerichtete Anfangsschwankungen und *T*-Zacken. (In dieser monophasischen Darstellung bedeutet die nach aufwärts gerichtete Kurve die Basisanteile des Herzens, beziehungsweise rechte Kammer, die nach abwärts gerichtete, die Herzspitzenteile, beziehungsweise linke Kammer.)

Einseitige Hypertrophie und Dilatation eines Ventrikels kann in einem sehr großen Prozentsatz der Fälle von entscheidendem Einfluß auf das Elektrokardiogramm sein, jedoch ist gleich hier zu bemerken, daß wir immer wieder Kurven finden, die trotz höhergradiger Dilatation und Hypertrophie eines Ventrikels eine abnorme Form des Elektrokardiogrammes vermissen lassen.

Wenden wir uns zuerst der starken Hypertrophie und Dilatation des linken Ventrikels zu, wie sie uns beispielsweise bei der Hypertonie begegnet. Schon die Lageänderung des Herzens, die Linksposition, bedingt nach dem EINTHOVENschen Schema, das Auf-

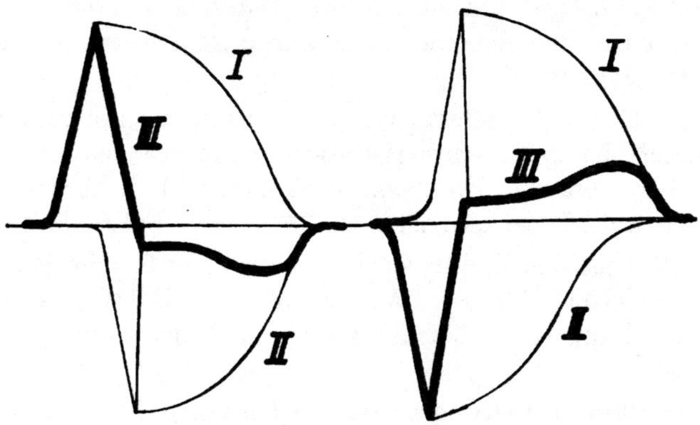

a *b*

Abb. 38. Das Elektrokardiogramm als Ausdruck des Unterschiedes der Erregungsintensität zweier Herzteile. *a* Linksverspätung der Erregung, Ableitung I. Obere Kurve ist die Erregungsintensität der rechten Kammer, beziehungsweise Herzbasis, untere Kurve ist die der linken Kammer, beziehungsweise Herzspitze. *b* Rechtsverspätung der Erregung, sonst wie *a*

treten eines Elektrokardiogrammes von Linkstypus mit hohem *R 1* und tiefem *S 3*. Daß bei den Hypertrophien auch Rotationen des Herzens um seine Achsen von entscheidendem Einfluß auf die Form des Kammerkomplexes sind, kann als sicher angenommen werden, da wir auch im Tierversuch durch Achsendrehung starke Beeinflussung der Kammerelektrokardiogramme nachweisen können. In Ableitung II finden wir meist ein ebenso großes *R* wie *S* oder der Kammerkomplex gleicht, wenn einer der beiden anderen *Q-R-S*-Komplexe in seiner Größe besonders überwiegt, diesem. (Siehe auch S. 55).

Linksseitige Hypertrophie bewirkt Verzögerung der Reizleitung im hypertrophischen Ventrikel. Wie aus Abb. 38a ersichtlich ist, in der der ganze Erregungsablauf schematisch dargestellt ist, führt das spätere Eintreten der Erregung des vom linken Schenkel gesteuerten Herzteiles dazu, daß die Hauptschwankung primär durch die

Stärke der Erregung I (rechte Kammer) gebildet wird. Es kommt zu einer weiteren Erhöhung der *R*-Zacke in Ableitung I, so daß wir in den allermeisten Fällen auffallend hohe Kammerausschläge registrieren (Hochvoltage-Elektrokardiogramme). Die verspätet einsetzende Erregung in der linken Kammer (kenntlich im Schema an dem größeren Abstand der beiden einphasischen Kurven) führt zu geringen Verbreiterungen der Anfangsschwankungen, die bis zu 100 σ andauern können. Darüber hinausgehende Werte, verbunden mit Aufsplitterung der Anfangsschwankung zeigen schon auf höhergradige intraventrikuläre Leitungsstörungen und Leitungsverzögerungen, die auf diffuse Erkrankungsherde im Myokard zurückzuführen sind. Reine Hypertrophie und Dilatation bringt solche Kurvenbilder wohl nicht hervor. In der hypertrophischen Herzspitze kommt es nun zu einem Überdauern des Reizes über das normale Zeitmaß hinaus. Daraus resultiert, wie Abb. 38a zeigt, eine leichte Senkung der *S-T*-Strecke in Ableitung I und II und eine negative *T*-Zacke in denselben Ableitungen. In Ableitung III wird sinngemäß die *S-T*-Strecke leicht eleviert erscheinen und die *T*-Zacke hoch positiv werden. Dem entspricht auch, daß bei Abkühlung der Herzspitze die *T*-Zacke negativ wird. Durch Abkühlung kommt es zur Verlangsamung des Erregungsablaufes. Lokale Erwärmung hat den entgegengesetzten Erfolg. Die Verlängerung der Erregungsdauer in den Spitzenteilen bringt es mit sich, daß die *T*-Zacke zeitlich hinausrückt, die *Q-T*-Distanz verlängert erscheint, daß es also zu einer Verlängerung der Systole kommt. SCHELLONG konnte mittels der Vektordiagraphie nachweisen, daß die Ausschlagsrichtung der *T*-Zacke wesentlich von Lageänderungen, von der Richtung des Erregungsablaufes und vom Überdauern der Erregung in einzelnen Herzmuskelteilen, bestimmt wird (siehe S. 65). Früher machte man für das Auftreten der negativen Finalschwankungen bei Hypertrophiekurven Koronarerkrankungen verantwortlich. Wenn auch koronare Affektionen zum großen Teil mit nachweisbar waren, so finden sich doch Fälle, die autoptisch nicht die geringsten Zeichen einer Koronarerkrankung boten. Damit ist auch in Einklang zu bringen, daß medikamentöse Beeinflussungen (Versuche mit Nitriten) das negative *T* nicht zum Verschwinden bringen können, wenn auch eine funktionelle Koronarinsuffizienz durch die Massenzunahme eines Ventrikels bei gleichbleibender Gefäßversorgung nicht abgelehnt werden kann. Man führt die Veränderungen der *S-T*-Strecke und der *T*-Zacke auf dieselbe ursächliche Genese zurück, während SCHELLONG zeigen konnte, daß die Veränderungen der *S-T*-Strecke Indikatoren für Störungen der Erregungsform der einzelnen Herzteilchen darstellen, wobei es sich nicht immer um eine Schädigung des Myokards handeln muß. Finden wir aber bei Hypertrophiekurven, was in der überwiegenden Mehrzahl der Fälle zu beobachten ist, den Anfangsschwankungen stärker entgegengesetzt gerichtete *S-T*-Strecken, so werden wir hier sicher koronare oder toxisch bedingte Durchblutungsstörungen annehmen, wobei das Aktionspotential in einem geschädigten Muskelbezirk herabgesetzt ist. Die Prognose der negativen Nachschwankung in Ableitung I und II ist schlecht. Ein negatives *T 1* ist niemals physiologisch. Hypertonien, die diese Kurvenbilder aufweisen, sind stets extreme Fälle.

Das ausgeprägte Bild der Linksverspätung der Erregung, wie wir diese Kurvenbilder nennen wollen, finden wir bei der Hypertonie (Nephritis), bei den Aortenfehlern und bei gewissen Fällen von Septumdefekt.

Kurve 30 zeigt ein solches Elektrokardiogramm, das von einem 47jährigen Manne mit schwerer Hypertonie bei Nephrosklerose stammt. Es besteht Sinusrhythmus mit einer Überleitungszeit von 170 σ. Der Kammerkomplex ist 90 σ breit, zeigt sehr hohes *R* in Ableitung I und tiefes *S* in Ableitung III (Hochspannungselektrokardiogramm). Die *S-T*-Strecken verlaufen den Anfangsschwankungen entgegengerichtet. *T 1* und *T 2* ist negativ, *T 3* positiv. Kurve 31 stammt von einer 56jährigen Frau mit Mesaortitis valvularis und sehr großem Linksherz. Mit Ausnahme einer etwas geringeren Abweichung der *S-T*-Strecke von der isoelektrischen Linie in Ableitung I und III ist hier dasselbe Bild nachweisbar wie in der vorigen Abbildung.

Im umgekehrten Fall, bei einer einseitigen Rechtshypertrophie, wie sie zum Beispiel im Gefolge reiner Mitralstenosen auftritt, kommt es schon durch die Rechtsverlagerung des Herzens zum Auftreten einer Rechtsform des Elektrokardiogramms. Die Herzspitze wird in diesen Fällen ganz oder doch vorwiegend von der vergrößerten rechten Kammer gebildet. Es kommt, da die Erregungsleitung in der rechten Kammer verzögert ist und auch hier die Erregung in den Spitzenteilen überdauert, zur Ausbildung von negativen *T*-Zacken in Ableitung II und III, die für das rechte Herz maßgeblich sind. Die *S-T*-Strecke zeigt ebenfalls ein der Anfangsschwankung entgegengesetztes Verhalten, sie erscheint daher in Ableitung I gehoben, in Ableitung III gesenkt (Abb. 38b). Auch hier kommt es zu einem Hinausrücken der Nachschwankung, was aber nur dann nachweisbar in Erscheinung tritt, wenn wir ältere Elektrokardiogrammkurven des Patienten vergleichsweise zur Verfügung haben, in denen noch keine Linksverspätung oder Rechtsverspätung der Erregung vorlag. Wir können dann mit dem Zirkel direkt die Verlängerung der *Q-T*-Distanz feststellen. Eine Rechtsverspätung der Erregung findet sich sehr häufig bei reinen Mitralstenosen, bei kongenitalen Vitien, aber auch bei Neugeborenen. Es ist vielleicht hier erwähnenswert, daß erst allmählich mit dem Wachstum das normale Verhältnis zwischen rechtem und linkem Ventrikel hergestellt wird. Dementsprechend sehen wir nicht allzu selten noch im Jünglingsalter als Rest des fötalen Elektrokardiogramms in Ableitung I eine tiefe *S*-Zacke und in Ableitung III ein hohes *R*, gefolgt von einem negativen *T*.

Kurve 32 stammt von einer reinen postendokarditischen Mitralstenose. Wir sehen hohe Vorhofzacken in Ableitung II, geringen Grades aber auch in Ableitung I. Die Vorhofzacke ist 100 σ breit (obere Grenze der Norm), die Überleitungszeit beträgt 230 σ (leicht verlängert). Die Anfangsschwankung ist 90 σ breit, in Ableitung I vorwiegend nach abwärts gerichtet, in Ableitung II und III nach aufwärts gerichtet, zeigt hohe Ausschläge. *S-T 1* ist spurweise über die isoelektrische Linie eleviert, *S-T 2* und *3* deutlich gesenkt, also der Anfangsschwankung entgegengesetzt verlaufend, da *T 1* positiv, *T 2* und *3* aber negativ sind. Es besteht mithin Rechtsverspätung der Erregung.

Nicht alle Fälle von einseitiger Hypertrophie und Dilatation zeigen das hier beschriebene Elektrokardiogramm. Es scheint ein schwerer Grad von Hypertrophie und Dilatation vorliegen zu müssen, um das hier beschriebene Bild zu ergeben. Andererseits wieder, kommen doch auch Kurven von Erregungsverspätung bei nur geringeren Hypertrophien zur Beobachtung, wobei vielleicht bestimmte Zustandsänderungen des Myokards das Erregungsüberdauern in den Spitzenteilen bewirken.

4. Die Veränderung der *S-T*-Strecke und der *T*-Zacke und ihre Bedeutung

Wir konnten bisher feststellen, daß wir in dem Verhalten der Überleitungszeit und der Kammerschwankung einen wesentlichen Hinweis auf die Reaktionsfähigkeit der spezifischen Muskulatur gewinnen konnten. Erkrankungen der Arbeitsmuskulatur konnten wir aber aus allen diesen Veränderungen heraus erschließen, nie aber direkt nachweisen. Nur die Änderungen der Nachschwankung und des Zwischenstückes geben uns wertvolle und wichtige Hinweise auf das Verhalten der gesamten Muskulatur des Herzens. Diese äußern sich in Veränderungen der Größe, Ausschlagsrichtung und Ausschlagshöhe der *T*-Zacke und in dem wechselnden Verhalten der isoelektrischen Linie. Es ist vielleicht interessant zu erwähnen, daß sich die

Erkenntnis von der besonderen Bedeutung der *S-T*-Strecke erst in den letzten Jahren allgemein durchsetzen konnte und an der vollkommenen Analyse dieses Elektrokardiogrammstückes noch ständig weiter gearbeitet wird (Schellong). Früher konzentrierte sich das Hauptinteresse auf das Verhalten der *T*-Zacke, während das Verhalten der *S-T*-Strecke im wesentlichen vernachlässigt wurde.

Abflachung und Negativwerden der Nachschwankung kann auch unter physiologischen Umständen auftreten. So finden wir bei der Querstellung der elektrischen Herzachse ein negatives *T 3*, wodurch auch das *T* in Ableitung II abgeflacht erscheinen kann, ohne daß ein pathologischer Befund vorliegt. Eine starke Steilstellung des Herzens wiederum kann eine Abflachung von *T 1* bewirken. Den Anfangsschwankungen entgegengesetzt gerichtete Endschwankungen haben wir bei den Kurven mit einseitigem Überdauern der Erregung beschrieben und erwähnt, daß dabei nicht immer eine Herzmuskelschädigung vorliegen muß.

Auch das Zwischenstück kann unter normalen Verhältnissen etwas verlagert sein. Die Grenzwerte liegen dabei, wie schon früher erwähnt, in einer Erhebung bis höchstens 1 mm über und in einer Senkung um 0,5 mm unter die isoelektrische Linie. Alle darüber hinausgehenden Werte müssen als pathologisch angesehen werden. Was uns hier besonders interessiert ist die Abflachung, beziehungsweise das Negativwerden von *T* und das Tieferrücken von *S-T* (die Hochziehungen des Zwischenstückes und seine Einbeziehung in die Kammerschwankung werden getrennt bei der Besprechung des Koronarinfarktes aufgezeigt werden).

Wie kommt es nun zu Veränderungen von *S-T* und *T*? Wir müssen uns auch hier wieder der Schemen in Abb. 33 und 38 bedienen. Aus diesen Zeichnungen ist ersichtlich, daß das Auftreten einer normalen Nachschwankung und *S-T*-Strecke nur durch den normalen Erregungsaustausch zwischen Herzbasis und Herzspitze, beziehungsweise rechter und linker Kammer garantiert wird. Kommt es nun durch Schädigungen des Myokards zu Störungen in diesen Korrelationen, so treten auch Änderungen der *S-T*-Strecken und *T*-Zacken auf, wie wir bei der Besprechung der Kurven mit Erregungsüberdauern in einem Herzabschnitt zeigen konnten. Vielleicht spielt bei dem Auftreten einer negativen Nachschwankung nicht das Erregungsüberdauern in der Herzspitze allein, sondern wie Uhlenbruck anführt, in einzelnen Fällen auch abgeschwächte Erregung der Basisanteile eine Rolle. Es muß dabei, siehe Schema 33 und 38, da die Erregung der Herzspitze normal verläuft und an der Basis geschädigt ist, ein Überwiegen der nach unten gerichteten Potentiale auftreten.

Die für das Erregungsüberdauern an der Spitze charakteristische Verlängerung der Q-T-Strecke würde hier wegfallen. Dem entspricht auch, daß wir sehr häufig Kurven von Herzmuskelschädigungen beobachten können, wo gleich an den Q-R-S-Komplex anschließend sich die S-T-Strecke und die T-Zacke senkt.

Daß sich die Zeichen eines krankhaften Myokards in der S-T-Strecke und T-Zacke viel deutlicher zeigen, hängt wohl auch mit dem zu raschen Ablauf des Q-R-S-Komplexes zusammen. Raschere Schreibung des Elektrokardiogramms zeigt uns aber, daß auch der Q-R-S-Komplex, ohne daß sonst Zeichen einer intraventrikulären Leitungsstörung erkennbar wären, besonders nach Arbeit, kleinste Schwankungen in seiner Breite erkennen läßt, die von größter diagnostischer Bedeutung sein können. (SCHELLONGsche Kreislauffunktionsprüfung, siehe S. 122).

Die Schädigungen, die zu Änderung des Zwischenstückes und der Nachschwankung führen, können entzündlicher, toxischer oder degenerativer Natur sein. Dabei reagiert das S-T-Stück und die T-Zacke wohl am empfindlichsten auf eine Koronarinsuffizienz. Wir verstehen darunter, zumindest relative, Durchblutungsstörungen der Koronarien, die entweder bei Einengung der Strombahn der Koronararterien eintritt, Koronarstenose oder bei mangelnder Füllung der normal weiten Koronararterien. Letzteres findet sich bei Aortenvitien, aber auch bei Anämien. Gerade bei den ersteren Zuständen kann die Begutachtung der S-T-Strecke und der T-Zacke ungeheuer viel leisten. Immer wieder sehen wir Patienten mit einer unbefriedigenden Anamnese und klinisch negativem Befund, die elektrokardiographisch schwere Veränderungen von S-T und T aufweisen und damit die Sicherstellung der Diagnose: organische Angina pectoris rechtfertigen. Allfällige pathologisch anatomische Untersuchung zeigt uns dann in einem Großteil der Fälle disseminierte Nekrosen im Myokard des linken Ventrikels.

Auf eine Koronarinsuffizienz sind auch die Veränderungen des Zwischenstückes, wie sie bei ovarieller Insuffizienz auftreten, zurückzuführen. Die Frauen, die ein solches Elektrokardiogramm aufweisen, klagen auch über Oppressionsgefühl in der Herzgegend. Mit hohen Hormondosen verschwinden die subjektiven Beschwerden, die S-T-Strecke rückt wieder in die isoelektrische Linie, die T-Zacke wird wieder normal hoch. Aber auch Myokarditiden nach Diphtherie, Typhus, Pneumonie, Grippe, zeigen sich oft nur in Veränderungen von S-T und T, ebenso toxische Schädigungen im Gefolge schwerer Infektionskrankheiten, wie zum Beispiel bei Tuberkulose. Da die elektrokardiographischen Erscheinungen gerade bei myokarditischen

Prozessen meist sehr flüchtig sind, empfiehlt sich, bei Verdacht auf das Vorliegen eines solchen Prozesses, eine häufige Schreibung des Elektrokardiogrammes. Man kann dann immer wieder nachweisen, wie ungeheuer häufig kardiale Mitbeteiligungen bei den Infektionskrankheiten sind. Nie darf man aus einem einzigen negativen Befund eine Herzmuskelentzündung oder toxische Schädigung ablehnen. Im Gegensatz zu diesen flüchtigen Erscheinungen stehen grobe Veränderungen der Nachschwankung, die wir durch Jahre hindurch konstant beobachten können. Hier liegen meist vaskuläre Störungen vor. Aber auch nach klinisch vollkommen abgeheilten Myokarditiden sehen wir nicht allzuselten jahrelanges Überdauern von pathologischen Nachschwankungen.

Toxische Beeinflussung der Nachschwankung sehen wir außer durch Digitalis, dessen Wirkung später besprochen werden soll, auch durch Nikotin und viele andere Stoffe. So konnten wir einen Mann mit schwerem Nikotinabusus beobachten, der tiefgesenkte Zwischenstücke und seichtnegative *T*-Zacken in allen drei Ableitungen aufwies. Er klagte dabei über typisch stenokardische Beschwerden. Der übrige Befund (Röntgen, WaR, klinische Untersuchung, Lkz) war vollkommen normal. Dem Patienten wurde strengstes Nikotinverbot aufgetragen und keinerlei Medikamente verordnet. Bei einer Kontrolluntersuchung in 6 Monaten war der Patient beschwerdefrei, das Elektrokardiogramm war normal geworden. Wir mußten in diesem Falle eine Koronarinsuffizienz auf Grundlage eines durch den Nikotinabusus ausgelösten Koronarspasmus annehmen.

Den elektrokardiographisch leichtesten Grad der Veränderung stellt eine Abflachung der *T*-Zacke in Ableitung I oder II oder in beiden Ableitungen dar. Die Bezeichnung leichtester Grad gilt nur für den elektrokardiographischen Befund. Klinisch kann damit die schwerste Herzmuskelerkrankung verbunden sein, wenn auch in der überwiegenden Mehrzahl der Fälle die klinischen Erscheinungen den elektrokardiographischen Veränderungen parallel gehen. Daß auch physiologischerweise in Ableitung I und II Abflachungen von *T* vorkommen, wurde schon eingangs erwähnt. In der Beschreibung der *T*-Zacke haben wir angegeben, daß sie in der zweiten Ableitung ungefähr das Doppelte der Höhe der *P*-Zacke messen soll. Dieser Wert gilt natürlich nur unter der Voraussetzung einer normal hohen *P*-Zacke. Wir haben also vor der Begutachtung einer *T*-Zacke im Verhältnis zur *P*-Zacke immer zuerst zu ermitteln, ob diese normal hoch ist. Mit höhergradiger Abflachung ist oft eine Längsdehnung der zur normalen Zeit einsetzenden *T*-Zacke verbunden, ein Befund, den man manchmal bei Koronarinfarkten, Hypertonien, Myokarditiden, aber auch bei toxischen Herzmuskelschädigungen sehen kann und der vielleicht auf einem langsameren Potentialabfall beruht. Da wir aber keinen sicheren Grenzwert der Breite der *T*-Zacke angeben können und diese selbst, wegen des langsamen Anstieges von der *S-T*-Strecke, nicht immer scharf abgrenzbar erscheint, ist dieser Befund praktisch unwichtig und kann vernachlässigt werden.

Schreitet die Abflachung der *T*-Zacke fort, so wird sie langsam in die isoelektrische Linie rücken, unsichtbar werden und allmählich negativ erscheinen. Häufig sehen wir auch biphasische *T*-Zacken, mit einer zuerst negativen, dann positiven Phase, das umgekehrte Verhältnis ist viel seltener.

Veränderungen der *S-T*-Strecke verbinden sich meist mit Veränderungen der *T*-Zacke. Doch ist hier noch ein Befund zu erwähnen, der nicht allzuselten zu erheben ist und als erstes Zeichen einer beginnenden Koronarinsuffizienz gewertet werden kann. Es handelt sich dabei um einen bogenförmigen, nach oben konkaven Abgang von *R* in die *S-T*-Linie, die in ein positives *T* übergeht (sogenanntes koronares *R*). Der Befund wird allerdings nur dann Bedeutung erlangen, wenn wir eine dementsprechende Anamnese vorliegen haben. Die Untersuchungen RADNAYS aus der letzten Zeit zwingen allerdings diese Elektrokardiogrammveränderungen genauer zu beachten und schwerer zu bewerten. Nach ihm zeigt das koronare *R* und das begleitende klinische Syndrom den Verschluß der kleinen Koronararterienäste an.

Das wichtigste Zeichen der Veränderung der *S-T*-Strecke und für Myokardschädigung beweisend ist eine mit Veränderung der *T*-Zacke verbundene Senkung unter die isoelektrische Linie. Wir sehen dabei, wie nach einer größeren oder kleineren, oft nur angedeuteten *S*-Zacke diese nicht zur isoelektrischen Linie zurückgeht, um von hier aus die *S-T*-Strecke zur *T*-Zacke zusenden, sondern wie von der gesenkten Stelle entweder gerade ansteigend die *S-T*-Strecke zur isoelektrischen Linie rückt oder auch treppenförmig ansteigt. Ist das *T* negativ oder biphasisch, so sehen wir die *S-T*-Strecke deutlich gesenkt, aber gerade unter der isoelektrischen Linie verlaufen. Alle drei Spielarten sind möglich und pathologisch. Wichtig ist noch die Bemerkung, daß die dritte Ableitung auch hier, wie immer, die Ableitung der Ausnahmen darstellt. Bei ihr sind alle beschriebenen Störungen möglich, ohne daß sie pathologischen Wert erringen. Zu erwähnen ist noch die Tatsache, daß von einer Reihe von Autoren Veränderungen, die vorwiegend in Ableitung I und II auftreten, auf eine Linkserkrankung, Linkskoronarinsuffizienz, Veränderungen, in Ableitung II und III (nicht III allein!) auf eine Rechtserkrankung,

Rechtskoronarinsuffizienz zurückgeführt werden. Auch diese Tatsachen können mit dem Schema in Abb. 38 bewiesen werden.

Es sei an dieser Stelle kurz an die glänzenden Tierversuche BÜCHNERS und seiner Mitarbeiter erinnert, die wesentlich zur Klärung des Problems der Koronarinsuffizienz beigetragen haben. Auch sie konnten zeigen, daß zum Beispiel beim orthostatischen Kollaps des Kaninchens mit Nekrosen im linken Ventrikel eine Senkung der *S-T*-Strecke in Ableitung I und II auftritt. Überlastung des rechten Ventrikels durch Verabreichung höherer Histamindosen, die einen Krampf der Bronchialmuskeln erzeugen und sekundär Nekrosen im rechten Ventrikel bewirken, zeigt die elektrokardiographischen Veränderungen vorwiegend in Ableitung III.

In einer Anzahl von Kurven soll nun das pathologische Verhalten von *S-T* und *T* gezeigt werden, zum Teil im Zusammenhang mit Veränderungen von *P*, *P-Q* und *Q-R-S*. Finden wir jeden einzelnen dieser Teile verändert, dann können wir mit Recht ausgedehnte Erkrankungen vermuten, die den Vorhof und die Kammer ergriffen haben.

Kurve 33 zeigt das Elektrokardiogramm eines 45jährigen Mannes, der seit drei Monaten an Schmerzen in der Herzgegend leidet, die besonders bei Kälte und Anstrengung auftreten. Der klinische und röntgenologische Befund ist vollkommen normal. Im Elektrokardiogramm besteht regelmäßiger Sinusrhythmus, die Überleitungszeit und die Anfangsschwankung sind normal. Die *S-T*-Strecke ist in Ableitung II spurweise gesenkt, jedoch nicht über den Rahmen des physiologischen hinausgehend. Dagegen ist die *T*-Zacke in Ableitung I isoelektrisch, in Ableitung II stark abgeflacht. Sie erreicht hier nicht einmal die Höhe des normalgroßen *P*. Wir werden also eine sichere Herzmuskelschädigung annehmen. Ob hier eine funktionelle oder organische Störung vorliegt, können wir aus dem Elektrokardiogramm nicht ablesen. Die thorakale Ableitung (*th*) findet etwas später ihre Besprechung.

In der Kurve 34 sehen wir das Elektrokardiogramm eines Patienten mit autoptisch sichergestellter Koronarsklerose und kleinsten Schwielen im Myokard, vorwiegend des linken Ventrikels. Die Vorhofzacke erscheint leicht aufgesplittert, besonders in Ableitung II, ein bei sonst normal breiter und normal hoher Vorhofzacke nicht pathologischer Befund. Die Anfangsschwankung ist normal breit und hoch und zeigt keine pathologische Aufsplitterung oder Verknotung. In Ableitung III sehen wir einen ständigen Wechsel in der Form und Ausschlagsrichtung der Anfangsschwankung. Das Elektrokardiogramm wurde wegen der starken Dyspnoe des Patienten nicht im Atemstillstand geschrieben. Durch die Zwerchfellbewegung kommt es zu Achsendrehungen des Herzens und diese erklären die besonders in Ableitung III auftretenden

Veränderungen der Anfangsschwankung nach dem EINTHOVENschen Schema. Die *S-T*-Strecke ist hier in Ableitung I und II leicht gesenkt, *T 1* ist isoelektrisch, *T 2* negativ.

Das Elektrokardiogramm einer pathologisch anatomisch sichergestellten schweren interstitiellen eitrigen Myokarditis mit vorwiegender Dilatation und Schädigung des rechten Herzens zeigt Kurve 35. Im Elektrokardiogramm fallen vor allem die hohen Vorhofzacken in Ableitung II und III auf (rechter Vorhof). Eine Verbreiterung der Vorhofzacke können wir dabei nicht feststellen, sie mißt 90 σ. Die Überleitungszeit beträgt 190 σ. Die Anfangsschwankung ist von Rechtstypus und zeigt in allen drei Ableitungen auffallend niedrige Ausschläge, die hier auf die schwere Allgemeinerkrankung des Herzens zurückgeführt werden müssen. Die *S-T*-Strecke ist in Ableitung I spurweise gehoben, in Ableitung II gesenkt und schräg zur isoelektrischen Linie ansteigend. Eine *T*-Zacke ist in keiner der Ableitungen nachweisbar, vielleicht ist sie zum Teil mit den höheren *P*-Zacken verschmolzen, sicher aber pathologisch. Bei Betrachtung der Ableitung I erhebt sich noch die Frage, ob die nach abwärts gerichtete Anfangsschwankung ein *Q* darstellt oder einem *S* entspricht. Die Entscheidung ist ungeheuer wichtig, da wir in dem ersten Falle an einen Koronarinfarkt denken müssen, im zweiten Falle damit aber ein Rechtstypus erklärt würde. Die Entscheidung fällen wir durch die Betrachtung der Ableitung II. Besteht in dieser ein deutliches *Q* und keine *S*-Zacke, so handelt es sich bei einer isolierten nach abwärts gerichteten Zacke in Ableitung I um ein *Q*. In unserem Falle sehen wir weder in der zweiten noch in der dritten Ableitung eine *Q*-Zacke, dagegen ist in Ableitung II eine deutliche *S*-Zacke nachweisbar. Nach der Gleichung: Ableitung II = Ableitung I + III handelt es sich bei unserem Beispiel um ein isoliertes *S 1*, mithin um einen Rechtstypus. Die pathologisch-anatomische Untersuchung bestätigt auch unsere Anschauung.

Kurve 36 zeigt fast dasselbe Verhalten. Das Elektrokardiogramm stammt von einem schwer dekompensierten Cor pulmonale bei Emphysema pulmonum. Auch hier liegt ein Rechtstypus vor. Die *S-T*-Strecken verlaufen hier aber in der isoelektrischen Linie, die *T*-Zacken sind in allen drei Ableitungen isoelektrisch.

Im Verlaufe eines febrilen Restzustandes nach Angina mit sonst normalem klinischen Befund wurde das Elektrokardiogramm der Kurve 37 bei einem 24jährigen Patienten geschrieben. Wir sehen bei normaler Überleitungszeit, normaler Kammerschwankung in allen drei Ableitungen ein negatives *T*, die *S-T*-Strecke ist nur in Ableitung I etwas gesenkt. Dieses pathologische Elektrokardiogramm bewies das Vorliegen einer Myokarditis.

Kurve 38 stammt von einem 36jährigen Patienten, der seit einigen Wochen Opressionsgefühl in der Herzgegend aufwies. Zeitweise bestanden Temperatursteigerungen. Das Herz war leicht nach beiden Seiten verbreitert, über der Spitze Andeutung von Galopprhythmus mit weichem systolischen Geräusch. Die Leukozyten waren vermehrt, die Senkung beschleunigt. Das Elektrokardiogramm zeigt eine invertierte Kammerschwankung in Ableitung III. Der Befund spricht insbesonders im Zusammenhang mit der negativen Nachschwankung in Ableitung III für eine Querstellung der elektrischen Herzachse. Sonst finden wir eine leichte Senkung von *S-T 1*, in stärkerem Grade von *S-T 2*. *T 1* ist negativ. *T 2* angedeutet biphasisch, eher positiv. Die nähere Untersuchung des Patienten deckte reichlich Zahnwurzeleiterungen auf. Nach der Sanierung des Gebisses folgte Nachlassen der Beschwerden, die Leukozytenzahlen sanken zur Norm ab, auch die Senkung wurde normal. Das Elektrokardiogramm blieb aber unverändert.

In der Kurve 39 sehen wir eine auf 260 σ verlängerte Überleitungszeit. Die Anfangsschwankung ist von normaler Breite, sie zeigt Linkstypus. In Ableitung II besteht im absteigenden Schenkel von *R* eine leichte Aufsplitterung. Die *S-T*-Strecke verläuft in Ableitung I und II gerade, aber gesenkt und steigt mit einer deutlichen Treppe zur isoelektrischen Linie auf. Die *T*-Zacke scheint in dieser Treppe verborgen zu sein. Das Elektrokardiogramm stammt von einer chronischen Nephritis.

Kurve 40 zeigt uns, in Ableitung II geschrieben, ein deutlich diphasisches *T*. Die *S-T*-Strecke ist unter die isoelektrische Linie gesenkt und geht in ein negatives *T* über. An die negative Phase der *T*-Zacke schließt sich aber eine deutliche positive an, so daß wir eine diphasische *T*-Zacke vor uns haben.

Die Veränderungen der *S-T*-Strecke durch bogenförmigen Übergang von *R* in das *S-T*-Stück zeigt Kurve 41. In Ableitung II sehen wir deutlich den bogenförmigen Übergang, dabei ist die *S-T*-Strecke etwas gesenkt, die *T*-Zacke wie immer bei diesen Fällen positiv. Es handelt sich um einen 52jährigen Mann mit bei Bewegung und Arbeit auftretenden Schmerzen in der Herzgegend, die in den linken Arm ausstrahlen und durch Nitroglyzerin sofort behoben werden. Der klinische Befund war vollkommen normal. Auf Grund des Elektrokardiogrammbefundes können wir im Zusammenhang mit der Anamnese eine Koronarschädigung annehmen.

Das Elektrokardiogramm der Kurve 42 zeigt uns ein Bild wie wir es häufig bei Aortenvitien mit stenokardischen Beschwerden auftreten sehen. Es besteht regelmäßiger Sinusrhythmus, die Überleitungszeit ist normal. Die Anfangsschwankung ist 100 σ breit, in Ableitung I und II nach aufwärts gerichtet, in Ableitung III nach abwärts. Die *S-T*-Strecke in Ableitung I und II stark gesenkt, *T 1* und *T 2* tief negativ. In Ableitung III verläuft *S-T* isoelektrisch, die *T*-Zacke ist angedeutet positiv. Gegen eine reine Hypertrophiekurve, also für alleiniges Erregungsüberdauern in dem hypertrophischen linken Ventrikel und zwar dessen Spitze ohne Myokardschädigung spricht uns das Fehlen der eindeutig gegensinnigen Endschwankung und die zu starke Senkung der *S-T*-Strecken. Wir werden also hier sicher auch eine linksseitige Koronarinsuffizienz annehmen können. Die Kurve stammt von einem 47jährigen Patienten mit einer luetischen Aorteninsuffizienz. Der Patient leidet an quälendem Brennen hinter dem Brustbein, das bei Anstrengungen wesentlich gesteigert wird.

5. Veränderungen des Zwischenstückes und der Nachschwankung durch Digitalis

Die Möglichkeit der Beeinflussung der Richtung und Form des Zwischenstückes und der Nachschwankung durch Digitalis ist von großer Wichtigkeit. Schon seit zirka 30 Jahren ist diese Tatsache bekannt, ihre Bedeutung ist aber noch immer sehr umstritten. Digitalis hat nach den pharmakologischen Erfahrungen und Untersuchungen großen Einfluß auf die Erregbarkeitsverhältnisse des Herzens und zwar vorwiegend der Spitzengegend der linken Kammer, die ja den empfindlichsten Herzteil darstellt. Änderungen der Erregbarkeit dieser Gegend zeigen sich nach dem vorher Betonten in besonderem Grade in der Endschwankung und im Zwischenstück.

Diese Veränderungen bestehen in einer nach oben konkaven, schalenförmigen Senkung des Zwischenstückes in einer oder auch in allen drei Ableitungen, vorwiegend jedoch in Ableitung I und II, der Erregbarkeitsänderung der Spitze entsprechend. Aus demselben Grunde kommt es zur Abflachung der *T*-Zacken. Es kann aber auch zum Auftreten von isoelektrischen oder negativen *T*-Zacken kommen. Man beobachtete das Auftreten dieser Veränderungen bei Herzgesunden und dekompensierten Herzkranken schon nach kleineren Dosen von Digitalis, wenn wir auch sagen müssen, daß mit besonders großen Dosen die Veränderungen wesentlich stärker werden. Irgendein diagnostischer Schluß aus dem Auftreten oder dem Nichtauftreten der Veränderungen darf nicht gezogen werden. Die Veränderungen können schon wenige Stunden nach der Digitalisverabreichung auftreten und halten bis zu drei Wochen nach dem Absetzen der Medikation an.

Nachdem schon de Boer wesentlich früher Spitzenschädigungen am Kaltblüterherzen feststellen konnte, wurde die ganze Frage bedeutungsvoll, als in den Jahren 1933/34 einzelnen Forschern im Tierversuch der Nachweis gelang, daß Digitalisierung in hohen Dosen schwerste Myokardnekrosen auslösen kann. Diese treten auch bei jenen Tieren viel deutlicher auf, die Kumulierung der Digitalis zeigen und auch elektrokardiographische Veränderungen nach der Digitalisierung aufweisen. Dieser Befund zwingt die Digitalisveränderungen im Elektrokardiogramm etwas genauer zu beachten. Falls solche Veränderungen auftreten und bei weiterer Digitalisierung sich verstärken, trachten wir die Digitalis durch andere Medikamente zu ersetzen. So setzt Strophantin viel geringere elektrokardiographische Veränderungen.

In der Annahme, daß es sich um zumindest toxische Beeinflussung des Myokards durch die Digitalis handelt, anfänglich vielleicht nur im Sinne einer Erregungsverlangsamung, dann aber einer direkten toxischen Myokardschädigung, werden wir noch durch die Tatsache bestärkt, daß es auch durch Verabreichung von koronardilatatorischen Medikamenten nicht gelingt, den Normalzustand wieder herzustellen. Das lange Bestehenbleiben der Veränderungen nach dem Absetzen der Digitalis spricht ebenfalls in diesem Sinne, da ja Digitalis in dieser Zeit längst abgebaut wurde, also keine direkte Digitaliswirkung mehr vorliegen kann. Vor Begutachtung von Kurven mit den oben beschriebenen Zwischenstücksveränderungen und Abflachung der *T*-Zacken vergewissere man sich daher immer, ob der Elektrokardiogrammschreibung keine Digitalisierung vorausging.

Das Elektrokardiogramm der Kurve 43 stammt von einer dekompensierten Nephrosklerose nach dreiwöchiger ausgiebiger Digitalisierung. Da das vorhergeschriebene Elektrokardiogramm normal war, muß die jetzt aufgetretene Abflachung von *T 1* im Zusammenhang mit der schalenförmigen (auch türkensäbelartig genannten) Depression des Zwischenstückes in dieser Ableitung auf die Digitalisierung zurückgeführt werden.

6. Brustwandableitungen [1]

Schon sehr frühzeitig versuchte man durch andere Ableitungsmethoden eine Verfeinerung der elektrokardiographischen Diagnostik zu erzielen. Mit Hilfe von Brustwandableitungen wollte man neben den frontalen Ableitungen von den Extremitäten, die Aktions-

[1] Die Technik der Brustwandableitungen wird überaus wechselnd geübt. Eine genaue Darstellung der einzelnen Methoden und ihrer Vorzüge und Nachteile würde selbst den Inhalt eines ganzen Buches bilden. Die hier angegebene Methode hat sich glänzend bewährt und kann vor allem vom Praktiker überall durchgeführt werden.

ströme des Herzens in horizontalen Ebenen erfassen und damit eine stereometrische Darstellung dieser ermöglichen. Man versuchte mit Hilfe der thorakalen Ableitungen die Aktionsströme einzelner Herzabschnitte getrennt zur Darstellung zu bringen, beziehungsweise ihre Änderungen zu erklären. Eine allgemeine Anerkennung und Durchsetzung konnten alle diese Methoden damals aber nicht erleben, da anfangs die Rhythmusstörungen im Vordergrunde des Interesses der Kliniker standen. Diese aber fanden durch die Brustwandableitungen keine weitere wesentliche Klärung. Als aber im Laufe der Jahre die Erfassung und Diagnostik von Myokardschädigungen ein immer breiteres Interesse gewann und bei klinisch einwandfrei pathologischen Befunden immer wieder ganz normale Elektrokardiogramme geschrieben wurden, griff man auf der Suche nach weitgehender Verbesserung und Verfeinerung der elektrokardiographischen Qualitätsdiagnostik wieder zu den thorakalen Ableitungen. Eine rasche Entwicklung erfuhren die Brustwandableitungen als WILSON und seinen Mitarbeitern der Nachweis gelang, daß eine „semidirekte" Ableitung, das heißt von der dem Herzen aufliegenden vorderen Brustwand, fast das gleiche Elektrokardiogramm erzeugt wie eine direkte Ableitung vom freigelegten Herzen eines Versuchstieres. Man glaubte anfänglich durch Anlegen einer Elektrode an die vordere Brustwand eine wirklich differente Elektrode gefunden zu haben, während es sich bei der peripheren Elektrode, die an einer Extremität angelegt wurde, um eine ganz indifferente handeln sollte. Es zeigte sich aber, daß die herzferne Elektrode einen, wenn auch nur geringen, so doch immerhin gewissen Einfluß auf das thorakale Elektrokardiogramm ausübte, eine Tatsache, die sich aus dem EINTHOVENschen Schema erklären ließ. Man versuchte nun, zur genauen Durchuntersuchung einzelner Herzabschnitte mittels Abtastung durch Brustwandelektroden das Potential der herzfernen Elektrode möglichst zu erniedrigen. So verband man durch Sammelelektroden alle drei Extremitäten miteinander, wobei man in die Leitungen noch starke Widerstände eingeschaltet hatte. Eine wirkliche Nullpotentialelektrode wäre aber nur durch Ableitung von der gesamten Körperoberfläche zu erzielen, wobei zum Beispiel nach dem Vorschlage von MOLZ der Patient in einer Badewanne mit Kochsalzlösung auf einem Drahtgitter sitzt. In diesem Falle wäre theoretisch eine unipolare Ableitung erreicht. Dazu muß gesagt werden, daß auch die herznahe Elektrode wahrscheinlich ein Potentialgemisch, beziehungsweise einen Ausgleich von Potentialunterschieden zugeführt bekommt, da ja das Herz von leitenden Medien umgeben ist, die von den Strömen durchlaufen werden, bevor sie zur Elektrode kommen.

Bei Abtastungsversuchen der vorderen Brustwand fand GROEDEL zwei Potentialmaxima. Das eine Maximum liegt links neben dem Sternum, während das zweite etwas außerhalb des Spitzenstoßes zu finden ist. GROEDEL ging von der Voraussetzung aus, daß jeder Kammer ihr eigenes Elektrokardiogramm, das Partialelektrokardiogramm zugrunde liegt, und führte das erste Maximum auf das Partialelektrokardiogramm der rechten Kammer zurück, während dem zweiten Maximum das Elektrokardiogramm der linken Kammer entsprechen sollte. Der exakte Nachweis, daß es sich bei den zwei beschriebenen Potentialmaxima wirklich um Ausdruck der zwei Partialelektrokardiogramme handelt, ist aber nicht durchgeführt worden. Das am linken Sternalrand gelegene Maximum dürfte wohl durch die hier vorhandene besondere Nähe der Herzwand bedingt sein, während das zweite Maximum auf bestimmte Potentialverteilungen zurückzuführen sein dürfte.

Technik: Auch die Art der Ableitung wurde wechselnd geübt. Zeitweise verwendete man subkutane Ableitungen. Zu diesem Zwecke mußte man mit Nadeln subkutan seitlich vom Sternum einstechen und von dort ableiten. Diese Methode dient, wie später ausgeführt werden soll, zur besonders deutlichen Darstellung von Flimmer- und Flatterwellen, aber auch zur Sichtbarmachung eventuell undeutlicher Vorhofzacken. GROEDEL verwendete mit Stoff überzogene und mit einem Handgriff versehene Bleielektroden für seine Thoraxableitungen, sogenannte Tastelektroden, auch Schröpfelektroden in Form von Saugnäpfen haben sich als zweckmäßig erwiesen. An der Wiener Herzstation haben sich seit einer Reihe von Jahren als Brustwandelektroden 3 bis 5 cm im Durchmesser haltende scheibenförmige Blei- oder Kupferplatten bewährt. Über dieses Maß hinausgehende Größen entsprechen nicht allen Anforderungen, da schon WILSON zeigen konnte, daß die Ähnlichkeit der direkt und semidirekt gewonnenen Kurven um so größer wird, je kleiner die verwendete Elektrode ist. Zum Teil ist hier wohl auch der Wechsel der Potentiale, der unter der Elektrode liegenden Herzabschnitte schuld. Denn je geringer dieser ist, um so mehr wird von gleichen Potentialen aufgenommen und um so größer wird die Ähnlichkeit. Von einer kleinen Elektrode werden nur geringe Potentialunterschiede erfaßt.

Die herzferne Elektrode wurde von den verschiedenen Autoren wechselnd lokalisiert. Von vielen wurde sie am Rücken links parasternal in Herzhöhe angelegt. Diese Methode der Ableitung verbietet sich in manchen Fällen von selbst, da sie für den Patienten eine gewisse Anstrengung mit sich bringt (Koronarinfarkt). Da die Beeinflussung des thorakalen Elektrokardiogrammes durch die herzferne

Elektrode eine nur geringe ist und andererseits wiederum die Erzielung einer ganz indifferenten herzfernen Elektrode kaum durchführbar erscheint, verzichten wir auf eine Sammelelektrode und legen die herzferne Elektrode am linken Bein an und verbinden sie mit dem entsprechenden Kabel. Da WILSON experimentell zeigen konnte, daß die durch präkordiale Ableitung gewonnenen Elektrokardiogramme, den durch direktes Auflegen der Elektrode auf das Herz der Versuchstiere gewonnenen um so ähnlicher werden, je näher die Ableitungsstelle dem Herzen liegt, legen wir die herznahe Elektrode im linken vierten Interkostalraum parasternal an, also ungefähr in der Gegend der absoluten Herzdämpfung und des einen Potentialmaximums. Wir entfetten vorher die Haut mit Alkohol oder Äther. Die schon beschriebene Brustwandelektrode wird mit einem in Kochsalzlösung getauchten Läppchen oder Wattebauschen umwickelt, an der bezeichneten Stelle aufgelegt und mit einem kleinen sandgefüllten Säckchen befestigt. Die Brustwandelektrode wird dann mit dem linken Armkabel verbunden und am Apparat an der Ableitung III eingeschaltet. Die Höhe der Ausschläge ist bei gleichbleibender Schaltung wesentlich größer als die der Extremitätenableitungen. Je näher die Brustwandelektrode dem Herzen kommt, je mehr sie also von dem im Herzen erzeugten Potential erhält, um so größer werden die Ausschläge. Die größten Ausschläge zeigen demnach Astheniker mit sehr schmalen grazilen Thorax, während bei dicken Menschen der Größenunterschied nicht so auffallend sein wird. Bei dieser Art der Schaltung, bei der wir also vom Herz zum linken Bein ableiten, bekommen wir beim herzgesunden Erwachsenen ein konstantes Elektrokardiogrammbild, das durch folgenden Befund ausgezeichnet ist: Die Vorhofzacke ist nicht in allen Fällen nachweisbar, sie ist meist diphasisch, selten rein positiv. Ihr folgt stets eine deutliche bis tiefe Q-Zacke und eine hohe R-Zacke. Die Anfangsschwankung ist also diphasisch. Die S-T-Strecke ist meist etwas unter die isoelektrische Linie gesenkt (maximal bis zu 1 mm), kann aber auch bis zu $^1/_2$ mm oberhalb der isoelektrischen Linie verlaufen. Die T-Zacke ist stets negativ. Diese Art der Schaltung wurde ursprünglich auch von WILSON und seinen Mitarbeitern vorgeschlagen. Da hier ein den normalen Extremitätenableitungen verkehrtes Bild entsteht (die negative T-Zacke ist hier das Normale), wird von einzelnen Autoren verkehrt geschaltet, indem sie vom linken Bein zur Herzgegend ableiten. Man bekommt dann ein den Extremitätenableitungen ähnliches Bild, ein Spiegelbild der vorher beschriebenen Kurve.

Die Verschiedenheit der Ableitungsarten bringt es mit sich, daß die thorakalen Ableitungen noch nicht Allgemeingut der Elektrokardiographie betreibenden Ärzte wurden. Eine Standardisierung erscheint deshalb dringendst geboten.

Wenn wir uns nun etwas näher mit der von uns geübten thorakalen Ableitung befassen, so ist zunächst zu sagen, daß es sich bei der in normalen Fällen immer vorhandenen ersten, nach abwärts gerichteten Zacke dem zeitlichen Ablauf nach, verglichen mit dem Extremitätenelektrokardiogramm, nicht um ein *Q* handelt, sondern daß eigentlich ein negatives *R* vorliegt. Wir sehen nicht selten, diesem der Einfachheit halber als *Q* bezeichneten Ausschlag, eine kleine nach aufwärts gerichtete Zacke vorangehen (die wohl der wirklichen *Q*-Zacke entspricht), die bei Überschreiten einer Höhe von 3 mm bereits pathologisch ist. Das Verhältnis von *Q* zu *R* wechselt, je nach der Lage der herznahen Elektrode. Brustbeinnahe Lage dieser vergrößert die *R*-Zacke und verkleinert *Q*. Bei Entfernung der Elektrode herzspitzenwärts wird wiederum *R* kleiner. Da die Ausschlagshöhe, zeitweise aber auch die Ausschlagsrichtung der Nachschwankung von der Atmung, also von der Lage des Herzens abhängig ist, schreiben wir das thorakale Elektrokardiogramm in tiefer Exspiration. Es genügt ja die Registrierung von wenigen Schlägen.

Ein eindeutig pathologisches Zeichen ist das Fehlen der *Q*-Zacke in Brustwandelektrokardiogrammen. Es spricht dieser Befund für eine Myokarderkrankung und findet sich nicht allzu selten als Rest eines abgelaufenen Koronarinfarktes. Deformierungen, Aufsplitterungen und Verbreiterungen der Anfangsschwankung gehen meist ebensolchen Veränderungen in den Standardableitungen parallel und haben dann die gleiche Bedeutung wie diese. Das Zwischenstück kann, wie weiter oben ausgeführt wurde, normalerweise eine Vertiefung bis zu 1 m und eine Erhöhung bis zu 0,5 mm, von der isoelektrischen Linie aus gerechnet, erfahren. Über dieses Maß hinausgehende Abweichungen sind, falls keine Digitalisierung vorausgegangen ist, als pathologisch zu bewerten. Digitalisierung kann exzessive Hochziehungen aber auch Senkungen des Zwischenstückes bewirken, so daß oft infarktähnliche Bilder entstehen. Ein sehr kurzes Zwischenstück, wo die Nachschwankung scheinbar direkt von der Anfangsschwankung abgeht, findet sich auch physiologischerweise. Einen der wichtigsten Hinweise auf eine Myokardschädigung gibt uns das Verhalten der *T*-Zacken. Ein positives *T 4* ist stets pathologisch, ein sehr h o h e s positives *T 4* ist für den Herzvorderwandinfarkt pathognomonisch. Der Herzhinterwandinfarkt hat meist kein so ausgeprägtes elektrokardiographisches Bild in den Brustwandableitungen, doch zeigen sich häufig auffallend tiefe, spitznegative *T*-Zacken. Hier ist noch zu erwähnen, daß das Elektrokardiogramm manchmal bei gesunden Kindern ein positives *T 4* aufdecken kann, daher die Ableitung im kindlichen Alter nicht jenen Wert besitzt, der ihr beim Erwachsenen zukommt.

In den folgenden Bildern ist die beschriebene vierte Ableitung stets als *th*(thorakale)-Ableitung bezeichnet. Kurve 44a zeigt das Brustwandelektrokardiogramm (*th*) eines herzgesunden 40jährigen Mannes. Die *P*-Zacke ist seicht negativ, die Überleitungszeit beträgt 190 σ. Die *Q*-Zacke ist deutlich nachweisbar, die spurweise gesenkte *S*-*T*-Strecke geht in ein negatives *T* über. In Kurve 44b, die ebenfalls von einem Herzgesunden stammt, sehen wir der *Q*-Zacke eine kleine positive Zacke vorausgehen. Die *S*-*T*-Strecke ist hier kaum angedeutet gehoben. Es liegen also zwei physiologische Variationen vor. Von den anderen bisher gezeigten thorakalen Ableitungen sind die in Kurve 23, 33 und 39 gezeigten normal. In Kurve 35 und 36 fehlt die *Q*-Zacke, in Kurve 35 ist außerdem das normalerweise negative *T* nicht nachweisbar. In Kurve 42 ist wohl eine *Q*-Zacke nachweisbar, diese ist jedoch viel zu klein. Die *Q*-Zacke der Kurve 38 ist auffallend tief, (für sich allein kein pathologischer Befund), daneben besteht eine deutliche Hochziehung der *S*-*T*-Strecke, die *T*-Zacke ist normal. Der Befund ist sehr suspekt auf eine Myokardschädigung. Kurve 45 stammt von einem durch längere Zeit digitalisierten Hypertoniker. Die *S*-*T*-Strecke ist stark hochgezogen, bogenförmig, so daß ein Koronarinfarkt vorgetäuscht werden könnte. Die vierte Ableitung ist gegen Digitalisierung überaus empfindlich, eine Tatsache, die sehr genau beachtet werden muß.

Andere besonders typische thorakale Ableitungen siehe auch unter den Kurven der Koronarinfarkte.

7. Das pathologisch kleine Elektrokardiogramm

Die Größe der Zacken des menschlichen Elektrokardiogramms zeigt normalerweise eine große Variationsbreite. Kleine Ausschläge nur in einer Ableitung sind ohne Bedeutung. Wir finden zum Beispiel kleine Ausschläge in Ableitung I, wie schon vorn erwähnt, bei der Steilstellung der elektrischen Herzachse. Kleine Ausschläge in Ableitung III treten hingegen wieder bei der Querstellung der elektrischen Herzachse auf. Sehr kleine Ausschläge in Ableitung II finden sich bei hohem *R 1* und *T 1* und tiefem *S 3* und *T 3*.

Von einem pathologisch kleinen Elektrokardiogramm sprechen wir dann, wenn der *Q R S*-Komplex in keiner Ableitung die Höhe von 5 mm überschreitet, wenn also seine Werte unter $^1/_2$ Millivolt liegen. Wir sprechen aus diesem Grunde auch von Niedervoltage.

Das pathologisch kleine Elektrokardiogramm kann auf zwei ursächliche Faktoren zurückgeführt werden, von denen der erste im Herzen selbst liegt, während der zweite außerhalb des Herzens wirkt.

Intrakardiale Ursachen: Pathologisch kleine Ausschläge finden sich sehr häufig im Gefolge schwerer Herzmuskelerkrankungen und zwar in zirka 3% der Fälle bei schwerer Koronarsklerose. Nicht allzu selten sind sehr niedrige, aufgesplitterte und verknotete Anfangsschwankungen der einzige Rest einer abgelaufenen Koronarthrombose. Kurve 46 zeigt das Elektrokardiogramm eines 68jährigen Patienten, der vor 10 Jahren einen damals sichergestellten Koronarinfarkt durchgemacht hat. Außer der hochgradigen Verkleinerung der Anfangsschwankung und der viel weniger verkleinerten Nachschwankung sehen wir in den drei Standardableitungen keine Zeichen eines alten Koronarinfarktes.

Aber auch höhergradige Mitralstenosen, schwere Infektionen (Kurve 35 und 36) und Anämien zeigen nicht allzu selten ein pathologisch kleines Elektrokardiogramm. Bei allen diesen Krankheitsprozessen können wir in unserem Schema der Abb. 33 eine Abnahme der Höhe der monophasischen Schwankung annehmen, wobei es zu einer Verminderung der Ausschlagsgröße im Elektrokardiogramm kommen muß. Diffuse Herzmuskelerkrankungen führen ja sicher zu einer Verminderung der lokalen Potentiale. Man hat aber nie die Berechtigung aus kleinen Ausschlägen allein, ohne Kenntnis des Falles, die Diagnose Myokardschädigung zu stellen, da auch extrakardiale Faktoren zu einer Verkleinerung der Ausschläge führen können. Nie ist es erlaubt, aus kleinen Ausschlägen auf eine verringerte Kontraktionsstärke des Herzens zu schließen, wie das leider so häufig geschieht. Das Elektrokardiogramm gibt uns Aufschluß über den Erregungsablauf, nicht aber über die Stärke der Systole.

Extrakardiale Ursachen: Das Myxödem bedingt typischerweise eine sehr dicke und trockene Hautdecke. Es kommt dadurch zu einer starken Erhöhung des Hautwiderstandes und damit zu einer Verkleinerung der Ausschläge des Elektrokardiogramms, vorwiegend der *P*- und *T*-Zacken, in etwas geringerem Grade auch der Anfangsschwankung. Nur zum Teil liegt die Ursache in einer vielleicht bestehenden Verquellung des Herzmuskels selbst; umgeht man nämlich den Hautwiderstand durch subkutane Nadelableitungen, so kommt es zu normal großen Ausschlägen. Der ausgesprochene plumpe und schlaffe Eindruck den das Herz im Röntgen beim Myxödem erweckt, dürfte also nicht nur auf einer myxödematösen Durchtränkung des Herzmuskels beruhen. Es dürfte wohl zum allergrößten Teil das Fehlen des sympathikotropen Aktivators der Systole infolge der Schilddrüsenhemmung zu der Erweiterung führen. Unter Verabreichung von Schilddrüsenpräparaten wird das Elektrokardiogramm normalisiert. Auch schwer dekompensierte Herzkranke mit chronischen Ödemen und trockener Haut zeigen, wohl infolge Kurzschlußwirkung, ein starkes Absinken der absoluten Voltwerte. Mit Besserung der Kompensation kehren auch hier die Voltwerte wieder zur Norm zurück.

Eine weitere extrakardial bedingte Verkleinerung der Ausschläge bewirkt der ausgedehnte perikardiale Erguß. Das Herz ist dabei von einem Flüssigkeitsmantel umgeben, die von ihm gebildeten Spannungsdifferenzen werden durch die Flüssigkeit zum großen Teil kurzgeschlossen, so daß von der Körperoberfläche nur geringe Spannungsunterschiede abgegriffen werden können. Mithin resultiert auch in diesem Falle ein pathologisch kleines Elektrokardiogramm.

Vor der Begutachtung eines Elektrokardiogramms mit kleinen Ausschlägen soll man sich aber immer durch Prüfung der Spannung, Schreiben einer Eichkurve (siehe S. 25) vergewissern, ob bei der Aufnahme keine technischen Fehler unterlaufen sind.

8. Das Schenkelblockelektrokardiogramm

Das His sche Bündel teilt sich im Septum ventriculorum in einen schmalen geschlossenen rechten und in einen sich bald nach seinem Abgang aufsplitternden linken Schenkel (Abb. 25 und 26). Eppinger und Rothberger fanden 1909, daß eine Injektion von Silbernitrat in das Kammerseptum auch mit nur sehr geringen Nekrosen, bei erhaltenem normalen Reizursprung, einen hochgradigen Einfluß auf die Breite und Ausschlagsrichtung des Kammerkomplexes hat. Sie nahmen daher an, daß in diesen Fällen eine Unterbrechung der Reizleitung in einem der Schenkel des Bündels eingetreten sein müsse. In Fortführung ihrer Versuche durchschnitten sie beim Hund die Schenkel des Reizleitungssystems und registrierten das Elektrokardiogramm in der Ableitung Anus-Ösophagus und erhielten bei Durchtrennung des linken Schenkels in allen drei Ableitungen ein konkordantes, nach aufwärts gerichtetes Kammerelektrokardiogramm, mit entgegengesetzten Endschwankungen. Es resultierte also ein diphasischer QRS-T-Komplex. Die Ausschläge waren besonders in Ableitung II und III hoch, wobei das hohe R direkt in das tief negative T überging. Wurde der rechte Schenkel durchtrennt, so resultierte ebenfalls ein diphasischer Kammerkomplex mit invertiertem QRS und positivem T. Die Anfangsschwankung ist in solchen Durchschneidungsversuchen beträchtlich verbreitert und aufgesplittert.

Im selben Jahre konnten EPPINGER und STOERK zwei Fälle von Patienten veröffentlichen, deren elektrokardiographische Kurven ganz ähnlich den im Tierversuch erzielten Kurven mit Durchschneidung des rechten Schenkels waren. Der Unterschied lag aber darin, daß diese Kurven einen ausgesprochen diskordanten Typus aufwiesen, daß der Kammerkomplex in Ableitung II und III wohl nach abwärts gerichtet, in Ableitung I aber nach aufwärts gerichtet war. Die T-Zacke war einer Diphasie entsprechend in Ableitung I negativ und in Ableitung II und III positiv. Beide Fälle zeigten bei der histologischen Untersuchung bindegewebige Unterbrechung des rechten Schenkels, während der linke Schenkel unversehrt war. Den Widerspruch zwischen konkordanten Kurven bei experimenteller Reizleitungsunterbrechung im Tierversuch und den diskordanten Kurven in der Humanpathologie versuchte LEWIS mit dem ungleichen anatomischen Verhalten der Reizleitung beim Menschen und Hund zu erklären. Es gelang ihm auch, durch Unterbrechung eines Schenkels beim Affen diskordante Kurvenbilder ähnlich den menschlichen Schenkelblockbildern zu erzielen.

Das menschliche Elektrokardiogramm läßt sich, wie Abb. 33 zeigt, aus den beiden Kurven der Erregungsintensität der Herzspitze und der Herzbasis ableiten. In der QRS–T-Gruppe spielen auch die vom rechten und linken Herzen gelieferten Spannungen eine wichtige Rolle. Da jede Kammer ihr eigenes Reizleitungssystem besitzt und von ihm aus aktiviert wird, so besitzen auch die beiden Kammern verschiedene Spannungen. Die richtige Relation dieser vier Faktoren garantiert das normale Elektrokardiogramm, das also von den rechts und links gebildeten Spannungen bestimmt wird und daher **Bikardiogramm** genannt wird. Störungen in den Beziehungen Herzspitze—Herzbasis, rechtes Herz—linkes Herz werden sich dementsprechend und zwangsläufig in starken Veränderungen der Kammerschwankung kundtun.

Im klinischen Bild unterscheiden wir zwischen zwei Haupttypen von Schenkelblockkurven, wobei wir die **häufigere Form** nach der alten Nomenklatur (siehe später) als **Rechtsschenkelblock** bezeichnen, während wir die viel **seltener** anzutreffende **Form** nach der alten Bezeichnung **Linksschenkelblock** nennen.

Häufige Schenkelblockform oder Rechtsschenkelblock

Bei einer Unterbrechung im rechten Schenkel des HISschen Bündels, **Block des rechten Schenkels**, kommt es zuerst zu einer Aktivierung der linken Kammer, die über den normalen Weg, über das intakte linksseitige Reizleitungssystem erfolgt. Der Weg zur rechten Kammer ist zunächst durch die Unterbrechung im rechten Schenkel gesperrt. Dementsprechend sehen wir im Elektrokardiogramm das Auftreten einer Linksform der Kammerschwankung, also einer hohen *R*-Zacke in Ableitung I und einer kleinen *R*-Zacke in Ableitung III, die von einer tiefen *S*-Zacke gefolgt ist. Das Elektrokardiogramm beginnt also mit der Aktionsspannung der linken Kammer. Damit erklärt sich auch die besondere Höhe der Ausschläge der Anfangsschwankungen in Schenkelblockkurven (siehe auch Abb. 38). Nach der Aktivierung der linken Kammer muß es nun auch zur Erregung der rechten Kammer kommen. Da der normale Reizleitungsweg blockiert erscheint, erfolgt die Erregung im Umweg über die linke Kammer. Die Erregung wird dabei durch das Septum in die rechte Kammer gelangen und sich hier über die Kammermuskulatur ausbreiten. Auch die Kammermuskulatur ist, wie schon auseinandergesetzt wurde, zur Reizleitung befähigt. Der rechte Ventrikel wird dabei, wie wir aus Tierversuchen wissen, um zirka 40 σ später erregt als der linke. Der rechte Ventrikel wird also um dieses Zeitmaß später aktiviert als der linke und kontrahiert sich daher entsprechend später. Man hat auf diesen Umstand das Auftreten des Galopprhythmus bei Schenkelblock zurückführen wollen. Das menschliche Ohr ist aber nicht imstande, so geringe Zeitunterschiede deutlich getrennt voneinander wahrzunehmen. Dieses Nacheinander der Erregung beider Kammern bedingt eine entsprechende Verbreiterung der Anfangsschwankung, die zwischen 100 bis 160 σ, aber auch darüber hinaus, liegt, während normalerweise die gleichzeitige Erregung der entsprechenden Kammerabschnitte den normal breiten *Q R S*-Komplex bedingt. Des öfteren sehen wir auf eine dünne, zarte, erste Zacke, welche die Erregungsausbreitung im ungestörten linksseitigen Reizleitungssystem anzeigt, eine verbreiterte, aufgesplitterte zweite Zacke folgen, die der nun gestörten Erregungsausbreitung nach rechts entspricht. Da die Erregung über gewöhnliche Kammermuskulatur erfolgt und nicht über spezifisches Gewebe geht, kommt es, da eine erregte Muskelfaser die Erregung auf die benachbarte übertragen muß, zu starken Aufsplitterungen und Verknotungen. Im normalen Elektrokardiogramm tritt zwischen dem Ende der Anfangsschwankung und dem Beginn der *T*-Zacke eine isoelektrische Linie auf, entsprechend dem Ausgleich aller Potentialdifferenzen im Herzen, da die Kammern ja mit Beendigung des *Q R S*-Komplexes voll aktiviert erscheinen. Bei einer Blockierung eines Schenkels kommt es aber nicht zum Ausgleich der Potentialdifferenzen, da der Erregungsprozeß nicht gleichzeitig eintritt, sondern von der rasch erregten linken Kammer, langsam über die Kammermuskulatur auf die rechte Kammer übergreift.

Während also in der rechten Kammer die Erregung noch langsam fortschreitet, kommt es in der linken Kammer bereits zur Desaktivierung. Dementsprechend sehen wir im Elektrokardiogramm auch keine horizontale Linie, die Endschwankung schließt unmittelbar an die Anfangsschwankung an. Sie zeigt dabei das charakteristische Verhalten in einer der Anfangsschwankung entgegengesetzten Richtung zu verlaufen. Dieser Befund ist wohl durch die Erregungsverspätung in einem Kammerabschnitt zu erklären. Wir sehen also die *S-T*-Linie in Ableitung I unter die isoelektrische Linie gesenkt und von einem negativen *T* gefolgt, während in Ableitung II und III die *S-T*-Linie eleviert ist und die *T*-Zacken positiv erscheinen.

In Kurve 47 sehen wir einen normalen Sinusrhythmus, die Überleitung beträgt 200 σ. Die Anfangsschwankung ist 170 σ breit, zeigt sehr hohe Ausschläge, ist aufgesplittert, verknotet, in Ableitung I und II nach aufwärts gerichtet, in Ableitung III nach abwärts gerichtet, zeigt also Diskordanz der Ausschlagsrichtung. Die *T*-Zacken verlaufen der Anfangsschwankung entgegengerichtet. *S-T* ist in Ableitung I und II gesenkt, in Ableitung III über die isoelektrische Linie erhoben. *T 1* und *T 2* ist negativ, *T 3* positiv.

Kurve 48 stammt von einer 48jährigen Frau mit schwerer Koronarsklerose. Es besteht eine regelmäßige Tachykardie von 140 Schlägen in der Minute. In Ableitung I können wir eine *P*-Zacke nachweisen, in Ableitung II und III ist sie in der absteigenden Linie des vorhergehenden *T* versteckt. Auch hier sehen wir das typische Bild der häufigen Schenkelblockform.

Da die Ursache für das Auftreten eines Schenkelblocks ausgedehntere Myokardherde sind (meist koronarsklerotischer, aber auch entzündlicher Natur), wobei eben einer das Reizleitungssystem an einem Bündelstamm unterbricht, findet sich manchmal eine verlängerte Überleitungszeit.

Wesentlich seltener als der jetzt beschriebene Rechtsschenkelblock, auch häufige Schenkelblockform genannt, sehen wir Kurvenbilder, die auf eine Blockierung des linken Schenkels zurückgeführt werden und dementsprechend seltene Schenkelblockform oder Linksschenkelblock bezeichnet werden. Auch hier hat das oben Gesagte seine volle Gültigkeit. Nur kommt es dabei, da der linke Schenkel als unterbrochen angenommen wird, zum Auftreten eines Rechtstypus, also zur Ausbildung einer tiefen *S*-Zacke in Ableitung I und einer hohen *R*-Zacke in Ableitung III. Die Aufsplitterung, Verknotung, Verbreiterung der Anfangsschwankung tritt auch hier auf und erklärt sich aus dem schon oben Gesagten. Daß dieses Bild viel seltener zu finden ist, wurde mit dem histologischen

Verhalten des linken Schenkels des HIS schen Bündels zu erklären versucht. Während der rechte Schenkel schmal und geschlossen eine ziemliche Strecke verläuft und daher durch einen kleinen Herd wesentlich leichter unterbrochen und außer Funktion gesetzt werden kann, spaltet sich der linke Schenkel bald nach seinem Abgang rasch in eine ganze Anzahl von feinen Ästen auf. Zu einer vollständigen Unterbrechung bedarf es daher hier einer ganzen Anzahl kleinerer Herde oder eines großen Herdes, der das ganze Ausbreitungsgebiet des linken Schenkels umfaßt. MAHAIM konnte außerdem zeigen, daß der rechte Schenkel nur von einer Koronararterie versorgt wird, während der linke Schenkel aus dem Gebiete beider Koronarien ernährt wird. Daher bewirken Gefäßstörungen, als häufigste Ursache des Schenkelblockes, viel leichter eine Unterbrechung des rechten Schenkels. Der linke Schenkel, der eine bessere Blutversorgung zeigt, soll wiederum leichter von entzündlichen Prozessen, die von den Mitralklappen oder Aortenklappen auf das Septum übergreifen, befallen werden.

Kurve 49 zeigt das charakteristische Bild einer seltenen Schenkelblockform. Wir sehen eine auf 140 σ verbreiterte Anfangsschwankung, die deutliche Aufsplitterung und Verknotung zeigt. Sie ist in Ableitung I nach abwärts gerichtet, in Ableitung III nach aufwärts gerichtet. Die S-T-Strecke und die T-Zacke verläuft in einer der Hauptschwankung entgegengesetzten Richtung. Die Kurve stammt von einer 46jährigen Patientin mit Mitralstenose.

Ab und zu kommen auch Schenkelblockelektrokardiogramme zur Beobachtung, die, wie im Tierversuch, eine Konkordanz der Zackenrichtung aufweisen. Hier ist die Bezeichnung, ob es sich um einen Rechts- oder Linksschenkelblock handelt, sehr umstritten. Kurve 50 zeigt eine solche Kurve. Die Anfangsschwankungen sind hier in allen drei Ableitungen nach aufwärts, die S-T-Strecken und die T-Zacken der Hauptschwankung entgegengesetzt gerichtet.

Die klassische Erklärung der oben beschriebenen Kurvenbilder als Rechts- oder Linksschenkelblock blieb aber nicht unbestritten. Schon 1919 veröffentlichten OPPENHEIMER und PARDEE Schenkelblockkurven, die bei der histologischen Untersuchung nicht die alte klassische Theorie bewiesen. Diese Tatsachen scheinen beim ersten Eindruck verwirrend, man muß sich aber vor Augen halten, daß wohl ein exakter Vergleich von klinischem Befund und anatomisch-histologischem Bild von größtem Werte ist, daß aber eine genaue Untersuchung des spezifischen Systems in seiner ganzen Ausdehnung wohl zu den schwierigsten Aufgaben gehört.

So wurden wohl eine ganze Anzahl von histologischen Untersuchungen von Herzen mit Schenkelblock-Elektrokardiogrammen vorgenommen und veröffentlicht, die zum Teil die alte klassische Theorie der Entstehung des Schenkelblocks bewiesen. Hier sei insbesonders die exakte Arbeit von MAHAIM erwähnt. Eine ganze Anzahl von Veröffentlichungen aber stieß die klassische Theorie um, indem sie bei Rechtsschenkelblockkurven Unterbrechungen im linken Schenkel und bei Linksschenkelblockkurven im rechten Schenkel histologisch nachweisen ließen. Nicht alle dieser Untersuchungen halten einer strengen Kritik Stand. In einer Anzahl von Fällen wurde, wie das aber unbedingt gefordert werden muß, das Reizleitungssystem nicht in seiner ganzen Ausdehnung histologisch untersucht. Man begnügte sich nur mit der histologischen Durchforschung bestimmter Abschnitte. In einem Großteil der Fälle finden sich aber neben der Unterbrechung eines Schenkel Herde, die zum Teil den anderen Schenkel schädigen, wenn auch nicht ganz unterbrechen. Bei objektiver Einstellung scheint die exakte Beurteilung der histologischen Befunde von Schenkelblockkurven noch nicht sichergestellt zu sein. Auch auf Grund experimenteller Beobachtungen und theoretischer Überlegungen wurde die klassische Theorie der Entstehung der Schenkelblockkurven stark bezweifelt. So behauptete schon 1920 FAHR durch seine Überlegungen über die Potentialrichtungen des Herzens, daß die klassische Schenkelblocknomenklatur falsch sei.

Amerikanische Autoren fanden bei gleichzeitiger Registrierung von Elektrokardiogramm und Puls der Arteria subclavia, daß in Fällen von Rechtsschenkelblockkurven (nach der alten Nomenklatur) der Puls an der Arteria subclavia verspätet kommt. Man nahm das als Beweis dafür, daß der linke Ventrikel später aktiviert wird, mithin ein Linksschenkelblock vorliegt. In Fortführung dieser Versuche registrierten ebenfalls amerikanische Autoren gleichzeitig das Elektrokardiogramm, den Puls der Arteria carotis, den Iktus und mittels Röntgenkymographie die Pulsation der Aorta und Arteria pulmonalis. Auch sie fanden dabei, daß beim häufigen Schenkelblocktyp die linke Kammer sich etwas später kontrahiert als die rechte, daß also in diesem Falle ein Block des linken Schenkels vorliegen müsse. Experimentell konnte sowohl im Tierversuch als auch am freigelegten Herzen eines Patienten mit suppurativer Perikarditis nachgewiesen werden, daß die in einer Kammer ausgelösten Extrasystolen fast die gleiche Form und das gleiche Aussehen haben wie die Kammerkomplexe einer Schenkelblockkurve, wo der Schenkel der entgegengesetzten Seite blockiert erscheint. Auch aus diesen Überlegungen heraus kommen die Autoren zu dem Schluß, daß die klassische Auffassung der Schenkelblockdeutung falsch sei. WILSON und seine Mitarbeiter haben Untersuchungen an Hunden mit experimentell erzeugten Schenkelblock und an Patienten mit Schenkelblockelektrokardiogrammen vorgenommen, wobei sie eine „differente“ Elektrode direkt an verschiedene Stellen des bloßgelegten Herzens des Versuchstieres anbrachten oder mit „semidirekter“ Ableitung von einzelnen Stellen des Präkordiums eines Patienten dasselbe zu erzielen versuchten. Die zweite „indifferente“ Elektrode wurde möglichst herzfern angebracht. Dabei läßt sich deutlich der Beginn der Aktivierung in dem gerade unter der differenten Elektrode befindlichen Abschnitt des Herzens aus dem plötzlichen Ansteigen der Negativität ablesen. Die Autoren konnten damit im Tierversuch deutlich zeigen, daß derjenige Ventrikel, der dem durchschnittenen Schenkel des Bündels entspricht, wesentlich später aktiviert wird. Auch im Elektrokardiogramm des Menschen mit Schenkelblock erscheint die Negativität natürlich später über der Herzkammer, deren Schenkel unterbrochen ist. Aus den sich bei den Untersuchungen ergebenden Befunden schlossen Wilson und seine Mitarbeiter, daß der rechte Ventrikel bei der häufigen Schenkelblockform früher aktiviert wird, daß also der linke Schenkel unterbrochen sein muß, bei der seltenen Schenkelblockform liegt dann eine rechtsseitige Blockierung vor. Besonders verwirrend wurde die Streitfrage, als bei einer experimentellen Durchtrennung des rechten Schenkels bei einem Hundeherzen festgestellt werden konnte, daß durch Lageänderung des Herzens die Richtung der Ausschläge und damit das ganze Schenkelblockbild geändert werden konnte. Es fanden sich auch beim Menschen Schenkelblockbilder, die hochgradige Beeinflussung durch die verschiedenen respiratorischen Phasen erkennen ließen, die bald das Bild eines rechtsseitigen und bald das eines linksseitigen Schenkelblockes boten.

Schwierigkeiten bereitet auch die erst später gewonnene Kenntnis, daß es histologisch nachweisbare Unterbrechungen von einem Schenkel des Hisschen Bündels gibt, ohne daß die früher als charakteristisch bezeichnete Verbreiterung der Anfangsschwankung auftritt. So beobachtete Mahaim einen Fall mit sichergestelltem histologischen Befund, der eine Anfangsschwankung von nur 90 σ aufwies. Man nimmt an, daß die stärkeren Verbreiterungen der Anfangsschwankungen nicht nur auf die Unterbrechung einer bestimmten Faser im spezifischen System zurückzuführen sind, sondern daß daneben auch noch Erkrankungsherde in der Kammermuskulatur und in den peripheren Teilen des spezifischen Systems vorliegen, die dann erst das typische Bild hervorrufen. Auch die besonders hohen Ausschläge, die für das Schenkelblockelektrokardiogramm typisch sind, lassen sich nicht in allen Fällen nachweisen. Wie früher schon auseinandergesetzt wurde, können diffuse Myokarderkrankungen zu stärkerer

Verkleinerung der Ausschläge führen und so können sich auch beim Schenkelblockelektrokardiogramm, wenn dieses mit einer diffusen und schweren Koronarerkrankung verbunden ist, kleine Ausschläge finden.

Da es bei den verschiedensten Myokarderkrankungen und bei Kurven mit Erregungsüberdauern (siehe S. 89) ohne Unterbrechung eines Schenkels des Reizleitungssystems ebenso zu deutlicher Verbreiterung der Anfangsschwankung mit entgegengesetzt gerichteter Endschwankung kommen kann, ist eine sichere Abtrennung nach dem oben Gesagten nicht immer möglich. Es besteht also die Gefahr, viel zu häufig Schenkelblockelektrokardiogramme zu diagnostizieren. Aus praktischen Gründen sollen wir daher nur typische Fälle als Schenkelblockkurven erklären, Fälle, die alle anfangs besprochenen Veränderungen aufweisen: Hohe Ausschläge, verbreiterte aufgesplitterte Anfangsschwankung, entgegengesetzt gerichtete Endschwankung. Je nachdem ob ein Rechts- oder Linkstypus vorliegt, sprechen wir dann von einer häufigen oder seltenen Schenkelblockform. Da in den meisten Fällen eine diffuse Erkrankung des Myokards vorliegt, so ist eine nähere Beschreibung, ob Rechts- oder Linksschenkelblock besteht, für den Praktiker nicht wesentlich. Sicher ist, und das ist wohl das Wichtigste, daß eine intraventrikuläre Leitungsstörung besteht und daß Erkrankungsherde im Myokard vorliegen.

Nicht immer handelt es sich bei den Schenkelblockkurven um dauernde Zustände, ab und zu treten diese erst während eines Angina pectoris-Anfalles oder unter einem Arbeitsversuch auf, als Folge der dadurch ausgelösten Reizleitungsstörung in einem während der Ruhe noch normal leitfähigem Schenkel.

Der partielle Schenkelblock

Auch das Reizleitungssystem in einem der beiden Schenkel kann periodisch immer wieder ermüden. Bei sonst normaler Reizleitung und Erregungsausbreitung registrieren wir ein normales Elektrokardiogramm, das periodisch immer wieder von Schenkelblockschlägen mit gleicher Überleitungszeit (die Störung sitzt ja unterhalb des A.-v -Knotens) unterbrochen wird. Im Gegensatz zu ventrikulären Extrasystolen fallen diese Schläge zur normalen Zeit ein und es geht ihnen, wie das schon auseinandergesetzt wurde, ein rechtzeitiges *P* mit normaler Überleitungszeit voraus. Tritt nach jedem Normalschlag ein Schenkelblockschlag auf, so sprechen wir von einem 2 : 1-Schenkelblock, wird nur jeder dritte Schlag abnorm geleitet, von einem 3 : 1-Schenkelblock und so weiter (siehe Kurve 57 und S. 122).

9. Atypischer Rechtsschenkelblock, sogen. WILSON-Block

Erst in den letzten Jahren wurden, vorwiegend von amerikanischen Autoren, ganz charakteristische Kurvenbilder beschrieben, die nicht allzuselten zu finden sind. Wir beobachten dabei, wie bei verbreiterter Anfangsschwankung auf eine schlanke unaufgesplitterte Zacke der Anfangsschwankung eine verbreiterte und aufgesplitterte folgt. Wir finden daher in Ableitung I ein zartes *R*, dem ein aufgesplittertes verbreitertes *S* unter Bildung einer deutlichen Stufe folgt, während wir in Ableitung III ein deutliches, schlankes *Q* nachweisen können, dem ein verbreitertes und aufgesplittertes *R* nachfolgt. Die *T*-Zacken sind, im Gegensatz zu typischen Schenkelblockkurven, in Ableitung I und II positiv, in Ableitung III negativ. Die Deutung dieser Elektrokardiogramme ist noch sehr umstritten, eine genaue histologische Untersuchung eines Falles mit einem solchen Kurvenbild ist noch ausständig. Eine ganze Anzahl von Autoren nimmt aber auf Grund von Tierversuchen an, daß es sich hierbei um einen Rechtsschenkelblock handelt. Es konnten nämlich bei direkter Ableitung des Elektrokardiogrammes vom Herzen des Versuchtstieres mit Durchschneidung des rechten Schenkels ähnliche Kurvenbilder erzielt werden. Die erste, schlanke Zacke entspricht dabei der Erregungsausbreitung in der ersten Kammer über den erhaltenen Schenkel, während die zweite Kammer über Umwege erregt wird, wodurch es zur Entstehung der aufgesplitterten und verknoteten zweiten Zacke der Anfangsschwankung kommt. Die normalen Nachschwankungen sprechen allerdings gegen die Auffassungen der Kurvenbilder als Schenkelblockelektrokardiogramme.

Die von einzelnen Autoren mitgeteilte Gutartigkeit dieser Elektrokardiogramme können wir nicht bestätigen. Relativ häufig finden wir diese Kurvenbilder im Verlaufe einer Koronarthrombose oder nach Myokarditiden. Es handelt sich aber nicht immer um einen konstanten Befund. So konnten wir in letzter Zeit einen Fall mit schwerer Koronarsklerose und Asthma bronchiale beobachten, wo der WILSON-Block unter Euphyllin einem normalen Elektrokardiogramm Platz machte.

Kurve 51 stammt von einem 58 Jahre alten Mann mit schweren stenokardischen Beschwerden. Der Patient hatte vor vier Jahren einen Koronarinfarkt der Vorderwand der linken Kammer erlitten. Als Rest finden wir noch in der vierten Ableitung ein hochpositives *T*, bei nur angedeutetem *Q*. Wir sehen sonst einen regelmäßigen Sinusrhythmus mit normaler Überleitungszeit von 150 σ. Die Anfangsschwankung ist 120 bis 130 σ breit, auf ein hohes, schmales *R* in Ableitung I folgt ein verbreitertes, aufgesplittertes, verdicktes *S* unter Bildung einer Stufe (sogenannte *S*-Stufe). In Ableitung III folgt auf eine schlanke deutliche *Q*-Zacke ein aufgesplittertes verbreitertes *R*. Das *T 1* ist normal positiv, *T 2* etwas seicht positiv, *T 3* ist negativ. Ableitung I und III scheinen spiegelbildlich vertauscht, ein Befund, der häufig zu erheben ist.

Kurve 52 stammt ebenfalls von einem älteren Koronarinfarkt. Hier handelt es sich um einen 63jährigen Mann, der mit 40. Jahren einen akuten Koronarinfarkt durchmachte. Seit dieser Zeit leidet er an starken anfallsweisen Herzschmerzen, besonders bei Kälteeinwirkung. Das Elektrokardiogramm zeigt hier eine 120 σ messende Anfangsschwankung, die wieder auf Kosten der zweiten aufgesplitterten Zacke verbreitert erscheint.

Kurve 53 zeigt das Elektrokardiogramm einer 28jährigen Frau mit postendokarditischem Mitralvitium. Der auch hier typisch ausgebildete WILSON-Block (Anfangsschwankung mit 120 σ eindeutig verbreitert, auf eine schlanke Zacke der Anfangsschwankung folgt eine aufgesplitterte) ist wohl auf eine durchgemachte begleitende Myokarditis rheumatica zurückzuführen.

10. Der Verzweigungsblock (auch Astblock oder Arborisationsblock genannt)

Bei breiter subendokardialer Ausdehnung von Myokarderkrankungen mit diffuser Schädigung der PURKINJE-Fasern finden wir ein Elektrokardiogrammbild, das durch sehr aufgesplitterte, verbreiterte und auffallend niedrige Anfangsschwankungen ausgezeichnet ist. Die Aktivierung der Kammern wird auf dem langsamer leitenden Weg der Arbeitsmuskulatur erfolgen. Das Nacheinander der Erregung über immer nur kleinere Muskelbezirke bedingt die starke Verbreiterung und infolge der niedrigen Spannungen eine kleinere Anfangsschwankung. Die für den Schenkelblock typische Diphasie des Kammerkomplexes fehlt oft, in vielen Fällen ist sie aber auch hier nachweisbar. Man hat, um diese Kurvenbilder von Schenkelblockbildern abtrennen zu können, ganz willkürliche Grenzwerte angenommen. Im Elektrokardiogramm eines Verzweigungsblockes soll die Anfangsschwankung nicht unter 120 σ breit sein, ihre Höhe soll, bei normaler Eichung, 4 mm nicht überschreiten. Es ist nur zu selbstverständlich, daß wir immer wieder auf Kurven stoßen, die eine sichere Differentialdiagnose zwischen Verzweigungsblock und Schenkelblock mit niedriger Anfangsschwankung nicht erlauben. Die thorakale Ableitung zeigt meist, im Gegensatz zu den Standardableitungen, auffallend hohe Ausschläge.

Die anatomischen Grundlagen des Verzweigungsblockes sind diffuse Schädigungen des Myokards beider Ventrikel, namentlich im Gefolge schwerer Koronarsklerosen. Aber auch bei luischen Herzmuskelerkrankungen, bei schwersten Myokarditiden sehen wir das Auftreten des oben beschriebenen Elektrokardiogrammes. Es bestehen also ausgedehnte, meist progrediente Prozesse, höchst selten finden wir einen Verzweigungsblock nach abgelaufenen Herzmuskelschädigungen überdauernd. Auch der Verzweigungsblock kann ein reversibler Zustand sein. So finden sich solche Kurven manchmal bei einem Belastungselektrokardiogramm oder während einer Tachykardie (bei normalem Ruheelektrokardiogramm) als Ausdruck einer latenten Koronarinsuffizienz.

In Kurve 54 besteht arrhythmische Herztätigkeit, *P*-Zacken sind nicht nachweisbar. Die Anfangsschwankung ist auf 150 σ verbreitert, aufgesplittert, verknotet und auffallend niedrig (bei normaler Eichung). In Ableitung I nach aufwärts gerichtet, in Ableitung II und III nach abwärts gerichtet. Die *S*-*T*-Strecke ist in Ableitung I spurweise gesenkt, in Ableitung II und III etwas gehoben. Die *T*-Zacken sind auffallend flach. In der vierten Ableitung ist die Anfangsschwankung wesentlich höher. Es besteht hier ein typischer Verzweigungsblock mit Vorhofflimmern. Die Kurve stammt von einem Fall mit schwerer Koronarsklerose.

Kurve 55 stammt von einer luischen Koronarstenose. Hier sehen wir fast dasselbe Bild wie in Kurve 54, nur besteht hier Sinusrhythmus mit auf 230 σ verlängerter Überleitungszeit.

Eine zweite Theorie über die Genese des Verzweigungsblockes nimmt für seine Entstehung partielle Blockierungen beider Bündelschenkel an und spricht daher von doppelseitigem partiellen Schenkelblock. Für diese Theorie spricht nur die auffallende Größe der Ausschläge der thorakalen Ableitung, die man ja auch beim Schenkelblockelektrokardiogramm findet. Alle anderen Beobachtungen und physiologischen Vorstellungen deuten aber auf ausgedehnte Schädigungen zahlreicher kleiner Äste des Atrioventrikularsystems und sprechen daher für die zuerst genannte Auffassung. Im Tierversuch lassen sich kaum die Grundlagen zur Erzeugung eines Verzweigungsblockes schaffen.

Die Prognose dieser Kurven ist schlecht, was insbesondere beachtet werden muß, da häufig der klinische und röntgenologische Befund normal sein können.

11. Der Wert des Arbeitsversuches zur Erkennung von Koronarstenosen

Nur eine beschränkte Anzahl, vorwiegend die schwersten Fälle einer organischen Angina pectoris, zeigen im Ruheelektrokardiogramm Veränderungen des Zwischenstückes und der Nachschwankung. Bei diesen hat die Koronarinsuffizienz schon zu einer schwerwiegenden, wenn auch in vielen Fällen durch Medikation von koronarerweiternden Medikamenten auch elektrokardiographisch noch besserbaren Schädigung des Muskels geführt. Wie wichtig aber gerade die Erkennung der Frühformen der Angina pectoris im Hinblick auf Therapie und Prognosestellung heute ist, wird wohl allgemein anerkannt. Die Anamnese läßt in vielen Fällen vollkommen in Stich, da ein Großteil der Patienten allzugenau das Krankheitsbild der Angina pectoris kennt und dadurch leicht Täuschungen unterworfen ist.

Der im Angina pectoris-Anfall auftretende Schmerz beruht auf einer Minderdurchblutung des Herzens, die zum Teil nur relativ ist. Koronarsklerotische Arterien werden dem verstärkten Sauerstoffverbrauch des Herzmuskels bei etwas rascherem Gehen nicht nachkommen können, es kommt zur Ischämie und damit zum Schmerzanfall. Das gehäufte Auftreten von solchen Anfällen muß mit der Zeit durch die immer wiederkehrende Sauerstoffarmut des Herzmuskels zur Herzmuskelschädigung führen, wobei aber noch gesagt werden muß, daß eine ganze Reihe von schwerdekompensierten Herzkranken auf Grundlage einer hochgradigen Koronarsklerose niemals Schmerzanfälle erlitten. Auch die stenokardischen Beschwerden bei einer Aorteninsuffizienz, einer Mitralstenose, während Blutdruckkrisen oder im Rahmen einer Anämie, beruhen auf einer Minderdurchblutung des Herzens, bedingt durch das vorliegende Krankheitsbild.

Schreibt man während eines Angina pectoris-Anfalles ein Elektrokardiogramm, so kommt es zu Veränderungen des Zwischenstückes und der Nachschwankung, es zeigt sich also der Anfall elektrokardiographisch in deutlichen, vorübergehenden Zeichen einer Myokardschädigung. Da man aber nur selten Gelegenheit hat, das Elektrokardiogramm während eines Angina pectoris-Anfalles zu schreiben, versuchten Scherf und Mitarbeiter mit einer Belastungsprüfung des Herzens bei einem Angina pectoris-Verdächtigen dasselbe zu erreichen und die Diagnose organische Angina pectoris durch das Auftreten von solchen Veränderungen erhärten zu können. Während der Herzgesunde nach raschem Ersteigen einer bis 40 m hohen Treppe keine wesentliche Änderung des Elektrokardiogrammes erkennen läßt (außer Auftreten einer deutlicheren T_a-Welle, Senkung des Zwischenstückes bis höchstens 1 mm unter die isoelektrische Linie, Erhöhung der *T*-Zacke durch Steigerung des Sympathikustonus) zeigt das Elektrokardiogramm von Kranken mit in Ruhe latenter Koronarinsuffizienz, durch das Auftreten der Ischämie während des Arbeitsversuches schwerwiegende Veränderungen. Es kommt zu deutlicher Senkung des Zwischenstückes unter die isoelektrische Linie in einer oder in allen drei Ableitungen, die *T*-Zacke wird beträchtlich abgeflacht auch negative *T*-Zacken können auftreten. Da die Veränderungen oft sehr flüchtig sind, doch manchmal erst einige Zeit nach dem Arbeitsversuch auftreten, empfiehlt es sich, das Elektrokardiogramm unmittelbar nach Arbeit, weiter nach 1, 2, 5 und 10 Minuten zu schreiben. In einer Reihe von Fällen treten dabei deutlichste pathologische Veränderungen auf, ohne daß es zu einer Schmerzreaktion kommen muß. Die Arbeitsleistung muß streng dosiert werden. Bei Patienten, die schon nach kleinen Anstrengungen über Herzschmerzen klagen, genügt meist schon mehrmaliges Auf- und Niedersetzen zur Auslösung einer pathologischen Kurve, während Patienten, die erst nach größeren Anstrengungen Druckgefühl in der Herzgegend bekommen, mehrere Stockwerke ersteigen können. Immer aber haben wir uns vor der Ausführung eines Arbeitsversuches durch anamnestische Befragung, exakte klinische Untersuchung und Schreibung eines Ruheelektrokardiogrammes davon zu überzeugen, daß kein Koronarinfarkt vorliegt, der eine strenge Kontraindikation gegen den Arbeitsversuch bildet. Ebenso werden wir, wenn schon das Ruheelektrokardiogramm Zeichen einer Myokardschädigung aufweist, von der Vornahme eines Arbeitsversuches Abstand nehmen, da ja mit dem vorliegenden Befund die Diagnose organische Angina pectoris schon gesichert erscheint.

Der positive Arbeitsversuch beweist uns das Vorliegen von Durchblutungsstörungen. Ein negativer Arbeitsversuch spricht aber nicht gegen eine Stenose eines Koronarostiums, da ja auch beträchtliche Stenosen durch Versorgung aus dem Gebiet der anderen Koronararterie noch ausgeglichen werden können.

Das normale Ruheelektrokardiogramm einer 32jährigen Frau mit Mesaortitis simplex, die bei größeren Anstrengungen über Druckgefühl in der Herzgegend klagt, sehen wir in Kurve 56a. Nach Ersteigen von 30 Treppen in nur wenig beschleunigtem Tempo tritt ein leichtes Druckgefühl hinter dem Brustbein auf. Das sofort niedergeschriebene Elektrokardiogramm, Kurve 56b, zeigt eine Senkung des Zwischenstückes in Ableitung I. Die früher normalpositive *T*-Zacke in derselben Ableitung ist jetzt isoelektrisch. Der Arbeitsversuch ist positiv, bei der Patientin besteht eine luische Stenose eines oder beider Koronarostien.

Seltener treten während eines Arbeitsversuches Reizleitungsstörungen der verschiedensten Grade auf. Das Ruheelektrokardiogramm kann auch bei Auftreten solcher Störungen vollkommen normal sein. Das Reizleitungssystem ermüdet erst unter der größeren Beanspruchung bei der Arbeit, während es in der Ruhe, bei minderer Beanspruchung noch alle Reize normal bilden und senden kann. Es hilft uns also auch das Auftreten solcher Veränderungen in der Beurteilung von latenten Myokardschädigungen weiter.

Kurve 57 stammt von einer 64jährigen Patientin mit einem normalen Ruheelektrokardiogramm vom Linkstypus. Während eines Arbeitsversuches war ein Schenkelblockelektrokardiogramm vom häufigen Typus aufgetreten, das zwei Minuten bestehen blieb. In der Kurve 57, die zwei Minuten nach dem Ersteigen von 15 Treppen angefertigt wurde, sehen wir am Anfangsteil der Kurve zuerst einen Schenkelblockschlag (es handelt sich um Ableitung III), auf den im Gegensatz zu einer Bigeminie ein Schlag mit der gleichen Überleitung folgt, der eine wesentlich geringere intraventrikuläre Leitungsstörung aufweist. Auf diesen folgt, im gleichen Abstand, wieder ein dem ersten Schlag vollkommen gleichgebauter. Der nächste Schlag gleicht ganz dem zweiten, worauf normalgebaute Schläge einfallen und damit die Leitungsstörung abbricht. Es besteht mithin in diesem Falle als Zeichen der intraventrikulären Leitungsstörung unter stärkerer Beanspruchung im Anfangsteil der Kurve ein 2:1-Schenkelblock (siehe S. 116).

12. Regulationsprüfung des Kreislaufs nach F. SCHELLONG[1, 2]

Die Regulationsprüfung des Kreislaufs nach SCHELLONG findet heute schon allgemeine Anwendung in der Differentialdiagnose des funktionellen Verhaltens von Herz und Gefäßen. Durch die nach drei verschiedenen Richtungen forschenden Teiluntersuchungen wird die Leistung der Regulationsprüfung gegenüber allen ähnlichen Versuchen gesteigert. Die Funktionsprüfung ist leicht durchführbar, muß aber selbstverständlich erlernt werden, um wirklich damit jenes Ergebnis erzielen zu können, das sie bei der großen Leistungsbreite geben kann.

Die drei Teilprüfungen sind folgende:

Erste Prüfung: Messung des systolischen und diastolischen Blutdruckes und der Pulszahl im Liegen, dann sofort nach Aufstehen

[1]) Einzelheiten müssen in der Originalarbeit von F. SCHELLONG nachgelesen werden: Kreislaufbücherei Band 2.

[2]) Für die gütige Überlassung der Bilder sind wir Herrn Prof. SCHELLONG sehr zu Dank verpflichtet.

und während der aufrechten Stellung in Minutenabständen und endlich sofort nach dem Niederlegen und in Minutenabständen während des Liegens. Das Ergebnis der ersten Einzelprüfung gibt uns Aufschluß über das Verhalten der Gefäße. Diese Probe ist vom Nervensystem weitgehend abhängig.

Zweite Prüfung: Messung des systolischen und diastolischen Blutdruckes und der Pulszahl sofort nach Treppensteigen und weiter in Minutenabständen danach. Die zweite Teilprüfung zeigt Beeinflussung vom Zustand des Herzens, vom Verhalten des Gefäßsystems und des Nervensystems.

Dritte Prüfung: (wird gleichzeitig mit der zweiten Prüfung ausgeführt): Messung der Dauer der Anfangsschwankung im Elektrokardiogramm vor dem Treppensteigen, sofort danach und weiter in Minutenabständen. Aus dem Ausfall dieser dritten Teilprüfung wird auf die Reaktionsweise des Herzens geschlossen, da dieser Teil nur vom Zustand des Herzens abhängig ist.

Zur Methodik der Regulationsprüfung wäre zu erwähnen, daß man die Pulszahl elektrokardiographisch mißt, da man dabei mit viel kürzeren Zeitspannen auskommt und die Pulsschreibung gleichzeitig mit der Blutdruckbestimmung registrieren kann. Für die zweite Teilprüfung läßt man den Patienten eine Treppe von 25 Stufen zweimal herauf- und hinunterlaufen, in einem Tempo, das für den Patienten eine gewisse Anstrengung bedeutet. Die Geschwindigkeit des Laufens wird also individuell sehr verschieden sein. Bei der dritten Teilprüfung wird die Breite des *QRS*-Komplexes vor und nach dem Treppenlaufen gemessen. Da nach Anstrengung sich leicht Verzitterungen in den Kurven der Extremitätenableitungen einstellen, leitet man besser vom Thorax ab. Die Elektroden (am besten Kupferplatten mit etwa 5 cm Durchmesser) werden mit Heftpflaster an der Haut befestigt und bleiben während der ganzen Untersuchung liegen. Um dabei möglichst trennscharfe *QRS*-Komplexe zu bekommen, haben sich ganz bestimmte Ableitungen als optimal erwiesen. Eine Elektrode legt man unter das rechte Schlüsselbein, die zweite kommt an den linken Rippenbogen. Die so gewonnene Ableitung entspricht also ungefähr der zweiten Extremitätenableitung. Da sich die Änderungen der *QRS*-Breite nach dem Treppensteigen gegenüber den normalen nur in $^1/_{1000}$-Sekunden zeigen, wird eine größere Genauigkeit der Ablesung durch schnelleren Filmtransport erzeugt. Am besten empfiehlt sich eine Transportgeschwindigkeit des Papiers von 100 bis 150 mm pro Sekunde. Von einer ganzen Anzahl von Firmen wurden schon eigene schnellaufende Kasettenträger in den Handel gebracht. Abb. 39 zeigt langsame und rasche Schreibung des Elektrokardiogramms in allen drei Ableitungen. Zur Berechnung mißt man die Werte der Dauer von 6 QRS-Komplexen und nimmt davon den Durchschnitt. Die Ausmessung der QRS-Dauer geschieht am besten durch Bezeichnung des Anfanges und des Endes der Zackengruppen mittels dünner Bleistiftstriche, womöglich unter Zuhilfenahme einer Lupe. Da der Film meist nicht gleichmäßig läuft, stellen wir zunächst durch Anlegen von Millimeterpapier fest, wieviel Millimeter der Film in 100 σ durchlaufen hat. Die Zeitmarken haben, wie weiter oben

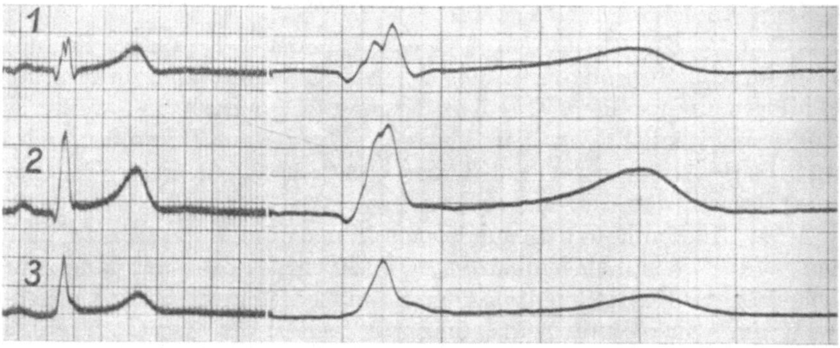

Abb. 39. Langsame und rasche Schreibung des QRS-Komplexes in drei Ableitungen. (Siemens-Apparat.)

schon angeführt wurde, beim Siemens-Apparat einen Abstand von 50 σ. Dann wird die Breite des QRS-Komplexes an Hand der Bleistiftstriche gemessen. Die Berechnung geschieht dann folgendermaßen:

$$\frac{100 \cdot QRS\text{-Breite in mm}}{\text{Abstand zweier Zeitmarken } (100\,\sigma) \text{ in mm}} = QRS\text{-Breite in } \sigma.$$

Beispiel: Filmlauf 11,8 mm pro 100 σ, QRS-Breite 10,2 mm

$$\frac{100 \cdot 10{,}2}{11{,}8} = 1020 : 11{,}8 = 86{,}4\,\sigma.$$

Bedeutung der einzelnen Teile der Regulationsprüfung

Erste Teilprüfung: Herzkrankheiten beeinflussen das Verhalten des Blutdruckes und der Pulsfrequenz in aufrechter Körperstellung nicht. Hier besteht nur deutliche Abhängigkeit von den peripheren Regulationen und vom Nervensystem. Sinken des systolischen Blutdruckes im Stehen, über 15 bis 20 mm hinausgehend, spricht für Versagen der Regulationsmechanismen. Dabei unterscheiden wir hypotonische und hypodynamische Störungen. Bleibt der diastolische Blutdruck gleich oder steigt er sogar etwas an, so spricht dies für eine hypotonische Störung. Diese findet sich besonders ausgesprochen bei Menschen mit „hypotonischem Symptomenkomplex", bei Rekonvaleszenten, bei Fettleibigen mit schlaffen Bauchdecken. Diese Störung zeigt uns, daß trotz guter Regulationsvorgänge durch abnorm weite periphere Gefäßbezirke ein ungenügendes Minutenvolumen vorhanden ist. Zum wichtigsten Zeichen der hypodynamischen Störung gehört das Absinken des diastolischen Blutdruckes im Stehen, neben dem Sinken des systolischen Druckes (so wie bei der hypotonischen Störung). Diese Art von Regulationsstörung findet sich vor allem bei Zwischenhirnerkrankungen, aber auch bei nur larvierten Formen dieser Störungen, so zum Beispiel bei der endogenen Magersucht und bei Tabikern. Diese Störung kommt zustande, weil anscheinend eine Verengerung der Blutgefäße infolge Fehlens der nervösen Impulse ausbleibt, die zur Kompensation in aufrechter Stellung notwendig sind. Auch bei der hypodynamischen Störung kommt es also zu einer Verminderung des Minutenvolumens. Das Verhalten der Pulsfrequenz nach dem Aufstehen zeigt uns nur die nervöse Beeinflußbarkeit des Herzens in Abhängigkeit vom Minutenvolumen, es ist also für die Regulationsprüfung im wesentlichen unwichtig. Die Pulsfrequenz wird im Stehen um so größer werden, je größer die vegetative Labilität des Herzens ist. Die Herzfrequenz nimmt mit abnehmendem Minutenvolumen zu.

Zweite Teilprüfung: Blutdruck und Puls nach Treppensteigen. Der Blutdruck nach Arbeit ist abhängig vom Minutenvolumen und Schlagvolumen, vom arteriellen peripheren Widerstand, von der Elastizität der großen Gefäße. Das Minutenvolumen ist unter anderem wiederum abhängig von der peripheren Sauerstoffausnutzung, vom Zustand des Herzens und vom Nervensystem, die Pulsfrequenz und damit das Schlagvolumen endlich vom Zustand des Herzens und des Nervensystems. Nach Treppensteigen kommt es beim Gesunden zu einer beträchtlichen Steigerung des systolischen Blutdruckes, während der diastolische gleichbleibt oder sich nur geringfügig ändert. (Erhöhung des Schlagvolumens und Verminderung des peripheren Widerstandes). Die Blutdruckwerte kehren in den nächsten Minuten wieder zur Norm zurück. Zunahme des Minuten- und Schlagvolumens führt zu einer stärkeren Steigerung des systolischen und zu einer geringeren Steigerung des diastolischen Blutdruckes, also zu einer Vergrößerung der Amplitude. Eine Verkürzung der Systole, der Austreibungszeit, die bei zunehmender Tachykardie in ganz geringem Grade auftritt und besonders bei Vasomotorikern häufig gefunden wird und vom vegetativen Nervensystem stark abhängig ist, führt auch zu einer Steigerung des systolischen und zu einer Verminderung des diastolischen Druckes. Auch die Dehnbarkeit der Gefäße ist von Einfluß auf den Blutdruck. Bei Verminderung der Dehnbarkeit wächst der systolische Druck durch Druckzuwachs in der starren Aorta bei gleichem Schlagvolumen. Infolge Fehlens der Windkesselwirkung sinkt der diastolische Druck rasch wieder ab und gelangt zu tieferen Werten als der Norm entsprechen würde. Besonders deutlich wird dieses Verhalten nach Arbeit nachzuweisen sein, wo größere Schlagvolumina in die Aorta geworfen werden.

Die Erhöhung der Pulsfrequenz nach Arbeit ist ein regulativer Vorgang. Das gesteigerte Minutenvolumen wird dadurch nicht nur vom gesteigerten Schlagvolumen bewältigt. Der Grad der Herzfrequenzsteigerung nach Arbeit hängt vom funktionellen Zustand des Herzens, vom vegetativen Nervensystem, aber auch, wenn auch nur in geringem Grade, vom organischen Herzbefund ab.

Praktische Anwendung der zweiten Teilprüfung: Bei ungenügender Herabsetzung des peripheren Widerstandes kommt es zur Erhöhung des diastolischen Druckes. Diese Regulationsstörungen findet man bei Hypertonikern, bei Linksinsuffizienz (Asthma cardiale), bei organischer Angina pectoris. Bei erheblicher Herabsetzung des peripheren Widerstandes kommt es zu stärkerem Sinken des diastolischen Druckes, ein Verhalten, wie es besonders bei Zwischenhirnerkrankungen vorkommt. (Siehe Teilprüfung 1.) Die gleiche Störung bei nur geringer oder fehlender Steigerung des systolischen Druckes (geringe oder fast fehlende Erhöhung des Minuten- und Schlagvolumens nach Treppensteigen) findet sich auch bei blassen Hypotonikern. Bei Vasoneurotikern kann es auch zu starkem Absinken des diastolischen Blutdruckes nach Arbeit kommen, hier auf zu starke periphere Gefäßerweiterung zurückzuführen. Der Unterschied zu den obengenannten Störungen liegt aber hier im Ansteigen des systolischen Blutdruckes. Es besteht hier also eine besonders starke Steigerung des Minutenvolumens.

Findet man bei älteren Leuten mit Zeichen von Sklerose eine Zunahme der Amplitude, so wird man diese wohl auf Verminderung der Gefäßdehnbarkeit zurückführen.

Große Steigerung des Minutenvolumens führt zur Vergrößerung der Amplitude vorwiegend auf Kosten des systolischen Blutdruckes, besonders häufig bei Vasomotorikern und ungeübten älteren Menschen zu finden. Eine nur geringe Steigerung des Minutenvolumens nach Arbeit führt zur Erniedrigung der Amplitude wieder vorwiegend auf Kosten des systolischen Blutdruckes. Ein zu geringer Anstieg des Minutenvolumens bei größerer Anstrengung kann gefäß- oder herzbedingt sein. Bei gefäßbedingter Ursache finden wir einen nur mäßigen systolischen Druckanstieg, eine geringe diastolische Blutdrucksenkung, das heißt eine nur mäßig große Amplitude. (Gute Sauerstoffausnützung durch genügende Gefäßerweiterung in den Muskeln, dadurch Erniedrigung des diastolischen Druckes, geringe Steigerung des Minutenvolumens.) Ein derartiges Verhalten findet sich bei gut Geübten. Es kann aber auch eine deutliche Verminderung des diastolischen Druckes nach Treppensteigen durch zu geringe kompensatorische Verengerung des arteriellen Splanchnikusgebietes pathologisch sein. Diese Störung findet sich, wie schon oben ausgeführt wurde, zum Beispiel bei Hypophysen-Zwischenhirnerkrankungen und so weiter. Finden wir neben einer Senkung des diastolischen Druckes nach der Arbeit ein kaum angedeutetes Steigen des systolischen Druckes, oder gar ein Sinken desselben, so zeigt dieses, daß weder der arterielle noch der venöse Querschnitt der Peripherie (das Verhalten des systolischen Blutdruckes gibt auch Aufschluß über das Verhalten der venösen Seite) eine genügende Verengerung aufweisen. Das Splanchnikusgebiet reguliert nicht. Wir können dabei Erschöpfung bis Kollaps nach körperlicher Arbeit finden.

Zur herzbedingten Ursache des zu geringen Anstieges des Minutenvolumens nach der Arbeit wäre folgendes zu sagen: Das Herz kann bei einer Schwäche des linken Ventrikels die notwendige Blutmenge, die von der Peripherie gebraucht würde, in der Zeiteinheit nicht fördern. Es wird also infolge der Herzschwäche die Sauerstoffversorgung der Peripherie leiden. Das kranke Herz kann in der ersten Minute nicht gleich das nötige Minutenvolumen zur Deckung des Sauerstoffbedürfnisses fördern, es kommt daher sofort nach dem Treppensteigen nur zu einer geringen Steigerung des Minutenvolumens, die aber dann länger anhält, da durch diese protrahierte Wirkung das Sauerstoffbedürfnis etwas befriedigt werden kann. Wir sehen so keinen Rückgang des systolischen Blutdruckes, sondern ein längeres Stehenbleiben oder sogar noch ein Ansteigen in den nächsten Minuten. Der diastolische Blutdruck zeigt nur geringe Änderung. Die Pulsfrequenz geht meist viel rascher wieder zum Ausgangswert zurück. Wir finden den langsamen Rückgang des Minutenvolumens aber nicht nur als Folge einer Herzinsuffizienz, sondern auch bei allen jenen Prozessen, bei denen es zu Störungen des Gasaustausches zwischen Lunge und Blut kommt, also zum Beispiel auch bei pulmonalen Erkrankungen. Einen langsamen Rückgang des Minutenvolumens ohne Störungen des Gasaustausches finden wir auch bei Menschen, bei denen das Minutenvolumen nach dem Treppensteigen sehr stark zunimmt. Bei diesen kann es durch nervöse Einflüsse zu anhaltender

Erhöhung des Minutenvolumens kommen. Besonders oft findet sich dieses Verhalten bei Hypertonikern und beim Morbus Basedow. Infolge funktioneller Störungen im Sinne einer arteriellen oder venösen peripheren Verengerung kann der Rückfluß zum Herzen anhaltend gesteigert werden, das Herz damit überlastet werden. Solche Störungen nervöser Natur sehen wir auch beim Asthma cardiale. Bei ausgesprochener Herzschwäche findet sich Absinken des systolischen Blutdruckes nach Arbeit, aber auch verzögertes Ansteigen der Kurve zeigt darauf hin. Da aber auch Patienten mit Fettsucht, einer nervösen Angina pectoris, mit Morbus Basedow und so weiter überdauernde Minutenvolumensteigerungen und so weiter haben können, wie weiter oben ausgeführt wurde, brauchen wir zur sicheren Feststellung einer Myokardschädigung eine dritte Funktionsprüfung.

Dritte Teilprüfung: Die Verwertung der *QRS*-Gruppe. Schellong versucht die Herzmuskelschädigung aus dem Verhalten der *Q R S*-Gruppe vor und nach dem Treppensteigen zu diagnostizieren. Da die *Q R S*-Gruppe während der Erregungsausbreitung in den Kammern entsteht, gibt sie ein Maß für die Ausbreitungszeit. Die Erregungsleitung hängt eng mit der Erregbarkeit zusammen. Die Erregbarkeit des geschädigten Herzmuskels ist geringer, und zwar meßbar geringer als die des gesunden. So kann man auch aus dem Verhalten der Ausbreitungszeit der Erregung in den Kammern einen nachweisbaren Ausdruck der geänderten Erregbarkeit finden. Bei Gesunden tritt unmittelbar nach Arbeit eine Verkürzung der *Q R S*-Gruppe ein, bei Herzkranken nicht. Die Änderungen selbst bewegen sich in Werten um $^1/_{1000}$-Sekunden. Da die aufeinanderfolgenden *Q R S*-Komplexe Schwankungen bis zu 6 σ aufweisen können, nehmen wir die Durchschnittswerte von sechs Zackengruppen. Die Abweichungen der Durchschnittswerte betragen dann nur mehr 2 σ. Nur eine Verkürzung von *Q R S*, die über 2 σ nach Treppensteigen hinausgeht, kann daher als Zeichen eines normalen Herzens bewertet werden. Bei geringerer Verkürzung muß das Resultat zweifelhaft werden. Man hat nun gefunden, daß von Gesunden zirka 91% eine Verkürzung von *Q R S* zeigen, die 2 σ oder mehr beträgt. Von den Übrigen zeigt die Mehrzahl eine Verkürzung von 0,5 bis 1,6 σ, der kleine Rest zeigt überhaupt keine Verkürzung nach Arbeit. In den Fällen also, wo keine oder eine nur ungenügende Verkürzung eintritt, war man auf andere Untersuchungen angewiesen. Es konnte dabei der zweifellose Zusammenhang der Herzfrequenz mit der *Q R S*-Verkürzung nachgewiesen werden. Die Personen mit besonders starker Verkürzung des *Q R S*-Komplexes zeigten auch eine deutlich erhöhte Herzfrequenz. Die gesunden Personen, die keine Verkürzung aufwiesen, zeigten wiederum zum Großteil keine Änderung der Herzfrequenz nach Arbeit. Lassen wir diese Personen schneller die Treppe laufen und erhöhen wir damit die Herzfrequenz, so finden wir auch eine Verkürzung des QRS-Komplexes und können damit eine normale Reaktion nachweisen. Die Abhängigkeit der QRS-Verkürzung von der Herzfrequenz ist auf den Einfluß des Nervus accelerans zurückzuführen, der die Herzfrequenz erhöht und die Reizleitung beschleunigt. Es gibt aber auch gute Verkürzung ohne Beschleunigung der Frequenz. Tritt aber nach rascherem Treppenlauf, trotz Beschleunigung der Herzfrequenz, die Verkürzung der QRS-Dauer nicht auf, so muß man an eine sekundäre Verlängerung denken. Wir verstehen darunter eine Verlängerung der QRS-Dauer, die nicht gleich nach dem Treppensteigen, sondern erst nach einer Minute oder später auftritt. Auch diese, sekundäre, Verlängerung muß über das Maß der Fehlergrenze der Methode, das sind 2 σ, hinausgehen, um verwertbar zu sein. Auch bei nur geringgradigen primären Verkürzungen haben wir immer auf eine sekundäre Verlängerung zu achten. Je nach dem Verhalten der primären Verkürzung kann die sekundäre Verlängerung verschiedene Bedeutung haben. Sekundäre Verlängerung findet sich fast regelmäßig bei Herzkranken, die meist schon keine primäre Verkürzung von QRS aufweisen. Die Fälle müssen gut beobachtet werden und das Verhältnis von primärer Verkürzung, falls eine solche vorhanden ist, zur sekundären Verlängerung gut ausgewogen werden. Haben wir zum Beispiel eine primäre Verkürzung (gleich nach Treppensteigen) von 2 σ, also den Grenzwert und eine sekundäre Verlängerung von 3 σ nach zwei Minuten, so haben wir eine größere sekundäre Verlängerung, als

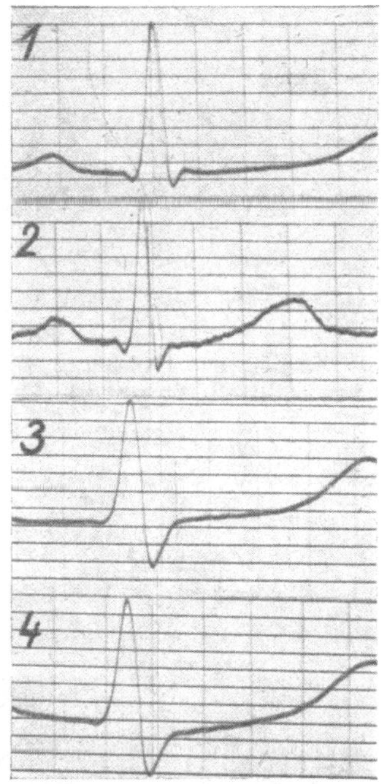

Abb. 40. Das Verhalten der QRS-Dauer im physiologischen und pathologischen Falle.

1. QRS-Dauer in Ruhe 65 σ;
2. QRS-Dauer nach Treppenlaufen 56 σ. Die QRS-Dauer ist also verkürzt (physiologisch);
3. QRS-Dauer in Ruhe 76 σ;
4. QRS-Dauer nach Treppenlaufen 80 σ. Die QRS-Dauer ist also verlängert (pathologisch).

(Die Originale der Abbildungen sind gütigst von Professor F. SCHELLONG, Heidelberg, überlassen worden)

primäre Verkürzung. Wir können auf eine Schädigung des Herzens schließen, die aller Wahrscheinlichkeit nach nicht so groß sein wird, als wenn primär überhaupt keine Verkürzung nachweisbar gewesen wäre.

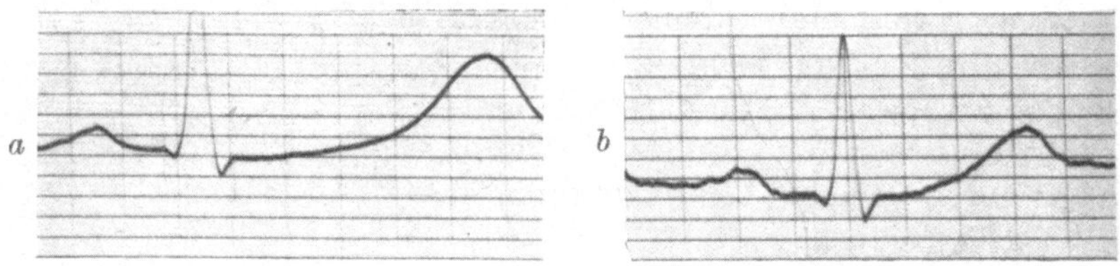

Abb. 41. Kreislaufprüfung nach SCHELLONG: Patient 12 Jahre alt, nach überstandener Infektionskrankheit.

a 2 Minuten vor Belastung. Pulsfrequenz 74, *RR* 96/50 mm Hg, *QRS*-Dauer 65 σ.
b Sofort nach Treppenlauf. Pulsfrequenz 156, *RR* 118/52 mm Hg, *QRS*-Dauer 56 σ.

Originale von Professor F. SCHELLONG, Heidelberg

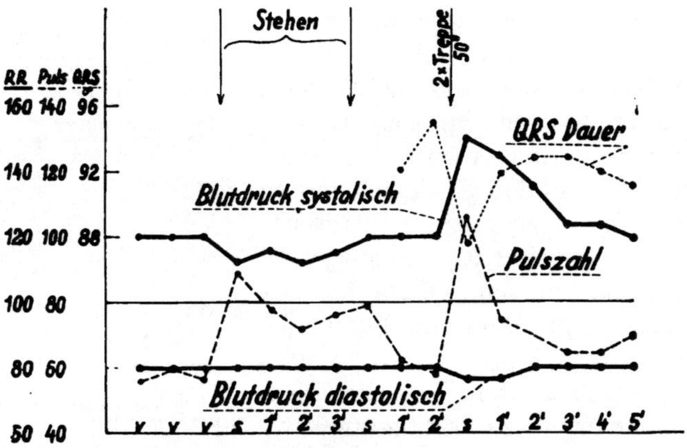

Abb. 42. Regulationsprüfung

Befund und Anamnese: Patient von 31 Jahren, schwitzt plötzlich sehr stark, traut sich nichts mehr zu, Antriebsschwäche, Magenblähungen mit „Zittern", Kreislauf zeigt keine Besonderheiten.

Regulationsprüfung: I. Der systolische Druck fällt um 10 mm, der diastolische Druck ist unverändert. Puls mäßig gesteigert. II. Blutdruck und Pulskurve o. B. Senkung des diastolischen Druckes. Gute Erweiterung der Peripherie, III. *QRS* gut verkürzt.

Beurteilung: Normales Verhalten von Herz und Gefäßen.

(Nach F. SCHELLONG, Regulationsprüfung des Kreislaufes. Dresden 1938. S. 75, Abb. 31.)

Abb. 40 zeigt physiologisches und pathologisches Verhalten des *QRS*-Komplexes während einer Kreislaufprüfung, ebenso die Abb. 41. Die dritte Teilprüfung zeigt uns die Reaktionsweise des Herzmuskels, sie wird allein von der Beschaffenheit des Myokards bestimmt. Aus dem Ergebnis der Prüfung können wir feststellen, ob ein normaler oder ein geschädigter Herzmuskel vorliegt. Die Genese der Schädigung können wir natürlich nicht diagnostizieren. Besonders wertvolle

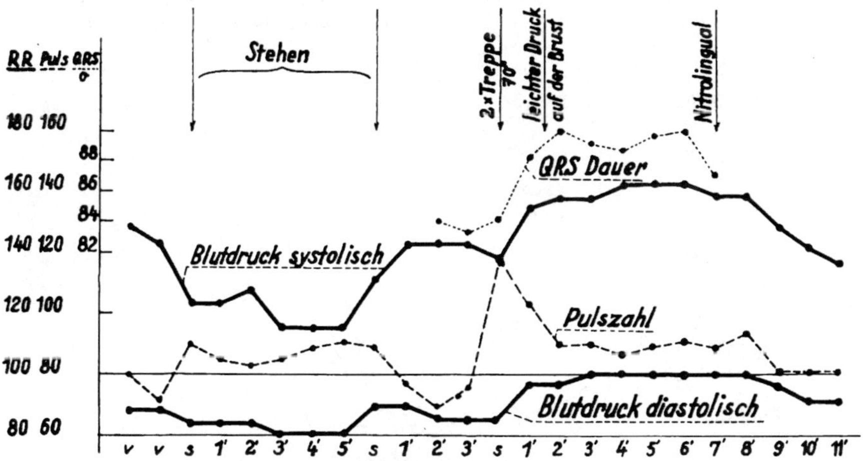

Abb. 43. Regulationsprüfung

61 jähriger Mann. Brennen hinter dem Brustbein beim Gehen. Befund: Herz nicht vergrößert, reine Töne. Elektrokardiogramm zeigt Senkung von *S-T* in Ableitung II und spitz negatives *T* III. Aorta elongiert und sehr schattendicht.

Regulationsprüfung: I. Erheblicher Abfall des systolischen und mäßigen Grades des diastolischen Blutdruckes. Pulskurve o. B. II. Sofort nach Arbeit kein Ansteigen des Blutdruckes. Der systolische Druck ist sogar leicht gesenkt, der diastolische unverändert. Danach allmählicher Anstieg des systolischen und auch des diastolischen Druckes. Dann allmählicher Abfall. Pulskurve zeigt sofort nach Arbeit Anstieg und geht erst spät auf den Ruhewert zurück. III. Keine Verkürzung von *QRS* sofort nach Arbeit, von einer Minute an starke Verlängerung.

Beurteilung: Organische Angina pectoris. Die Herzschädigung geht aus dem Verhalten von *QRS* hervor. Die Senkung des systolischen Druckes sofort nach Arbeit ist das Zeichen der ungenügenden Herzarbeit. Daran schließt sich eine Phase des Druckanstieges (diastolisch, daher vermehrter Widerstand in der Peripherie), die durch anginösen Schmerz gekennzeichnet ist. (Koronarinsuffizienz durch vermehrte Herzarbeit gegen erhöhten Widerstand.) Nach Nitrolingual sinkt der Druck und der Schmerz hört auf. Der Ausfall von Teil I muß als hypodyname Kreislaufstörung aufgefaßt werden (zentrale Arteriosklerose).

(Nach F. SCHELLONG, Regulationsprüfung des Kreislaufes. Dresden 1938. S. 108, Abb. 70.)

Dienste leistet diese Prüfung zur Klarstellung fraglicher postinfektiöser Myokarditiden, bei der Beurteilung von stenokardischen Beschwerden, ob eine organische Angina pectoris vorliegt oder nicht. Aus der Probe können wir aber nicht eine Herzschwäche feststellen, die durch den Ausfall der zweiten Teilprüfung klargelegt werden kann.

Natürlich wird der Ausfall der dritten Teilprüfung bei einer Herzschwäche nicht normal sein, aber nicht wegen dieser, sondern wegen der der Herzschwäche zugrunde liegenden Herzmuskelschädigung. Andererseits kann auch bei Herzklappenfehlern, wenn das Myokard nicht geschädigt ist, der dritte Teil der Regulationsprüfung normal verlaufen. Aus dem Ausfall des elektrokardiographischen Teiles der

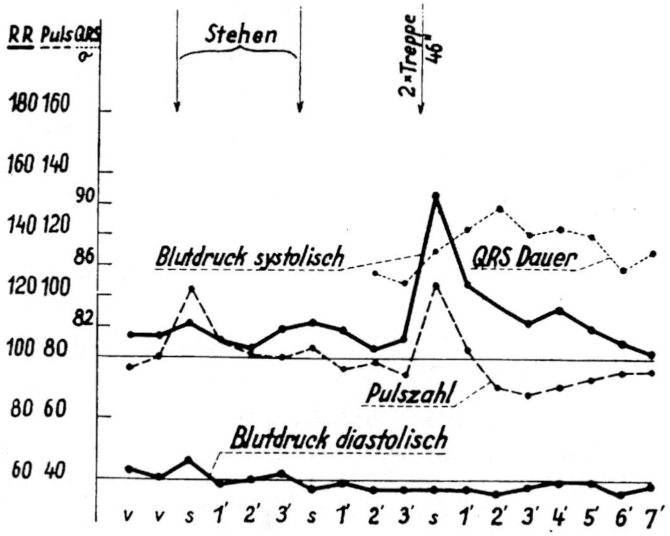

Abb. 44. Regulationsprüfung

26 Jahre, ♀. Patient hatte vor 1,5 Jahren eine schwere Diphtherie, danach eine Myokarditis. Behandlung über ein Jahr, Bettruhe, Herzmittel, Nauheim, See. Subjektiv schlapp, Magenbeschwerden, kein Appetit, Gewichtsabnahme 8 kg. Schlafstörungen.

Befund: Asthenisch, Gewicht 53 kg bei 162 cm Größe, Herz normal, systolisches Geräusch, Elektrokardiogramm o. B.

Regulationsprüfung: Blutdruck 106/60. Puls 80. I. Pulszacke nach Aufstehen, sonst o. B. II. Regelrechtes Verhalten der Regulation. Rückgang des Druckes etwas träge. III. *QRS* nicht verkürzt! Geringgradig verlängert.

Beurteilung: Als Folge der Diphtherie und Unterernährung sichere Herzmuskelschädigung, da *QRS* primäre und sekundäre Verlängerung zeigt. Gefäße normal.

(Nach F. Schellong, Regulationsprüfung des Kreislaufs. Dresden 1938. S. 116, Abb. 80.)

Funktionsprüfung können wir aber auch feststellen, ob Ödeme kardial oder extrakardial bedingt sind. (Etwa als Zeichen einer Stoffwechselstörung bei Morbus Basedow oder bei Fettsucht.) Kommt es zu keiner Verlängerung von *QRS* nach der Arbeit, so sind die Ödeme extrakardial bedingt. Die sekundäre *QRS*-Verlängerung muß aber nicht immer der Ausdruck einer organischen Herzmuskelschädigung sein, sie kann uns auch Aufschluß über rein funktionelle Zustandsänderungen des Myokards geben. So fanden sich bei einzelnen Fällen von Morbus Basedow nur ungenügende Verkürzungen des *QRS*-Komplexes als Ausdruck einer funktionellen Störung. Wichtig wäre noch zu bemerken, daß bei Schenkelblockelektrokardiogrammen häufig im Arbeitsversuch beträchtliche Verkürzungen eintreten können. Man muß annehmen, daß die Erregung nach dem Treppensteigen andere Wege läuft, wofür auch die ganze Formänderung des *QRS*-Komplexes nach der Arbeit spricht. Es dürfte also der dritte Teil der Regulationsprüfung bei Fällen von schon in Ruhe vorhandener hochgradiger Verzögerung der Erregungsausbreitung keine weiteren diagnostischen Möglichkeiten erlauben.

Die Ergebnisse aller drei Regulationsprüfungen werden in Kurvenform aufgetragen, die Zeit, die zum zweimaligen Treppenlaufen benötigt wird, markiert. Die Abb. 42, 43 und 44 zeigen einige solcher Kurven, welche der Monographie SCHELLONGS entstammen. Eine weitere Beschreibung erübrigt sich, da in der Legende alles Wissenswerte angeführt ist.

13. Der Koronarinfarkt

Die Koronarthrombose gehört heute sicherlich zu den am meisten den Praktiker und die Sozialmedizin interessierenden Erkrankungen. Wenn heute der Diagnose Koronarinfarkt ein so wunderbar scharf umschriebenes Bild mit Ausarbeitung aller Symptome und diagnostischen Hilfsmethoden zugrunde liegt, so ist dies die Frucht mühsamster Arbeit der letzten Jahre. Wohl finden wir schon in der ersten Hälfte des 19. Jahrhunderts bei CRUVEILLIER in seinem pathologisch-anatomischen Werke eine genaue Beschreibung des Sektionsbefundes beim Koronarinfarkt, aber die klinische Sicherstellung dieses Krankheitsbildes wurde die längste Zeit für unmöglich gehalten. Die Mitteilung HAMMERS über einen Fall von thrombotischem Verschluß einer der Kranzarterien aus dem Jahre 1878 geriet rasch in Vergessenheit, ebenso die Arbeit OBRASTZOWS und STRASCHESKOS aus dem Jahre 1910, in der sie zwei intra vitam diagnostizierte Fälle von Koronarverschluß mit pathologisch-anatomischem Untersuchungsergebnis mitteilten. Erst die etwas genauere Darstellung der klinischen Symptome beim Kranzgefäßverschluß im Jahre 1912 durch HERRICK führte zu breiterem Interesse. Derselbe Forscher war es auch, der 1918 elektrokardiographische Veränderungen beim Koronarinfarkt mitteilte. Von dieser Zeit an entstand eine rasch anwachsende Literatur, zuerst vorwiegend von amerikanischer Seite, die das Bild des Koronarinfarktes deutlich und klar herausarbeitete. Wenn auch heute die Infarktdiagnose in der überwiegenden Mehrzahl der Fälle rein klinisch gestellt werden kann, so gibt es doch, wie wir später sehen werden, eine Anzahl von Fällen, die nur durch das Elektrokardiogramm aufgedeckt werden können. Zur Infarktlokalisation aber gar ist das Elektrokardiogramm unentbehrlich. Erst dieses ermöglicht uns in präziser Weise eine scharfe Abgrenzung der einzelnen befallenen Herzmuskelteile.

Bevor wir auf die elektrokardiographischen Zeichen des Koronarinfarktes eingehen, müssen wir uns noch einmal die Blutversorgung des Herzens, wie sie S. 57 Abb. 34 geschildert ist, vor Augen führen. Wir sahen, daß der Ramus descendens anterior, der der linken Koronararterie entspringt, die Vorderfläche und einen Teil der Seitenfläche der linken Kammer, neben dem vorderen Anteil des Septums versorgt. Ein Verschluß dieses Gefäßastes bewirkt eine Nekrose in diesen Gebieten, den sogenannten Vorderwandinfarkt. Ein Verschluß der rechten Koronararterie, die fast den ganzen rechten Ventrikel, den hinteren Abschnitt des Septums, einen Teil der Hinterwand der linken Kammer und auch teilweise den hinteren Papillarmuskel versorgt, führt zum sogenannten Hinterwandinfarkt.

In der überwiegenden Mehrzahl der Fälle besteht eine thrombotische Verstopfung eines koronarsklerotischen Gefäßes, aber auch luische Stenosen der Abgänge der Koronarien können zur Infarzierung führen, ohne daß ein Thrombus nachweisbar wäre. Embolischer Verschluß ist selten. Bei ganz knapp nach dem akuten Schmerzanfall ad exitum gekommenen Patienten sehen wir zwar den Thrombus, aber noch keine Infarzierung. Das Zeitintervall zwischen Gefäßverschluß und Exitus letalis war zu kurz, um das Sichtbarwerden der Nekrose zu ermöglichen.

Es sind nicht vorwiegend schwerste Koronarsklerosen, die zur Thrombosierung neigen, wir sehen immer wieder Fälle von eigentlich nur geringer lipoider Degeneration der Intima, die dem Koronarinfarkt erliegen. Dabei lassen sich bestimmte Lieblingslokalisationen der Thromben feststellen. So ist dies beim Ramus descendens der linken Koronararterie der obere Teil, während an der rechten Koronararterie die Lieblingslokalisation im Gebiet zwischen rechtem Vorhof und dem Ventrikel zu suchen ist. Nach den Untersuchungen von Aschoff sitzen die Infarkte in den Mittelschichten des Myokards. Erreicht aber die Infarzierung das Perikard, so kommt es zum Auftreten der Perikarditis epistenocardica, dringt sie bis zum Endokard vor, so bilden sich parietale Thromben über der infarzierten Stelle.

Nicht in allen Fällen von Koronarinfarkt findet sich, wie neuere Untersuchungen einwandfrei erwiesen, embolischer oder thrombotischer Gefäßverschluß. So wurden ausgedehnte Koronarinfarkte veröffentlicht, die keinerlei Zeichen einer Koronararterienerkrankung aufwiesen. Man hat diese Fälle als „angioneurotische Diathese“ zu deuten versucht. Es ist ja wahrscheinlich, daß Gefäßspasmen eine gewisse Rolle spielen. Auch Hochrein nimmt in seiner Monographie über den Koronarinfarkt an, daß diesem nicht immer eine Koronarsklerose, die zur Koronarthrombose führt, zugrunde liegt. Er glaubt, daß die Koronarthrombose häufig die Folge einer koronaren, funktionell ausgelösten Zirkulationsstörung ist, wobei allerdings dann entzündliche Momente (Lues, Periarteriitis und so weiter) oder degenerative Prozesse (Koronarsklerose) der Koronararterien diesen Mechanismus sehr begünstigen.

Experimentelle Untersuchungen über die Wirkungsweise der Koronarien wurden schon sehr frühzeitig unternommen. Während ursprünglich Cohnheim annahm, daß eine Unterbindung einer Koronararterie tödlich sei, konnten eine Reihe von Nachuntersuchungen zeigen, daß dies von Versuchstieren gewöhnlich gut vertragen wird. Doch sehen wir hier, wie beim menschlichen Koronarinfarkt, ab und zu das Auftreten von Kammerflimmern.

Da die im Tierversuch erzielten elektrokardiographischen Veränderungen bei experimentellem Koronarverschluß, sei es durch Ligatur oder durch Einführung kleiner Glasstäbe in die Arterie, um jede mechanische Schädigung der Wand zu vermeiden, sich mit den Veränderungen des menschlichen Elektrokardiogramms bei Koronarinfarkt decken, sollen sie nicht getrennt besprochen werden.

Das erste und wohl wichtigste elektrokardiographische Zeichen des akuten Koronarinfarktes beruht auf einer Änderung des Zwischenstückes und der Nachschwankung. Normalerweise besteht zwischen Anfangsschwankung und Endschwankung eine verschieden lange isoelektrisch verlaufende Strecke, das sogenannte Zwischenstück. Schon kurze Zeit nach dem Einsetzen des akuten Schmerzanfalles, der uns den Zeitpunkt des Beginnes der Thrombose angibt, kommt es zu einer Hochziehung und Verschmelzung des Zwischenstückes mit der Anfangsschwankung. Dabei geht also vom absteigenden Schenkel der R-Zacke, ohne daß diese wieder die Nulllinie erreicht, das nach oben konvexe, hochgezogene Zwischenstück in verschieden langem Verlauf zur Nullinie herunter. Die T-Zacke ist in diesem Stadium nicht nachweisbar, sie ist mit dem bogenförmigen S-T-Stück verschmolzen. Manchmal geht das Zwischenstück direkt vom höchsten Punkt der R-Zacke ab, so daß diese nur aus einem aufsteigenden Schenkel besteht. Es resultiert ein monophasisches Elektrokardiogramm. In beiden Fällen sprechen wir von hohem Abgang der Endschwankung, beim monophasischen Elektrokardiogramm von der sogenannten koronaren Welle. Die Veränderung ist entweder in Ableitung I oder in Ableitung III deutlich ausgeprägt. Je nach dem Verhalten des Zwischenstückes handelt es sich dabei um einen Typus *T 1* oder *T 3*. Gewöhnlich, aber nicht immer, sehen wir bei einem hohen Abgang des Zwischenstückes in Ableitung I einen entsprechend tiefen Abgang der *S*-*T*-Strecke von der *S*-Zacke in der dritten Ableitung. Das umgekehrte Verhalten, das heißt ein tiefer Abgang des Zwischenstückes von einer *S*-Zacke in der ersten Ableitung bei Hochziehung in Ableitung III, ist seltener.

Die oben beschriebenen Veränderungen vom Typus *T 1* zeigt uns deutlich Kurve 58. Wir sehen monophasischen Abgang des Zwischenstückes von der *R*-Zacke, die hier nur aus einem leicht aufgesplitterten Schenkel besteht. Eine *T*-Zacke ist nicht nachweisbar, sie ist offenbar mit dem bogenförmigen Zwischenstück verschmolzen. Das Zwischenstück in Ableitung III zeigt tiefen Abgang, beziehungsweise deutliche Senkung. Wir werden auf diese Kurve später noch zurückkommen. Kurve 59 ist während eines akuten Schmerzanfalles eines 56jährigen Mannes geschrieben. Auch hier sehen wir in Ableitung I einen hohen Abgang der *S*-*T*-Strecke, wobei das Zwischenstück von der nicht mehr zur isoelektrischen Linie zurückkehrenden *R*-Zacke abgeht. Hier sehen wir noch eine *T*-Zacke. In Ableitung II und III ist das Zwischenstück tief gesenkt. Eine Hochziehung der *S*-*T*-Strecke in Ableitung III mit monophasischer Deformierung sehen wir in Kurve 60. Ebenso sehen wir in Ableitung II fast dieselbe Form, ein Verhalten, das wir beim Typus 3 sehr häufig nachweisen können. Ableitung I zeigt nicht das gegensinnige Verhalten, es ist auch in ihr eine leichte Hochziehung feststellbar.

Diese elektrokardiographischen Veränderungen treten bald nach Einsetzen des heftigen Schmerzanfalles, der meist den Beginn der Thrombose bezeichnet, ein, und stellen eine flüchtige Erscheinung dar. Gewöhnlich halten die monophasischen Deformierungen und Hochziehungen nur wenige Stunden an, oft sind sie schon nach Minuten verschwunden, in seltenen Fällen können sie tagelang nachweisbar bleiben.

Es kommt nun zum Auftreten sehr charakteristischer Rück- und Umbildungsvorgänge des Zwischenstückes und der Endschwankung. Das Zwischenstück zeigt mit zunehmender Rückbildung die Tendenz, in seinem Abgang tiefer zu rücken und sich der isoelektrischen Linie zu nähern. Es hält dabei seine nach oben konvexe Form bei und liegt gewöhnlich etwas über der isoelektrischen Linie. Mit diesen Veränderungen parallel geht auch die Änderung der Nachschwankung. In der bogenförmigen *S-T*-Linie bildet sich zunächst eine Delle aus, die in ein negatives *T* übergeht, das dann, wenn das Zwischenstück annähernd die Nullinie erreicht hat, eine spitznegative Form aufweist. Dieses charakteristische Verhalten der *T*-Zacke hat ihr den Namen „koronares *T*" eingetragen.

Wir unterscheiden nach dem Vorschlag von Parkinson und Bedford zwischen einem Typus *T 1*, mit entsprechenden Veränderungen in Ableitung I und einem Typus *T 3* mit den Veränderungen in Ableitung III. Auch hier läßt sich mit Veränderungen in Ableitung I spiegelbildliches Verhalten der Ableitung III nachweisen und umgekehrt. Haben wir also in Ableitung I ein nach oben konvexes *S-T*-Stück mit einer spitznegativen *T*-Zacke, so können wir in Ableitung III ein nach unten konvexes Zwischenstück mit einer hohen positiven *T*-Zacke finden. Gegenüber Kurven mit linksseitigem Erregungsüberdauern, mit denen solche Elektrokardiogramme eventuell verwechselt werden können, schützt uns die Beachtung des Zwischenstückes. Während dieses bei Kurven mit linksseitigem Überdauern der Erregung in Ableitung I (negatives *T*) meist deutlich gesenkt sind, zeigen die *S-T*-Strecken hier eine Hebung oder zumindest isoelektrischen Verlauf und Konvexität.

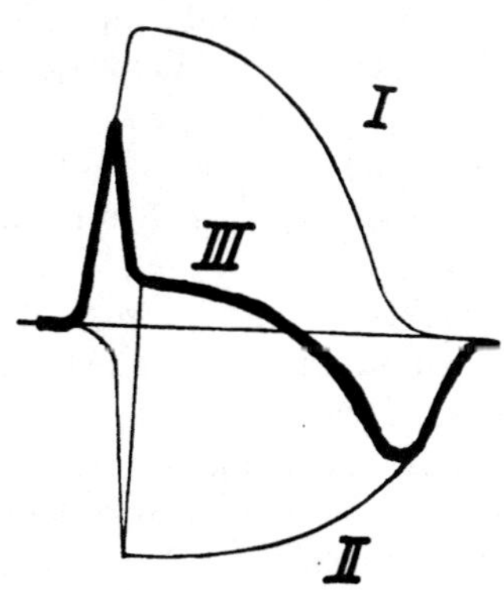

Abb. 45. Infarkt an der Vorderwand des linken Ventrikels, Übergang vom ersten zum zweiten Stadium. Ableitung I. Die obere Kurve stellt die Erregungsintensität in der Nachbarschaft des infarzierten Gebietes dar, die untere Kurve die des übrigen Herzmuskels

Eine Erklärung der Entstehungsursache derartiger elektrokardiographischer Veränderungen ist schematisch in der Abb. 45 dargestellt, die auf das Grundschema der Abb. 33 zurückgeht. Jede Ernährungsstörung des Kammergebietes führt innerhalb weniger Stunden zum Infarkt. Die Erregung in der Nachbarschaft des infarzierten Gebietes ist zunächst abgeschwächt. Später kommt noch eine Verlängerung der Erregungsdauer in diesem Gebiete dazu. In den übrigen Abschnitten des Herzens ist die Erregungsausbreitung jedoch normal. Das Elektrokardiogramm zeigt, wie die Abb. 45 darstellt, bei einem Infarkt an der Vorderwand des linken Ventrikels, als Ausdruck des Unterschiedes beider Erregungskurven, einen hohen

Abgang des Zwischenstückes, welcher in eine spitze, nach unten gerichtete *T*-Zacke übergeht. Vielleicht spielt neben Änderungen im Erregungsablauf das Hinzutreten monophasischer Verletzungsströme eine wichtige Rolle. Schütz konnte durch Ansaugen bestimmter Herzmuskelabschnitte im Tierversuch lokale Ischämie erzeugen. Diese Stelle mit verminderter Durchblutung ist nach elektrophysiologischen Grundsätzen als verletzte Stelle anzusehen und erzeugt monophasische Aktionsströme, die das sonst normale Elektrokardiogramm stören.

Gleichlaufend mit den Entwicklungen der Nachschwankung sehen wir auch Veränderungen der Anfangsschwankungen in den gleichen Ableitungen. Wilson und seine Mitarbeiter untersuchten das Verhalten der *Q*-Zacke beim Herzinfarkt und konnten nachweisen, daß dem Typus *T 1* ein deutliches bis tiefes *Q 1* zugrunde liegt, während sich beim Typus *T 3* ein tiefes *Q 3* nachweisen läßt. Nach ihren Vorschlägen spricht man dann auch von einem *Q 1* oder *Q 3*-Typus, je nachdem in welcher Ableitung die Erscheinungen prävalieren. Diese Veränderungen sind, da sie gewöhnlich länger bestehen bleiben als die Änderungen der Nachschwankung, von großem diagnostischen Wert. Oft deutet in einem sonst normalen Elektrokardiogramm das Bestehenbleiben einer tiefen *Q*-Zacke in einer Ableitung auf einen alten abgelaufenen Koronarinfarkt und ermöglicht sogar noch dessen Lokalisation. Es konnte durch anatomische Untersuchungen nachgewiesen werden, daß der Typus *T 1* einer Thrombose im Versorgungsgebiet des Ramus descendens anterior der linken Koronararterie entspricht, daß mithin bei Auftreten dieses elektrokardiographischen Befundes ein Vorderwandinfarkt besteht. Ein Herzhinterwandinfarkt mit Thrombose der rechten Koronararterie entspricht dem elektrokardiographischen Befund Typus *T 3*.

Zu dem Befund der *Q*-Zacke wäre noch zu erwähnen: Nicht selten sehen wir, wie schon früher bemerkt wurde, auch im normalen Elektrokardiogramm das Auftreten von *Q*-Zacken in jeder Ableitung. Auch beim Koronarinfarkt brauchen sie das normale Maß an Größe, besonders beim Typus 1 nicht überschreiten. Sie können hier auch vollkommen fehlen, ohne daß wir bei sonst typischen Elektrokardiogrammen die Diagnose Koronarinfarkt fallen lassen. Sehr häufig ist das *Q 1* beim Typus *T 1* verbreitert, während der übrige Kammerkomplex, wie meist beim Koronarinfarkt, normale Breite zeigt. Wichtig ist auch die Tatsache, daß wir aus einem tiefen *Q 3* und negativen *T 3* allein niemals die Diagnose Hinterwandinfarkt stellen dürfen. Immer müssen dabei Veränderungen auch in Ableitung II nachweisbar sein. Ein negatives *T 1* mit einem tiefen *Q* sehen wir auch beim

Situs inversus. Hier wird die Abgrenzung gegenüber einem Koronarinfarkt wohl nicht allzu schwer fallen.

Beim Typus *T 3* sehen wir meist die *Q*-Zacke wesentlich deutlicher ausgesprochen, sehr oft besteht die Kammerschwankung hier nur aus einer *Q*-Zacke.

In Kurve 58a, unmittelbar nach dem Einsetzen eines heftigen Schmerzanfalles geschrieben, sehen wir ganz deutlich in der niedrigen Anfangsschwankung in Ableitung I eine verbreiterte kleine *Q*-Zacke. Das sechs Stunden später geschriebene Elektrokardiogramm (Kurve 58b) zeigt bereits hinter der bogenförmigen *S-T*-Strecke eine seichte negative Eindellung, die der beginnenden negativen *T*-Zacke zuzuschreiben ist. Die Kurve stammt also nach den elektrokardiographischen Befunden von einem akuten Vorderwandinfarkt. Kurve 60 zeigt in Ableitung I und II deutliche *Q*-Zacken. In Ableitung III besteht die Anfangsschwankung aus einer hinuntergerichteten Zacke, die nach dem Befund eines tiefen *Q 2* sicher als *Q 3* zu werten ist. Das Elektrokardiogramm stammt von einem autoptisch sichergestellten akuten Koronarinfarkt der Hinterwand, mit ausgedehnter Pericarditis exsudativa (siehe später S. 148). Ein tiefes *Q 1* (im Verhältnis zu den allgemein sehr niedrigen Ausschlägen: Niedervoltage) sehen wir in Kurve 61. Es stellt das Elektrokardiogramm einer 48jährigen Frau dar, die seit Jahren an heftigen stenokardischen Beschwerden bei kleinen Anstrengungen leidet. In der Nacht vor der Aufnahme erfolgte plötzlich aus voller Ruhe heraus der starkste bisherige Schmerzanfall, verbunden mit Todesangst und Vernichtungsgefühl. Das Elektrokardiogramm zeigt Linkstypus, das beschriebene tiefe *Q 1* und Hochziehung der bogenförmigen *S-T*-Strecke. Es handelt sich demnach um einen akuten Vorderwandinfarkt, der auch autoptisch bestätigt wurde. Nebenbei fanden sich diffus verstreut kleine Schwielen in der Vorder- und Hinterwand des linken Ventrikels. Rechts fanden sich, wie gewöhnlich, keine Veränderungen.

Kurve 62 zeigt das Elektrokardiogramm eines 62jährigen Mannes, der vor vier Monaten einen heftigen Schmerzanfall in der Herzgegend erlitten hatte. Er klagt seither über zeitweises Herzstechen und nur leichte stenokardische Beschwerden. Das jetzt aufgenommene Elektrokardiogramm zeigt bei sehr kleinen Ausschlägen in Ableitung I eine deutliche *Q*-Zacke. Die *S-T*-Strecke setzt in der isoelektrischen Linie an und steigt zu einem spitznegativen *T* ab. In Ableitung III sehen wir bei normalem Kammerelektrokardiogramm auffallend hohe positive spitze *T*-Zacken, ein Befund, der sich aus dem gegensinnigen Verhalten von Ableitung I und III beim Typus 1 erklärt. Es besteht mithin ein älterer Koronarinfarkt der Vorderwand der linken Kammer.

Einen nicht so alten Befund können wir in Kurve 63 erheben. Der Patient hatte zwei Tage vor der Spitalaufnahme einen heftigen Schmerzanfall im rechten Oberbauch erlitten, der anfänglich für eine Cholelithiasis gehalten wurde. Das Elektrokardiogramm zeigt in Ableitung I eine gesenkte, nach oben konkave *S-T*-Strecke mit Abflachung von *T*. In Ableitung II, noch stärker in Ableitung III, ist die *S-T*-Strecke eleviert und zeigt einen nach oben konvexen Bogen. Ein negatives *T* ist in Ableitung II und III schon deutlich erkennbar. In Ableitung III ist außerdem eine tiefe *Q*-Zacke nachweisbar. Der Befund spricht mithin für einen nicht mehr ganz frischen Koronarinfarkt der Hinterwand des linken Ventrikels.

Wie wichtig mitunter der Befund und die genaue Analyse eines die Veränderungen der Nachschwankung überdauernden *Q 1* sein kann, zeigt uns die Kurve 64. Sie stammt von einem 48jährigen Patienten, der im Stadium schwerster Dekompensation eingeliefert wurde. Aus der Anamnese war zu entnehmen, daß der Patient vor drei Jahren einen einzigen Schmerzanfall in der Herzgegend, ausstrahlend in beide Arme, erlitten hatte. Seit dieser Zeit zunehmende Atemnot, in letzter Zeit Auftreten von Ödemen. Das Elektrokardiogramm zeigt in Ableitung I eine nach abwärts gerichtete Anfangsschwankung. In Ableitung II ist ein *Q* nachweisbar, das tiefer als das *Q 3* ist, eine *S*-Zacke fehlt. Es muß mithin, da nach dem EINTHOVENschen Schema die Ausschläge in Ableitung II der Summe der Ausschläge von Ableitung I und III entsprechen, ein *Q 1* vorliegen. Sonstige Zeichen eines Koronarinfarktes, mit Ausnahme von Veränderungen der vierten Ableitung, auf die aber hier nicht eingegangen werden soll, waren nicht nachweisbar. Trotzdem konnte man im Verein mit der Anamnese die Diagnose abgelaufener Koronarinfarkt der Vorderwand stellen. Die Diagnose fand durch die Obduktion ihre einwandfreie Bestätigung.

In Kurve 65 sehen wir das Elektrokardiogramm eines 45jährigen Mannes, der vor drei Wochen einen heftigen Schmerzanfall bei einer größeren Anstrengung durchgemacht hatte. In der ersten Ableitung besteht ein sehr hohes, spitzpositives *T*. In Ableitung II ist eine kleine *Q*-Zacke nachweisbar, die in Ableitung III sehr tief wird. *T 2* ist negativ. In Ableitung III setzt die *S-T*-Strecke in der isoelektrischen Linie an, verläuft ganz kurz, leicht bogenförmig und steigt dann zu einem sehr tiefnegativen, spitzen *T 3* ab (koronares *T*). Wir haben hier den Befund eines älteren Koronarinfarktes der Hinterwand der linken Kammer. Ebenfalls einen alten Koronarinfarkt der Hinterwand sehen wir in Kurve 66, wobei die Anfangsschwankung in Ableitung III nur aus einer nach abwärts gerichteten Zacke besteht und sich nach dem Befund der Ableitung II aus einem tiefen *Q* und einem *S* zusammensetzt.

In Kurve 67 ist die *P*-Zacke in der Ableitung I und II leicht gespalten, die Überleitungszeit ist mit 210 σ leicht verlängert. Der Kammerkomplex ist 150 σ breit, in Ableitung I deutlich aufgesplittert. Die *S-T*-Strecke verläuft in Ableitung I gesenkt und bildet einen nach oben leicht konkaven Bogen. In Ableitung III sehen wir einen monophasischen Abgang der *S-T*-Strecke. Da in diese auch noch die *P-Q*-Distanz einbezogen erscheint und von ihr das *P* nicht abtrennbar ist, entsteht ein ganz eigenartiges Bild. Der Befund würde für einen frischen Hinterwandinfarkt bei älterer schwerer Myokardschädigung sprechen (Überleitungszeit leicht verlängert, Anfangsschwankung verbreitert). Die Obduktion bestätigte die Diagnose frischer Hinterwandinfarkt, deckte aber außerdem einen alten Vorderwandinfarkt auf, der seine typischen elektrokardiographischen Zeichen vermissen ließ.

Besteht ein Vorder- und Hinterwandinfarkt, die sich hintereinander entwickelt haben, so können wir im Elektrokardiogramm deutlich aus den verschiedenen Entwicklungsstufen in den einzelnen Ableitungen nicht nur das Vorhandensein beider feststellen, sondern ihr zeitliches Verhältnis zueinander abgrenzen.

In Kurve 68 sehen wir deutlich einen Beweis dafür. Es handelt sich um das Elektrokardiogramm eines 48jährigen Mannes, der vor drei Jahren einen sehr heftigen Schmerzanfall erlitten hatte, der wohl als Koronarinfarkt zu deuten war. Er wurde drei Wochen vor Niederschrift dieses Elektrokardiogrammes nach einer neuerlichen Schmerzattacke in das Spital aufgenommen und zeigte das Bild eines akuten Vorderwandinfarktes mit den Zeichen eines alten Hinterwandinfarktes. Auch heute, nach drei Wochen, sehen wir im Elektrokardiogramm eine bogenförmige, spurweise über der isoelektrischen Linie in Ableitung II ansetzende *S-T*-Strecke, die zu einem spitznegativen *T 1* und *2* absteigt. In Ableitung I ist eine aufgesplitterte *Q*-Zacke nachweisbar. In Ableitung II und noch mehr in III besteht eine sehr tiefe *Q*-Zacke, die hier den einzigen Rest eines abgelaufenen Koronarinfarktes darstellt. Denn weder die *S-T*-Strecke noch die *T*-Zacke in dieser Ableitung deuten auf den alten Infarkt hin. Wir können also aus diesem Elektrokardiogramm auf einen alten Hinterwandinfarkt und einen frischen Vorderwandinfarkt schließen. Gleichzeitig sehen wir in allen Ableitungen negative *P*-Zacken, die aber in normaler Zeit übergeleitet werden ($P - Q = 160\ \sigma$). Mithin erscheint ein atrioventrikulärer Rhythmus ziemlich ausgeschlossen (siehe später S. 210). Es liegt eine sinu-aurikuläre Leitungsstörung vor, möglicherweise durch myomalazische Herde im Vorhof bedingt.

Die Kurve 69 zeigt elektrokardiographisch das Bild eines abgelaufenen Vorder- und Hinterwandinfarktes. Während in Ableitung I die *S-T*-Strecke schon in die isoelektrische Linie gerückt ist, sehen wir in Ableitung II und III noch eine deutliche Hebung derselben. Die nach abwärts gerichtete Anfangsschwankung in Ableitung III entspricht einer tiefen *Q*-Zacke. Wir diagnostizieren mithin einen älteren Koronarinfarkt der Vorderwand und einen frischeren der Hinterwand der linken Kammer. Die Diagnose wurde durch die Obduktion bestätigt.

Ist aber sowohl der Koronarinfarkt der Vorderwand als der der Hinterwand schon in narbiges Stadium übergegangen, also schon vor längerer Zeit durchgemacht worden, so sehen wir auch im Elektrokardiogramm nur mehr die Zeichen des abgelaufenen Vorder- und Hinterwandinfarktes, ohne eine zeitliche Differenzierung mehr vornehmen zu können, die bei diesen Fällen meist auch histologisch nicht mehr möglich ist.

Neben den oben gezeigten sinu-aurikulären Leitungsstörungen, die übrigens recht selten dabei zu finden sind, treten beim Koronarinfarkt die verschiedensten Leitungsstörungen auf, die sich aus dem Befallensein verschiedener Muskulaturabschnitte erklären. So kommen Kurven mit Schenkelblockbildern und Verzweigungsblock zur Beobachtung. Aber auch nur gewöhnliche Verbreiterungen und leichte Aufsplitterungen der Anfangsschwankung kommen vor. Bei Befallensein des atrioventrikulären Systems kommt es zum Auftreten partieller oder kompletter Blockierungen, ein Verhalten das für Störungen der rechten Koronaria spricht.

Ein Beispiel für eine intraventrikuläre Leitungsstörung sehen wir in Kurve 70. In Ableitung III zeigt die *S-T*-Strecke eine exzessive Hochziehung. In Ableitung I wechselt die Ausschlagsrichtung und die Form des *Q R S*-Komplexes ständig. Es liegt also ein Wechsel der intraventrikulären Erregungsausbreitung vor. Dabei besteht ein kompletter Block. Die deutlich sichtbare *P*-Zacke wechselt in ihrer Beziehung zum *Q R S*-Komplex ständig, während eine zweite *P*-Zacke im *T* versteckt ist. Die Kurve stammt von einem autoptisch sichergestellten akuten Hinterwandinfarkt mit thrombotischem Verschluß der rechten Koronaria. Vorhofflattern bei Koronarinfarkt zeigt Kurve 102.

Das Auftreten von polytopen Extrasystolen beim akuten Koronarinfarkt ist als prognostisch ungünstiges Zeichen zu werten. Auch paroxysmale Tachykardien, meist vom ventrikulären Typus finden sich ab und zu im Gefolge und als Restzustand eines Koronarinfarktes. So haben wir einen Patienten in Beobachtung, der vor vier Jahren einen akuten Hinterwandinfarkt durchmachte. Das Elektrokardiogramm ist heute, bis auf eine Abflachung der *T*-Zacken, vollkommen normal. Seit dieser Zeit leidet der Kranke an anfallsweisen kurzdauernden Tachykardien, die sich elektrokardiographisch als ventrikuläre Tachykardien entpuppten. Die gefährlichste Folgeerscheinung des Koronarinfarktes stellt das Kammerflattern und Kammerflimmern dar, das in den meisten Fällen zum Tode führt.

In einem sehr großen Prozentsatz der Fälle kommt es im Verlauf von Monaten und Jahren zur Rückbildung der Veränderungen der *S*-*T*-Strecke und der *T*-Zacke in der befallenen Ableitung. Die *S*-*T*-Strecke kann ganz in die isoelektrische Linie rücken, die *T*-Zacke geht in ihrer Negativität allmählich zurück, wird isoelektrisch und schließlich wieder positiv. Nur die *Q*-Zacke zeigt meist ein sehr resistentes Verhalten und bleibt oft als einziges Zeichen eines alten Koronarinfarktes erhalten. Sehr oft bleibt auch in der nicht dem Infarkt entsprechenden Ableitung als Zeichen des gegensinnigen Verhaltens, beim Vorderwandinfarkt in Ableitung III und beim Hinterwandinfarkt in Ableitung I, ein sehr hohes positives spitzes *T* und deutet auf den abgelaufenen Infarkt. In einer Reihe von Fällen sehen wir aber das Verschwinden dieser Zeichen und es resultiert im Verlauf von ein paar Monaten ein ganz normales Elektrokardiogramm.

Das Auftreten der ersten elektrokardiographischen Zeichen ist starken zeitlichen Schwankungen unterworfen. Gewöhnlich treten diese schon knapp nach dem Einsetzen des akuten Schmerzanfalles auf, oft aber vergehen einige Tage, manchmal auch Wochen, bis der erste greifbare pathologische Befund erhoben werden kann. Es empfiehlt sich daher, beim Verdacht auf einen Koronarinfarkt, nicht mit einem einzigen negativen elektrokardiographischen Befund zufrieden zu sein, sondern das Elektrokardiogramm alle 2 bis 3 Tage zu schreiben. Wir werden dann fast immer das Auftreten eines pathologischen Befundes bei vorliegendem Koronarinfarkt feststellen können.

Eine ganze Anzahl von Fällen aber zeigt in den drei Standardableitungen ein vollkommen oder fast vollkommen normales Elektrokardiogramm. Auch die mehrmalige Registrierung bringt bei diesen Fällen keine Klärung. Man nahm stumme Zonen im Myokard an, die übrigens beim Menschen bis jetzt noch nicht als bewiesen gelten können, die bei ihrer Erkrankung keine elektrokardiographische Änderung hervorrufen. Aber auch die Fälle von altem Koronarinfarkt mit weitgehender Rückbildung der elektrokardiographischen Zeichen eines Koronarinfarktes sind, wie schon oben erwähnt, nicht immer deutlich analysierbar. Hier brachte nun die Einführung der thorakalen Ableitungen (*th*) eine wesentliche Klärung. In Tierversuchen konnte gezeigt werden, daß schon zwei Minuten nach Unterbindung einer Kranzarterie charakteristische Veränderungen in der vierten Ableitung (*th*) auftraten. Auch in der menschlichen Pathologie finden sich in Fällen, bei denen in den Extremitätenableitungen ein normales Elektrokardiogramm vorliegt, Änderungen der thorakalen Ableitung. Dies gilt vorwiegend für den Vorderwandinfarkt. Der Hinterwandinfarkt zeigt, wie später noch besprochen werden soll, gewöhnlich keine so deutlichen Veränderungen der Brustwandableitung, ist dafür aber meist in den Standardableitungen besser ausgebildet und nachweisbar.

Legen wir, wie das schon oben bei den Brustwandableitungen erklärt wurde, eine kleine Elektrode in der linken Medioklavikularlinie im vierten Interkostalraum an und eine zweite am linken Bein, so zeigt die so gewonnene Kurve normalerweise eine tiefe *Q*-Zacke, eine hohe *R*-Zacke, eine in der isoelektrischen Linie oder spurweise unter ihr verlaufende *S*-*T*-Strecke und ein negatives *T*. Die wesentlichsten Veränderungen beim Koronarinfarkt erleidet die *Q*-Zacke, das *S*-*T*-Stück und die *T*-Zacke. Beim Vorderwandinfarkt kommt es schon in den ersten Tagen zu einem Verschwinden der *Q*-Zacke, die *T*-Zacke wird positiv und ist sehr hoch und spitz. Diese Veränderung der *T*-Zacke wird allerdings nicht immer in den initialen Stadien beobachtet, häufiger sehen wir, wie der hohen *R*-Zacke eine tiefe dellenartige Depression des Zwischenstückes folgt, worauf dieses zu einer positiven oder diphasischen *T*-Zacke aufsteigt. Auch sehr starke Hochziehungen und ebenso bedeutende Vertiefungen des Zwischenstückes kommen beim akuten Koronarinfarkt zur Beobachtung und sind pathologisch.

Das für den Vorderwandinfarkt pathognomonische Verschwinden der *Q*-Zacke aus dem thorakalen Elektrokardiogramm läßt sich auf das Wegfallen der Aktivierung der unter der Elektrode liegenden erkrankten Muskelabschnitte zurückführen. Wir wissen aus Tierversuchen, daß diese Zacke, die zeitlich der *R*-Zacke des Extremitätenelektrokardiogrammes entspricht, ihren Ursprung der Erregungsausbreitung in den elektrodennahen Herzabschnitten verdankt. Da, wie schon im Kapitel der thorakalen Ableitung beschrieben wurde, herznahe und kleine Elektroden Aktionsströme eines eng umschriebenen Gebietes abnehmen, erklärt sich sinnfällig das Fehlen der *Q*-Zacke über dem beim Vorderwandinfarkt ergriffenen Gebiet. Die Störungen der *S*-*T*-Strecke und der Nachschwankung sind auf Änderungen im Repolarisierungsvorgang zurückzuführen. Die Anfangsschwankung selbst kann, wenn auch nur im geringen Grade, Veränderungen außer dem Fehlen der *Q*-Zacke aufweisen. So treten

M-Formen der Anfangsschwankung auf, die aber nur im Zusammenhang mit positiven *T*-Zacken oder stark veränderten Zwischenstücken pathologische Bedeutung erlangen.

Kurve 71 zeigt in der oberen Reihe die vierte Ableitung (*th*) eines Patienten mit akutem Vorderwandinfarkt. Die Kurve wurde eine halbe Stunde nach dem Einsetzen des heftigen Schmerzanfalles geschrieben. *P*-Zacken sind nicht mit Sicherheit nachweisbar. Die Hauptschwankung besteht aus einer isolierten, nach abwärts gerichteten Zacke, von der monophasisch die *S*-*T*-Strecke abgeht. Das *T* ist biphasisch. Dieses Stadium dauert nur ganz kurz an, ist aber einwandfrei beweisend. In der darunter befindlichen Reihe ist das Brustwandelektrokardiogramm eines 47jährigen Patienten während eines sehr heftigen Schmerzanfalles, der zum Vorderwandinfarkt führte, geschrieben. Die *P*-Zacken sind negativ (physiologische Variation), die Kammertätigkeit ist, wie wir das manchmal unter der Einwirkung des sehr heftigen Schmerzanfalles sehen können, bradykard. Die Anfangsschwankung zeigt annähernd die *M*-Form. Die *S*-*T*-Strecke ist tief gesenkt, das *T* ist noch negativ. Auch diese Form gehört zu den allerersten und rasch flüchtigen Veränderungen und kommt daher selten zur Beobachtung.

Kurve 72a zeigt das Elektrokardiogramm einer 62jährigen Frau, vier Stunden nach dem Einsetzen eines sehr heftigen mit Todesangst verbundenen Schmerzanfalles geschrieben. Die drei Standardableitungen zeigen einwandfrei das Bild eines akuten Vorderwandinfarktes. In der vierten Ableitung fehlt die *Q*-Zacke, die *S*-*T*-Strecke ist gesenkt, die *T*-Zacke ist positiv. Wir sind aus dem Befund der vierten Ableitung allein berechtigt, einen Infarkt der Vorderwand des linken Ventrikels zu diagnostizieren. Das sechs Stunden später geschriebene Elektrokardiogramm zeigt die *S*-*T*-Strecke zu einem spitzpositiven *T* aufsteigend (Kurve 72b).

Eine *Q*-Zacke kann in seltenen Fällen nach monatelanger bis jahrelanger Dauer wieder auftreten, das *T* selbst bleibt in der überwiegenden Mehrzahl der Fälle dauernd positiv, meist sehr hoch und spitz und gestattet dann in Fällen, wo die Standardableitungen schon wieder ein normales Bild aufweisen, die Diagnose eines abgelaufenen Infarktes. So sehen wir in Kurve 69 ein deutliches *Q 4*. Das positive *T 4* gibt uns aber das diagnostisch wichtige Merkmal.

In Kurve 62, die von einem vier Monate alten Vorderwandinfarkt stammt, besteht neben dem fehlenden *Q 4* ein hochpositives spitzes *T*. Dieser Befund stellt ein unbedingt verläßliches Zeichen eines abgelaufenen Vorderwandinfarktes dar.

Kurve 73 zeigt auch ein nur zu Beginn zu beobachtendes Bild, wo die *S-T*-Strecke in Ableitung IV tief gesenkt, direkt in ein noch negatives *T* übergeht. Die *Q*-Zacke fehlt. Dieser Befund darf nicht mit der physiologischen Variation einer sehr kurzen *S-T*-Strecke verwechselt werden, wo die Nachschwankung nur scheinbar direkt von der Kammerschwankung abgeht. Bei dieser ist die, wenn auch nur kaum angedeutete, aber doch nachweisbare *S-T*-Strecke isoelektrisch oder kaum gesenkt, während hier eine deutliche Senkung vorliegt. Außerdem ist bei der physiologischen Variation die *Q*-Zacke erhalten.

Daß der Typus 3 keine so charakteristischen Zeichen aufweist, geht aus seiner Lage zur herznahen Elektrode hervor. Infarzierungen der Hinterwand der linken Kammer und im unteren hinteren Drittel des Kammerseptums liegen der Brustwandelektrode ferner und werden daher keinen wesentlichen Einfluß auf das thorakale Elektrokardiogramm ausüben können. Bei diesen Fällen zeigt gewöhnlich die vierte Ableitung (*th*) ein der dritten sehr ähnliches Verhalten, wenn wir auch hier öfters sehr deutliche Hochziehungen des Zwischenstückes als pathologischen Befund erheben konnten. Entsprechend den Veränderungen in Ableitung III kommen in der thorakalen Ableitung auffallend tiefe negative *T*-Zacken beim Hinterwandinfarkt zur Beobachtung. So zeigt das Elektrokardiogramm der Kurve 65 in der vierten Ableitung (*th*) als sicher abnorm anzusehenden Befund auffallend spitznegative, tiefe *T*-Zacken. Die Kurve zeigt dabei große Ähnlichkeit mit den Veränderungen der dritten Ableitung. In der Kurve 60 sehen wir bei einem akuten Koronarinfarkt eine deutliche, über das Maß des Normalen hinausgehende Hochziehung des Zwischenstückes. Dabei ist die *Q*-Zacke sehr tief und das *T* negativ. Kurve 70 zeigt ebenfalls eine exzessive Hochziehung der *S-T*-Strecke bei einem akuten Hinterwandinfarkt, während in Kurve 63 als einzige Veränderung der thorakalen Ableitung durch den Hinterwandinfarkt ein isoelektrisches *T 4* nachweisbar wird.

Es muß hier noch einmal betont werden, daß bei der Klärung der uncharakteristischen Extremitätenelektrokardiogramme beim Koronarinfarkt, die Einführung der thorakalen Ableitungen die wertvollsten Dienste leistet. Gerade die Elektrokardiogramme, die bald nach dem Anfall, oft nur wenige Stunden nachher, nur sehr kleine, niedrige, aufgesplitterte Ausschläge, normale Zwischenstücke, höchstens etwas abgeflachte Nachschwankungen aufweisen, zeigen in ihrer vierten Ableitung (*th*) das typische Bild des Vorderwandinfarktes. Da gerade die uncharakteristischen Extremitätenelektrokardiogramme eine sehr schlechte Prognose zeigen, ist der Wert der thorakalen Ableitung nicht hoch genug einzuschätzen.

Man hat aus den verschiedenen elektrokardiographischen Befunden versucht, eine Prognosestellung zu ermöglichen. In den früheren Jahrzehnten, als die Diagnostik des Koronarinfarktes und das Wissen darüber noch nicht klargestellt war, wurde die Koronarthrombose für eine absolut tödliche Erkrankung angesehen. Heute zeigen die Statistiken der letzten Jahre in allen Ländern eine mittlere Mortalität von 50%. Uns interessieren hier nicht die verschiedenen klinischen Zeichen, die prognostisch ausgenützt werden können, so verlockend dies auch wäre, sondern wir wollen nach den Untersuchungen der einzelnen Forscher eine allgemeine Prognose der einzelnen elektrokardiographischen Veränderungen geben. Die höchste Mortalität zeigen die Patienten mit dem uncharakteristischen Elektrokardiogramm, mit der niedrigen aufgesplitterten Anfangsschwankung, ohne sonstige Zeichen eines Infarktes in den Standardableitungen. Diese Fälle kommen fast alle im Laufe eines Jahres ad exitum. Eine schlechte Prognose haben auch alle anderen atypischen Elektrokardiogramme bei Koronarinfarkt, wobei insbesonders die schlechte Prognose des Verzweigungsblock-Elektrokardiogrammes zu unterstreichen ist. Der Typus *T 1* ist prognostisch wesentlich ungünstiger zu bewerten als der Typus *T 3*. Typus *T 1* dürfte eine doppelt so hohe Mortalität aufweisen, als der Typus *T 3*. Als prognostisch besonders ungünstiges Zeichen ist dabei eine starke Verkleinerung der Anfangsschwankung zu werten, entweder in allen drei Ableitungen oder in Ableitung I, wie dies deutlich in der Kurve 62 zutage tritt. In der Kurve 64 sehen wir die hochgradige Verkleinerung der Anfangsschwankung in allen drei Ableitungen.

Eine *M*-Form des Kammerkomplexes der vierten Ableitung (*th*) zeigt uns die Kurve 74. Außerdem fehlt die *Q*-Zacke, die *S*-*T*-Strecke ist gesenkt, die *T*-Zacke angedeutet positiv. In den Standardableitungen ist der Kammerkomplex auf zirka 140 σ verbreitert. Außer einem deutlichen *Q 1* besteht in den Extremitätenableitungen kein Zeichen eines Koronarinfarktes. Dies atypische Elektrokardiogramm muß prognostisch besonders ungünstig aufgefaßt werden. Hohe *P*-Zacken, wie sie hier besonders deutlich in Ableitung II in Erscheinung treten, sehen wir manchmal bei akutem Koronarinfarkt und müssen als Zeichen einer Vorhofstauung aufgefaßt werden. Mit Wiedereintritt der besseren Kompensation verschwinden sie wieder. Dieser Patient kam nach einem drei Tage anhaltenden Status anginosus ad exitum und bot autoptisch das Bild eines frischen Vorderwandinfarktes, ältere Schwielen in der Hinterwand des linken Ventrikels und einer Pericarditis epistenocardica.

Neben dem Koronarinfarkt können natürlich auch andere Erkrankungen, die zum Ausfalle größerer Partien des Herzmuskels führen, ebenfalls solche elektrokardiographische Veränderungen aufweisen. In ganz seltenen Fällen kann es bei schweren Myokarditiden im Verlaufe einer Pneumonie, einer Diphtherie, rheumatischen Infektion und bei Pellagra, zu hohem Abgang des Zwischenstückes und Veränderungen der *T*-Zacke kommen. Von großer Bedeutung ist auch die Tatsache, daß die Pericarditis exsudativa das Elektrokardiogramm ähnlich wie bei einer Koronarthrombose ändert. Im Gegensatz dazu wird aber hier das Zwischenstück in allen drei Ableitungen nach aufwärts verlagert. Die *Q*-Zacke fehlt. Tritt sie in einer der Ableitungen auf, so spricht dieser Befund mit großer Wahrscheinlichkeit für eine Pericarditis epistenocardica und kann uns dann bei der Abgrenzung gegenüber einer Perikarditis aus anderer Ursache helfen. (Tuberkulose und so weiter.) Allerdings wird das nur an einer beschränkten Anzahl von Fällen möglich sein. In Kurve 60 sahen wir das Elektrokardiogramm eines akuten Hinterwandinfarktes mit Pericarditis epistenocardica. Dem Hinterwandinfarkt entspricht das Verhalten von *S*-*T* in Ableitung II und III. Es wäre demnach zu erwarten, daß das Zwischenstück in Ableitung I eine entsprechende Senkung aufweist; hier aber ist es deutlich gehoben. Ein Vorderwandinfarkt scheint nach der vierten Ableitung (*th*) nicht vorzuliegen. Wir können demnach eine Perikarditis annehmen, die sich auch klinisch und autoptisch bestätigte.

Kurve 75 stammt von einer Pericarditis rheumatica bei einem 18jährigen jungen Mann. Es besteht eine Hochziehung der *S*-*T*-Strecke in allen drei Ableitungen, während das Brustwandelektrokardiogramm normal ist.

Die Entstehung dieser Zwischenstückveränderung war lange umstritten. Man nahm früher an, daß das Exsudat sehr stark auf die Herzmuskelschichten drücke und durch Anämisierung ein der Koronarthrombose entsprechendes Bild hervorruft. Durch Einführung von Luft, Jodtinktur in die Perikardhöhle eines Versuchstieres konnte ohne Druckerhöhung eine rasch abklingende gleichsinnige Elevation der *S*-*T*-Strecke erzielt werden. Bei der beim Menschen auftretenden Perikarditis finden sich, wie die Untersuchungen von Holzmann, Büchner, Weber und Haager zeigen konnten, reichlich subepikardiale Entzündungsprozesse sowohl an der Vorderwand, als auch an der Hinterwand des Herzens. Damit dürfte wohl die gleichsinnige Verschiebung des Zwischenstückes in allen drei Ableitungen zu erklären sein. Eine ganze Anzahl von Perikarditiden läßt aber dieses Verhalten vermissen und liefert entweder ein vollkommen normales Elektrokardiogramm oder es zeigt die schon früher beschriebene Niedervoltage.

14. Elektrokardiographische Veränderungen beim Lungeninfarkt

Die klinische Diffentialdiagnose zwischen einem Lungeninfarkt und einer frischen Koronarthrombose bereitet oft Schwierigkeiten. Insbesondere große linksseitige Lungeninfarkte können im akuten Stadium einen frischen Koronarinfarkt vortäuschen. Bei beiden finden wir heftigste Schmerzen, periphere Kreislaufschwäche, Fieber, Dyspnoe und Zyanose. Das sanguinolente Sputum und das pleurale Reiben, das die Diagnose Lungeninfarkt sichern würde, kann, besonders in den Anfangsstadien, fehlen.

Aber auch die elektrokardiographische Untersuchung beim Lungeninfarkt kann ein dem Koronarinfarkt ähnliches Bild ergeben. Wir finden ab und zu eine sehr tiefe *Q*-Zacke in Ableitung III mit einem erhöhten Abgang des Zwischenstückes in dieser Ableitung. In Ableitung I ist meist eine sehr tiefe *S*-Zacke aufgetreten, als Zeichen der Rechtsüberlastung zu werten. Das Zwischenstück ist in dieser Ableitung tief gesenkt. Gerade das tiefe *S 1* kann uns manchmal differentialdiagnostisch weiterhelfen. Ebenso wurden nur geringe Senkungen des Zwischenstückes mit Abflachung der *T*-Zacke von einer Reihe von Autoren beobachtet und beschrieben. All diese Zeichen erklären uns das rasche Versagen des Herzens bei einer Lungenembolie infolge einer Koronarinsuffizienz. Wie aber kommt diese zustande? Die Obduktionen dieser Fälle von Lungeninfarkt zeigen kein anatomisches Substrat für diese schweren Änderungen des Elektrokardiogramms, die Koronarien sind zart, das Myokard normal beschaffen.

Der Tierversuch schaffte Aufklärung, indem er eine Tatsache bewies, die man längst vermutete. P. Radnai und L. Mosonyi spritzten in die Ohrvene von Kaninchen Stärkeemulsion und verursachten damit eine Lungenarteriolenembolie. Das Elektrokardiogramm der Tiere zeigte charakteristische Veränderungen im Sinne eines akuten Koronarinfarktes. Die Tiere verendeten nach wenigen Minuten und zeigten bei genauer anatomischer Untersuchung niemals Stärke im Herzmuskel, das pathologische Elektrokardiogramm war also aller Wahrscheinlichkeit nach über dem Wege eines Koronarspasmus entstanden. Durchtrennt man beide Vagi, so bleiben die Tiere am Leben, oder sterben erst viel später unter den Zeichen starker Drucksteigerung im kleinen Kreislauf. Die elektrokardiographischen Zeichen treten nie auf. Es mußte also die elektrokardiographische Änderung und der Tod nach der multiplen Lungenarteriolenembolie Folge eines koronargefäßverengenden Reflexes sein, der durch die Erregung der Vagusfasern in der Lunge ausgelöst wird. Der efferente Weg des Reflexes scheint in beiden Vagi zu laufen, da nur eine beidseitige Vagusdurchtrennung wirksam ist. Unter Atropinwirkung oder Amylnitritinhalation entwickelt sich der „pulmokoronare“ Reflex gar nicht oder in nur sehr geringem Ausmaße.

Sowie es beim Koronarinfarkt zu Blockierungen im Reizleitungssystem kommen kann, sehen wir auch ab und zu beim Lungeninfarkt das Auftreten von Leitungsstörungen. Kurve 76 zeigt das Elektrokardiogramm einer 52jährigen Frau mit arteriosklerotischer Aortenstenose. Die Patientin erlitt in der Nacht einen überaus heftigen Schmerzanfall mit Todesangst, Vernichtungsgefühl, hochgradiger Atemnot und Blässe, kurz darauf leichte Temperatursteigerung. Das zwei Stunden später geschriebene Elektrokardiogramm zeigt vor allem 2 : 1 - Blockierung, wobei das übergeleitete *P* eine Verlängerung der *P*-*Q*-Distanz auf 250 σ erkennen läßt. In Ableitung I sehen wir eine deutliche *S*-Zacke und einen sehr tiefen Abgang von *S*-*T*. In Ableitung III ist das Zwischenstück stark hochgezogen. In der vierten Ableitung ist die *Q*-Zacke auffallend vertieft, das Zwischenstück sehr stark hochgezogen. Die Elektrokardiogrammveränderungen bildeten sich rasch zurück, nach einigen Tagen war die Hochziehung wieder verschwunden und es trat ein Elektrokardiogramm mit Querstellung der elektrischen Herzachse auf. Die einige Zeit später vorgenommene Obduktion zeigte einen normalen Herzmuskel.

Diese elektrokardiographischen Veränderungen und ihre Deutung im Sinne eines pulmokoronaren Reflexes erklären uns auch das Auftreten der anginösen Schmerzen beim Lungeninfarkt und weisen der Therapie neue Wege.

VI. Störungen der Reizbildung und Herzschlagfolge

Eine normale Reizbildung und Reizleitung erkennen wir im Elektrokardiogramm aus dem Vorliegen eines normalen Sinusrhythmus mit ungestörter Schlagfolge und normal gebauten Kammerkomplexen. Zeigt der Sinusknoten selbst geringe Schwankungen in seiner automatischen Reizbildung, so entsteht wohl ein leichter Frequenzwechsel, immer aber bleibt die Überleitungszeit (*P*-*Q*) konstant, die Kammerkomplexe ändern sich nicht in ihrer Form. Wir haben dieses Zustandsbild, die Sinusarrhythmie schon S. 81 gekennzeichnet. Von größerer Wichtigkeit erschienen uns schon die Störungen der intraventrikulären Erregungsausbreitung, die aus Leitungsstörungen in den Ventrikeln selbst erfolgen. Auch die Leitungsstörungen durch Änderung der Erregungsausbreitungen in den Vorhöfen entstanden, die intraaurikulären Leitungsstörungen, wurden schon bei der Besprechung der *P*-Zacke erwähnt. In den folgenden Kapiteln sollen nun alle im Elektrokardiogramm nachweisbaren Reizbildungs- und Reizleitungsstörungen ihre Besprechung finden. Diese Arrhythmien hatten zu allererst das Interesse der Forscher auf sich gezogen und sie wurden noch vor der Entdeckung des Elektrokardiogramms erkannt und richtig analysiert, im Gegensatz zu den vorher erwähnten intraventrikulären Leitungsstörungen, die ihre Entdeckung nur dem Elektrokardiogramm verdanken.

Normalerweise beherrscht das mit der größten Automatie begabte Zentrum das Herz. Die Fähigkeit, Reize zu bilden und Reize zu leiten, besitzt im Herzmuskel jede spezifische Faser. Die Fähigkeit der automatischen Reizbildung, das heißt, aus sich selbst heraus, ohne äußere Einwirkung Reize zu bilden, nimmt im spezifischen System kammerwärts ab. Das spezifische Gewebe des Sinusknotens hat als höchst gelegenes Zentrum die höchste Automatie, es bildet zirka 60 bis 80 mal in der Minute einen Reiz. Es ist noch zu erwähnen, daß auch im Sinusknoten selbst mehrere Zentren vorhanden sind, wobei normalerweise die im Kopfteil gelegenen Fasern die Führung übernehmen. Bei der Besprechung der regellosen Sinusarrhythmie haben wir diesen Umstand mitgeteilt und eine Kurve gezeigt (Kurve 21), wo der Reizursprung wahrscheinlich vom Kopfteil in den Schwanzteil des Sinusknotens „geglitten“ ist.

Wie also eingangs erwähnt, bilden auch die anderen spezifischen Zentren aus sich heraus Reize, nur ist ihre Reizbildungsfrequenz eine wesentlich tiefere. So haben wir in den sekundären Zentren, unter denen wir die Anhäufung von spezifischen Fasern im Atrioventrikularsystem verstehen, eine Automatie von 40 bis 50 Schlägen, während die tertiären, das sind die in der Kammer gelegenen Zentren, eine noch geringere Frequenz aufweisen. In der Kammer kommen dabei eine ganze Anzahl von Reizbildern in Frage, so der Bündelstamm, die Schenkel des Bündels und als letzte Ausläufer die Purkinjeschen Fasern, die die geringste Automatie, in bezug auf die Minutenfrequenz, besitzen.

Mit der Automatie ist auch eine deutliche Überlebensdauer des spezifischen Gewebes verbunden. Schon Krehl und Romberg (1893) und Hering (1900) konnten am absterbenden Säugetierherzen die Pulsationen in der Gegend des Sinusknotens am längsten nachweisen, die spezifischen Fasern stellen das ultimum moriens des Herzens dar. Pick konnte dies auch an den Purkinjeschen Fasern eines Hundes nachweisen, die nach dem Tode des Tieres, der durch Kammerflimmern nach intravenöser Einbringung von Koffein erfolgt war, in mächtiger fibrillärer Bewegung waren.

Die vom Sinusknoten gebildeten Reize werden nun 60 bis 80 mal in der Minute den normalen Reizleitungsweg über die Vorhöfe zum atrioventrikulären Leitungssystem, von hier über die beiden Schenkel zu den Purkinjeschen Fasern und damit zu der Kammermuskulatur gesendet. Dabei stoßen sie in den sekundären und tertiären Zentren auf in Bildung begriffenes Reizmaterial, das aber, da es langsamer gebildet wird, noch nicht den Schwellenwert zur Auslösung von Kontraktionen erreicht hat. Der vom Sinusknoten kommende Reiz zerstört als stärkerer das hier in Bildung begriffene Material und übernimmt die Herrschaft dieser Zentren und wird damit zum Schrittmacher des ganzen Herzens. Nach der Zerstörung des Reizstoffes beginnt aber in den sekundären und tertiären Zentren sofort wieder seine neue Bildung, die aber wegen der rascheren Arbeit des Sinusknotenzentrums wieder nicht zum Vorschein kommen kann. So erklärt es sich, daß das mit der höchsten Automatie begabte Zentrum zum Schrittmacher des Herzens wird.

Trennen wir im Tierversuch durch den sogenannten ersten Stanniusschen Schnitt oder die erste Stanniussche Ligatur den Sinusteil vom Vorhof, so sehen wir nach einer gewissen pulslosen Dauer das Auftreten einer automatischen Reizbildung in einem mehr kammerwärts gelegenen Teil des Atrioventrikulartrichters (das Analogon zum Hisschen A.-V.-Bündel des Warmblütlers) mit einer geringeren Frequenz wie früher Der Sinusknoten schlägt dabei meist in seiner alten Frequenz weiter.

Die tieferen Zentren sind stets bereit für ein höher gelegenes Zentrum, das aus irgendeinem Grunde in der Reizbildung versagt, einzuspringen. Es müßte ja sonst auch nach dem Ausfall des Sinusknotens Kammerstillstand und damit Exitus auftreten. Die Zeit, welche vom Erlöschen des höheren Zentrums bis zum Auftreten der automatischen Reizbildung des tieferen Zentrums verstreicht, nennen wir präautomatische Pause. Sie wird je nach dem Zustand des tieferen Zentrums verschieden lang sein. Bei schweren sklerotischen Veränderungen, die zum Erlöschen des Sinusknotens durch Ernährungsstörung führen, wird wohl meist auch das atrioventrikulare System nicht ganz gut ernährt sein, es wird etwas länger dauern, bis es seine automatische Reizbildung vollendet, die präautomatische Pause wird demzufolge verlängert erscheinen. Häufiger allerdings werden wir gerade bei einem Übergang eines Sinusrhythmus in einen atrioventrikularen Rhythmus einen öfteren Wechsel des Reizursprunges finden. Nach einigen wenigen atrioventrikulären Schlägen hat sich der Sinusknoten erholt und setzt mit rascherer Reizbildung ein, die dann wieder erlahmt, unter die Frequenz des

Atrioventrikularknotens sinkt und diesem damit die Führung ermöglicht. In anderen Fällen bildet wieder das tiefere Zentrum nicht gleich mit der ihm zukommenden Frequenz Reize, erst allmählich stellt sich seine normale Rhythmik ein. Erlöscht auch das atrioventrikulare Zentrum, so springen die diesem am nächsten gelegenen Zentren ein und so weiter, immer nach einer gewissen präautomatischen Pause.

Aber nicht nur das Erlöschen der Tätigkeit des höheren Zentrums kann zum Hervortreten der Automatie des nächst tieferen Zentrums führen. Es kann auch das tiefere Zentrum in seiner Automatie weitgehend gesteigert sein, so daß darin zum Beispiel der Atrioventrikularknoten den Sinusknoten übertrifft und dadurch zum Schrittmacher des Herzens wird. Wir sprechen in diesem Falle von einer aktiven Heterotopie, während im ersten Falle, wo also entweder die Reizleitung vom Sinusknoten unterbrochen oder hochgradige Verlangsamung seiner Rhythmik eingetreten ist, so daß eben, kurz gesagt, die Erregungsleitung zu den tieferen Zentren unterbrochen erscheint, eine passive Heterotopie vorliegt. Bei dieser also muß das tiefere Zentrum zwangsläufig mit seiner normalen Rhythmik nach dem Erlöschen des höhergelegenen Reizbildungszentrums einsetzen, während bei der aktiven Heterotopie das tiefere Zentrum in einer rascheren als ihm normalerweise zukommenden Frequenz schlägt und nur damit zum Schrittmacher wird. Eine aktive Heterotopie erzielen wir im Tierversuch durch mechanische, elektrische oder thermische Reizung der Gegend des atrioventrikularen Systems. Auch bei schon bestehender automatischer Schlagfolge dieses Zentrums kann durch lokalen Wärmereiz die Frequenz noch erheblich gesteigert werden.

Diese längere Auseinandersetzung mit physiologischen Problemen war zum besseren Verständnis der jetzt zu beschreibenden Störungen im Herzrhythmus unbedingt notwendig. Das Verständnis der Arrhythmien wird dadurch wesentlich erleichtert.

1. Extrasystolen

Jede Stelle des Reizleitungssystems kann zum Reizursprungsorte werden. Extrasystolen, das heißt vorzeitig einfallende Kontraktionen, die den Rhythmus des Herzens oder zumindest eines Herzteiles stören, können daher von den verschiedensten Stellen ausgehen. Wir unterscheiden dem Ursprungsort entsprechend zwei Hauptgruppen von Extrasystolen:

1. Supraventrikuläre Extrasystolen.
2. Ventrikuläre Extrasystolen.

Wir wollen uns zuerst der letzten Gruppe zuwenden, die auch das größere klinische Interesse beansprucht.

a) Die ventrikulären oder Kammerextrasystolen

Reizen wir das Herz eines Säugetieres an einer Stelle der Kammer mit einem Induktionsschlag, so kann dieser, sofern er außerhalb der Refraktärperiode des Ventrikels einfällt, mit einem neben der normalen Kammerperiode einfallenden Schlag beantwortet werden. Der Vorhof wird von diesem Ereignis nicht berührt, er schlägt ungehindert in seinem eigenen Rhythmus weiter. Auf den vorzeitig einfallenden Schlag folgt jedoch eine längere Pause, der Kammerrhythmus ist also durch die Extrasystole gestört. Wie ist das zu erklären und welche

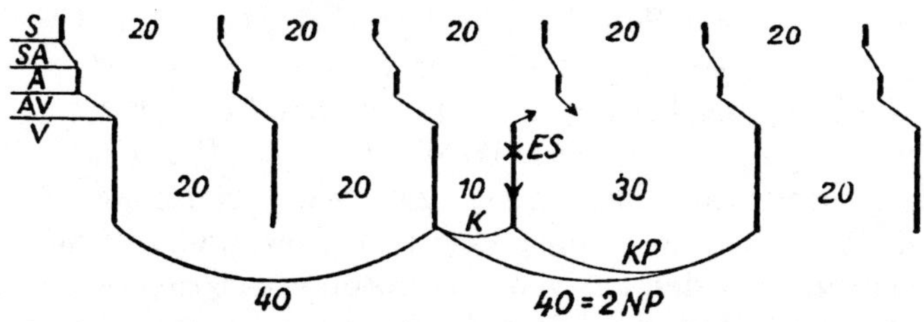

Abb. 46. Schema der ventrikulären kompensierten Extrasystole

Beobachtungen können wir dabei machen? Das vorstehende Schema der Abb. 46 gibt eine genaue Übersicht über den Ablauf der Erregung bei einem vorzeitig einfallenden Schlag, der seinen Ursprung von der Kammer nimmt, also bei einer Kammerextrasystole.

Wir sehen deutlich an den ersten drei Schlägen eine normale Reizleitung vom Sinusknoten auf das atrioventrikuläre Leitungssystem und von dort auf die Kammern. Der vierte Ventrikelschlag fällt abnorm frühzeitig ein. Die Vorhoferregung und die atrioventrikuläre Leitung wird davon nicht betroffen, sie setzt zur normalen Zeit ein, der Reiz kann aber nicht zum Ventrikel durchgeleitet werden, da er im Atrioventrikularsystem auf Reizleitungsgewebe trifft, das vom vorzeitigen Kammerschlag noch nicht erholt ist, also einem neuen Reiz gegenüber refraktär ist. (Siehe im Kapitel III, S. 36, über die physiologischen Eigenschaften des Herzmuskels und das Elektrokardiogramm: das Gesetz von der Erhaltung der Reizperiode.) Der Ventrikel aber ist zur Reizauslösung auf die vom Vorhof kommenden Reize angewiesen. Die Kammer ruht daher nach vorzeitiger Kontraktion so lange, bis sie nach Ablauf der refraktären Phase wieder ein rhythmischer Vorhofsimpuls erreicht. Das ist in unserem Schema dargestellt. Der nächste Vorhofreiz, der ganz rhythmisch gesendet wird, trifft auf schon wieder leitfähiges Gewebe, es resultiert eine normale Vorhof-Ventrikelkontraktion. Der erste Normalschlag nach der Extrasystole kommt also zu genau demselben Zeitpunkt zu dem er auch eingetreten wäre, wenn keine Extrasystole abgelaufen wäre. Die Länge der gestörten Herztätigkeit, das ist der Abstand vom letzten Normalschlag vor der Extrasystole bis zum ersten Normalschlag nach der Extrasystole, ist demnach genau gleich lang wie zwei vollständige Zyklen des normalen Rhythmus. Die Pause, die der Extrasystole folgt bis zum Eintritt eines neuen Schlages, kompensiert die Zeit vom letzten Normalschlag auf zwei Normalperioden, sie heißt deshalb kompensatorische Pause (*KP*). Die Strecke vom letzten Normalschlag bis zum Auftreten der Extrasystole, die bei gleichen Extrasystolen gleich bleiben soll, nennen wir Kupplung (*K*). Es ergibt sich daher noch einmal, daß Kupplung plus kompensatorischer Pause gleich zwei Normalperioden ist (2 *NP*).

Vollkommen richtig und diagnostisch verwertbar ist diese Feststellung nur bei ganz rhythmischer Sinustätigkeit. Bei bestehender Sinusarrhythmie werden sich selbstverständlich auch hier kleine Schwankungen einstellen, die dieses exakte Verhältnis vermissen lassen. Diese Tatsachen erschwerten bei der früher graphischen Registrierung der Extrasystolen mittels Arterien- und Venenpulsschreibung die Begutachtung. Die elektrokardiographische Darstellung bestätigt jetzt aber auf einfachste Art und Weise das Vorliegen von Extrasystolen.

Im Elektrokardiogramm sehen wir, wie Kurve 77 zeigt, den sonst vollkommen regelmäßigen Sinusrhythmus an mehreren Stellen von vorzeitigen abnormen Schlägen unterbrochen. Diesen Schlägen geht, da sie ihre Entstehung einem Reizursprung in der Kammer verdanken, keine *P*-Zacke voraus. Die Extrasystole entspringt aber an einer abnormen Stelle des Myokards, sie muß sich von hier aus durch die Arbeitsmuskulatur auf beide Kammern ausbreiten, ähnlich wie wir es bei den Schenkelblockschlägen gesehen haben. Sie weist dementsprechend auch Aufsplitterung, Verbreiterung der Anfangsschwankung auf. Die *S*-*T*-Strecke und die *T*-Zacke haben hier die Tendenz, in einer der Anfangsschwankung entgegengesetzten Richtung zu verlaufen. Wir sehen demnach bei unserem Beispiel besonders in Ableitung II und III die deutliche Diphasie der Kammerkomplexe, bei nach hinuntergerichteter Anfangsschwankung erhöhte *S*-*T*-Strekken und positive *T*-Zacken. Am Übergang der Anfangsschwankung zur *S*-*T*-Strecke sehen wir deutlich ein kleines nach oben gerichtetes Häkchen, das wie die Ausmessung mit dem Zirkel ergibt, in normalen *P*-*P*-Abstand von der vorhergehenden *P*-Zacke folgt, demnach der

Ausdruck der normalen Vorhofserregung ist. Der Vorhofsreiz fällt aber noch in den Extrasystolenschlag hinein, trifft mithin auf refraktäres Gewebe. Die jetzt kommende Normalventrikelsystole fällt aus. Es folgt eine Pause, die, wie die Ausmessung zeigt, zusammen mit der Kupplung die Distanz zweier Normalschläge ergibt. Schreibt man eine sehr lange Kurve, so wird immer dieses Verhältnis konstant bleiben, die Kupplung wird immer den gleichen Wert behalten (fixe Kupplung) und die Pause wird stets kompensatorisch wirken.

In Kurve 78 sehen wir nach zwei Normalschlägen das Auftreten eines vorzeitig einfallenden, abnorm gebauten Schlages, dem keine *P*-Zacke vorausgeht. Deutlich sichtbar wird nach ihm das Auftreten einer normalen *P*-Zacke in richtigem Abstand, die aber nicht übergeleitet werden kann, sie ist blockiert. Auch hier ist, wie die Messung ergibt, Kupplung plus Pause = zwei Normalperioden. Es liegt mithin eine kompensierte Extrasystole vor.

Extrasystolen können manchmal so spät in der Diastole einfallen, daß ihnen ein normales *P*, wenn auch, und das ist wichtig, in verkürztem Abstand vorausgeht. Kurve 79 zeigt das Elektrokardiogramm eines 45jährigen Patienten mit Mesaortitis luica. Die Kurve wurde in Ableitung II geschrieben. Nach den ersten zwei Normalschlägen mit einer Überleitungszeit von 190 σ fällt ein etwas vorzeitig kommender Kammerschlag erst nach erfolgter Erregung des Vorhofes ein. Die *P-Q*-Distanz ist stark verkürzt, sie beträgt hier 80 σ. Diese Änderung der *P-Q*-Distanz im Sinne einer so starken Kürzung, beweist uns schon, daß keine einfache Sinusarrhythmie vorliegt. Es kann bei solchen Fällen leicht zur Interferenz des Extrasystolenreizes mit dem von oben kommenden Sinusreiz kommen, wodurch es zur Annäherung der Extrasystole an den Normalschlag kommt. Je später die Extrasystole einfällt, um so mehr Zeit also der vom Vorhof kommende Reiz besitzt um zur Interferenz mit dem Extrasystolenreiz zu kommen, um so ähnlicher werden die Extrasystolen den Normalschlägen. Auch in unserem Falle zeigen die Extrasystolen (nach dem vierten Schlag fällt wieder eine ein) weitgehende Angleichung an die Normalschläge; sie sind aber doch noch anders gebaut als diese. Auch hier umfaßt Kupplung plus Pause zwei Normalperioden, wie die Ausmessung mit dem Zirkel einwandfrei ergibt.

Kurve 80 zeigt spät einfallende Extrasystolen, denen hier in einem Abstand von 70 σ die normalen *P*-Zacken vorausgehen. Auch in diesem Falle hat das früher von den Extrasystolen Gesagte seine volle Gültigkeit.

Nicht immer ist aber die *P*-Zacke so deutlich sichtbar, wie in unseren bisher gezeigten Beispielen. In der überwiegenden Mehrzahl der Fälle ist die blockierte P-Zacke im Kammerkomplex versteckt, oft auch im T, ohne daß sie sich durch eine Aufsplitterung desselben kundtut. Trotzdem kann aus dem vorzeitigen Einfall des abnormen Schlages, der Verbreiterung und Aufsplitterung der Anfangsschwankung und der kompensatorischen Pause, mit absoluter Sicherheit die Diagnose ventrikuläre Extrasystole gestellt werden.

Manchmal, besonders bei bradykarder Ventrikeltätigkeit, können Extrasystolen so früh in der Diastole einfallen, daß der ihnen folgende, sonst blockierte Vorhofreiz die Kammer in bereits wiedererregbarem Zustand findet. Der Reiz wird also nicht, wie es normalerweise der Fall ist, steckenbleiben, sondern er wird auf normalem Wege zur

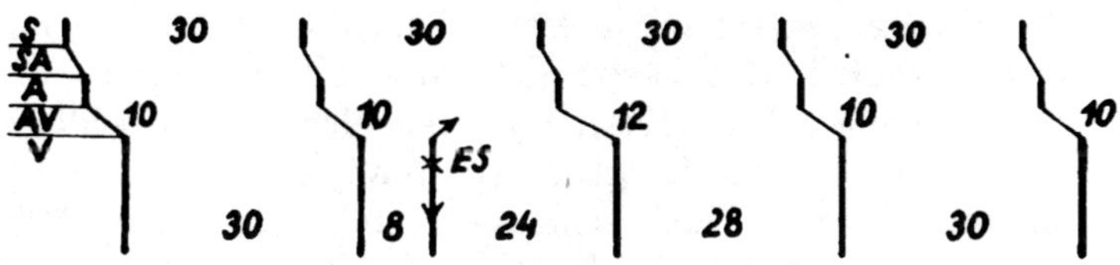

Abb. 47. Schema der interpolierten ventrikulären Extrasystole

Kammer geleitet werden. Es fehlt demnach die lange kompensatorische Pause. Wir sehen zwischen zwei Normalschlägen eingeschaltet, das Auftreten eines abnorm gebauten und abnorm entspringenden Schlages. Der nächste vom Vorhof kommende Reiz findet das spezifische Gewebe bereits wieder reizleitungsfähig, er wird daher nicht blockiert, sondern übergeleitet.

Das Schema der Abb. 47 stellt das Verhalten bei solchen interpolierten Extrasystolen dar. Wir sehen, wie bei bradykarder Herztätigkeit eine von der Kammer entspringende Extrasystole frühzeitig einfällt. Der nächste Vorhofreiz wird normal übergeleitet.

Besonders zu betonen ist hier noch die Tatsache, daß die Erregungsüberleitung nach interpolierten Extrasystolen verlängert sein kann. Man nimmt an, daß der Extrasystolenreiz sich nicht auf die Kammer beschränkt, sondern auch retrograd in den Atrioventrikularknoten eindringt und hier infolge der schlechten Leitfähigkeit desselben, besonders nach oben, normalerweise stecken bleibt. Er ermüdet dabei das Reizleitungssystem des Bündels. Bei nichtinterpolierten Extrasystolen klingt in der kompensatorischen Pause diese Ermüdung wieder vollkommen ab, der postextrasystolische Reiz wird normal zur Kammer geleitet, eine Leitungsverzögerung tritt nicht ein. Bei interpolierten Extrasystolen, bei denen der nächste

Normalreiz bald nach dem Extrareiz einfällt, ist das Reizleitungsgewebe in der überwiegenden Mehrzahl der Fälle noch nicht erholt und es tritt eine Verlängerung der Überleitungszeit auf. Dadurch kann bei konstantem *P-P*-Abstand eine Verlängerung des *R-R*-Abstandes über eine normale Periode auftreten. (Im Schema 47 angedeutet.) Eine Reihe von Fällen zeigt aus demselben Grunde auch Störungen der intraventrikulären Leitung des auf die Extrasystole folgenden Normalschlages, die sich in Spreizung und Aufsplitterung der Kammerschwankung und Abflachung von *T* äußern kann.

Diese Änderungen des Normalschlages deuten daher auf keine organische Herzmuskelschädigung hin, sie zeigen uns nur die funktionelle Leitungsstörung an.

In Kurve 81 sehen wir das Elektrokardiogramm einer 64jährigen Frau mit schwerer Koronarsklerose. Dementsprechend sehen wir auch eine intraventrikuläre Leitungsstörung mit einer 150 σ breiten Kammerschwankung. Die Überleitungszeit der Normalschläge beträgt 140 σ. Die Kammertätigkeit ist bradykard, ihre Frequenz beträgt 62 pro Minute. Nach dem zweiten Normalschlag fällt ein vorzeitiger abnorm gebauter Schlag ein, dem keine *P*-Zacke vorausgeht. Deutlich sehen wir nach der Extrasystole im normalen *P-P*-Abstand ein positives *P* einfallen, das mit einer auf 250 σ verlängerten *P-R*-Distanz übergeleitet wird. Es liegt demnach eine interpolierte Extrasystole vor, wobei es bei vollkommen erhaltener Sinusrhythmik durch Verzögerung der Reizleitung zu einer Verlängerung des Intervalles beider Kammerschwankungen, die die Extrasystole einschließen, gekommen ist. Diese Verschiebung der Kammerschwankung wird dadurch ausgeglichen, daß der nächste Vorhof- und Kammerschlag scheinbar etwas früher kommen. (Siehe Schema 47.)

Unangenehm für den Patienten kann das gehäufte Auftreten von interpolierten Extrasystolen werden, bei welchen sich zwischen zwei Normalsystolen immer eine Extrasystole einschiebt. Es resultiert dann eine Verdoppelung der Herzfrequenz.

Normalerweise bleibt der Extrasystolenreiz in dem besonders schlecht retrograd leitenden Atrioventrikularsystem stecken. In ganz seltenen Fällen kommt es aber doch zu einer retrograden Leitung auf den Vorhof. Entsprechend der abnormen Vorhoferregung ist der Extrasystolenschlag von einem negativen *P* gefolgt. Dabei muß gefordert werden, daß der Abstand der negativen *P*-Zacke vom Beginne des abnormen Kammerkomplexes größer oder doch wenigstens gleich groß dem normalen *P-R*-Intervall sein muß. In Kurve 82 sehen wir nach dem ersten und dritten Normalschlag eine Kammerextrasystole folgen, in deren Nachschwankung deutlich eine negative *P*-Zacke eingeschaltet ist. Der Abstand dieser, vom Beginn der Extrasystole beträgt 170 σ, während die normale Überleitungszeit nur 120 σ beträgt. Wir können hier also eine retrograde Leitung des Extrasystolenreizes auf den Vorhof mit entsprechender Leitungsverzögerung im Atrioventrikularsystem annehmen. Eine praktisch wichtige Bedeutung kommt dieser Form nicht zu.

Man hat aus dem Aussehen der Kammerextrasystolen versucht, eine Diagnose ihres Ursprungsortes sicherzustellen. Wie früher betont wurde, hat die Kammerextrasystole irgendwo am Myokard eines Ventrikels ihren Ursprung, nimmt daher Schenkelblockform an, wobei eine Diphasie der Kammerschwankung eintritt und die Ausschläge meist höher sind als die der Normalschläge. Manchmal sehen wir in einem Schenkel der Kammerschwankung einen deutlichen Knick, der auf dem Übergang des Reizes auf den anderen Ventrikel beruhen soll, alles Veränderungen, wie wir sie auch bei den Schenkelblockkurven nachweisen können. Es ist uns daher nicht möglich, aus einem einzigen Komplex festzustellen, ob eine ventrikuläre Extrasystole oder ein Schenkelblockschlag vorliegt. Während aber die abnorme Form bei der Extrasystole auf den abnormen Reizursprung und der damit zwangsläufig verbundenen geänderten Erregungsausbreitung beruht, liegt beim Schenkelblock ein normaler Reizursprung vor und der Kammerkomplex ist nur durch Störungen in der Reizleitungsbahn abnorm.

Man unterscheidet grundsätzlich zwischen zwei Haupttypen von Extrasystolenbildern, die nach dem Verhalten in der Ableitung I beurteilt werden. Ist in der Ableitung I der *QRS*-Komplex nach aufwärts gerichtet (siehe Kurve 77), dann soll die Extrasystole im rechten Ventrikel entspringen. Beim linksseitigem Ursprung ist die Kammerschwankung in Ableitung I nach abwärts gerichtet. Die Ableitung III soll eine Differentialdiagnose zwischen apikalen und basalen Ursprung ermöglichen. Ist die Anfangsschwankung in Ableitung III nach abwärts gerichtet, so soll der Ursprung der Extrasystole näher der Herzspitze liegen, während eine nach aufwärts gerichtete Kammerschwankung in Ableitung III auf einen Reizursprung näher der Herzbasis weisen soll. Im Septum entspringende Extrasystolen zeigen eine weitgehende Annäherung an den Normalschlag, wobei aber doch eine Verbreiterung des *Q-R-S*-Komplexes nachweisbar ist. Daneben gibt es eine ganze Anzahl von Zwischenformen. Im Tierversuch konnten zum Großteil die oben gemachten Angaben bestätigt werden, in einer Reihe von Fällen wurden aber Ausnahmen beobachtet. Wir müssen, wie wir schon bei der Entstehung des Schenkelblockelektrokardiogramms auseinandersetzten, auch der Herzlage und eventuellen Achsendrehungen einen entscheidenden Einfluß auf die Ausschlagsrichtung einräumen. Da es aber eine ganze Anzahl von Mischformen gibt und die Nomenklatur nicht einheitlich ist, können wir auf die Ursprungsortbezeichnung verzichten, da sie derzeit noch keinerlei praktischen Wert besitzt.

Wichtig ist aber die Feststellung, daß Extrasystolen von gleichem Aussehen, immer den gleichen Ursprungsort und die gleiche Reizausbreitung besitzen. Wir können das Auftreten von solchen unitopen Extrasystolen oft über Jahre hinaus verfolgen, ohne daß sich im Bild der Extrasystole irgend etwas ändern würde. Die Feststellung einer Type von Extrasystolen erlaubt nie eine Myokardschädigung zu diagnostizieren, da wie wir später noch sehen werden, solche Formen auch bei ganz Herzgesunden auftreten können. Handelt es sich aber um schwergeschädigte Herzen, etwa eine Koronarsklerose, eine Myokarditis, so werden sehr leicht auch mehrere Fasern soweit abnorm verändert, daß sie Extrasystolenreize senden können. Da die Extrasystolen an den verschiedensten Stellen des Kammermyokards entstehen, wird ihre Form eine wechselnde sein, die Extrasystolen werden polytop.

Dementsprechend registrieren wir im Elektrokardiogramm das Auftreten der verschiedenst gestalteten Extrasystolen, worunter einzelne untereinander dieselbe Bauart aufweisen und damit ihren gleichen Ursprungsort verraten. Die Kupplung wechselt bei den verschiedenen Extrasystolenformen, bleibt aber bei den gleichgebauten Schlägen meist gleich.

Das Auftreten polytoper Extrasystolen ist oft das Frühsymptom schwerer Myokardschäden. Im Verlaufe von Myokarditiden oder schwerer koronarsklerotischer Prozesse gibt uns das Auftauchen solcher polytoper Extrasystolen ein prognostisch ungünstiges Zeichen. Verschieden gebaute Extrasystolen sprechen immer für eine organische Herzmuskelschädigung.

Auch die Digitalis kann Extrasystolen hervorrufen. Dabei spielt anscheinend die verwendete Menge nur eine geringe Rolle. Während eine ganze Reihe von Patienten unter lang dauernder Behandlung mit hochdosierten Digitalisdrogen stand und nie Extrasystolen beobachten ließ, bekommen wieder andere nach viel geringeren Digitalismengen reichlich Extrasystolen. Es scheint nach neueren Untersuchungen nicht die Digitalis allein an dem Auftreten der Extrasystolen beteiligt zu sein, sondern es müssen auch bestimmte Veränderungen des Herzmuskels bestehen, die erst das Auftreten der Digitalisextrasystolen begünstigen. Diese kommen um so früher und gehäufter, je schwerer der Herzmuskel geschädigt ist, sie stellen demnach ein prognostisch ungünstiges Zeichen dar. Dazu gehört auch der ständige Formwechsel der Digitalisextrasystolen, der immer nachweisbar erscheint. Kurve 84 zeigt das elektrokardiographische Bild einer dekompensierten rheumatischen Aorteninsuffizienz in Ableitung II. Der 48jährige Patient bekam dreimal täglich 10 gtt Digalen. Das Zwischenstück ist unter der Digitaliswirkung stark gesenkt. An der mit × bezeichneten Stelle tritt eine ventrikuläre Extrasystole auf. Nach der postextrasystolischen Pause ist die Überleitungszeit, die bei den anderen Schlägen auf 230 σ verlängert war, auf 200 σ abgesunken; dies ist wahrscheinlich auf eine Erholung der funktionell (?) geschädigten Leitungsbahn (Digitalis?) in der Pause zurückzuführen. Nach zwei Normalschlägen folgt eine Gruppe von drei Extrasystolen von wechselndem Aussehen, denn auch die dritte Extrasystole, die der ersten scheinbar gleicht, weist doch einige Formverschiedenheiten auf. So ist sie wesentlich höher als diese, auch die Form der Nachschwankung ist geändert. Vielleicht ist an dieser geringen Formänderung nur eine intraventrikuläre Leitungsstörung bei gleichem Reizursprung der ersten und dritten Extrasystole maßgebend. Die Extrasystole fällt so früh in der Diastole ein, daß sie sicher zum Teil noch auf vom vorherigen Schlag refraktäres Gewebe stößt und daher sich etwas anders ausbreiten muß. Deutlich zu sehen ist die Verkürzung der Systole unter der Digitalis, kenntlich an der Änderung der Q-T-Distanz.

Die überwiegende Mehrzahl der Extrasystolen tritt aber, wie wir schon eingangs erwähnten, in fester Bindung auf den ersten Schlag auf und zeigt unitopes Verhalten. Meist scheinen die Extrasystolen nur zeitweise eingestreut zu sein, in vielen Fällen können wir beobachten, daß sie periodisch immer wieder nach derselben Anzahl von Normalschlägen wiederkommen.

Wir sprechen beim Auftreten solcher Gesetzmäßigkeiten von extrasystolischer Allorhythmie, wobei wir uns unter Allorhythmie regelmäßige Störungen des Normalrhythmus vorstellen. Wir nennen dabei die Form der Extrasystolen, wo nach jedem Normalschlag eine Extrasystole kommt, Bigeminie. Sie ist die häufigste Form der extrasystolischen Allorhythmie und findet sich besonders oft unter der Digitalisbehandlung. Ein Beispiel für eine Bigeminie gibt Kurve 83. Die Kurve stammt von einem 12jährigen Kind ohne nachweisbare organische Herzerkrankung. Auf jeden Normalschlag folgt immer wieder mit der gleichen Kupplung eine Extrasystole von derselben Bauart. Das gleiche Kurvenbild ließ sich auch bei öfterer Kontrolle in wochenlangen Abständen erzielen, ohne daß nur geringste

Änderungen in der Kupplung oder in der Bauart der Extrasystolen nachweisbar wurden. Kurve 85 stammt von einer digitalisierten Kyphoskoliose. Die Patientin hatte zweimal täglich 0,10 pulvis digitalis bekommen. Nach acht Tagen erschien sie wieder und klagte über Zucken in der Herzgegend und Schwindelgefühl. Die Untersuchung ergab eine bradykarde Herztätigkeit mit Bigeminie. Das Elektrokardiogramm zeigt, wie bei dem bradykarden Normalrhythmus nach jedem Schlag eine Extrasystole einfällt. Die Kupplung ist hier auffällig lang, was mitunter bei Bradykardien auftreten kann.

Sind je zwei Normalschläge von einer Extrasystole gefolgt, so liegt ein Trigeminus vor, folgt auf drei Normalschläge eine Extrasystole, so sprechen wir von Quadrigeminus. Nicht selten sehen wir die Kombination von einem Normalschlag mit zwei Extrasystolen, wovon Kurve 86 ein Beispiel gibt.

Wenn viele Extrasystolen rasch aufeinanderfolgen, sprechen wir von gehäuften Extrasystolen. Kurve 87 zeigt das Elektrokardiogramm eines 67jährigen Mannes mit klinisch schwerer Myokardschädigung. Der Patient klagte über Herzklopfen, Herzstolpern und empfand diesen Zustand als äußerst quälend. Das Elektrokardiogramm zeigt bei den Normalschlägen ein etwas flaches *T 1*, Linkstypus und sonst vollkommen normales Elektrokardiogramm. Immer wieder sehen wir das meist gruppenförmige Auftreten von ventrikulären Extrasystolen, die zum Teil schon ihre Extrasystolenform verloren haben und an die Kurvenbilder von ventrikulärer Tachykardie erinnern. Da sie hier in kurzen, salvenartigen Stößen auftreten, sprechen wir bei solchen Fällen von Extrasystolie in Salven. Es bestehen dabei gleitende Übergänge zu den Kammertachykardien. Bei dem Patienten waren bis dahin keine größeren Anfälle von Tachykardie aufgetreten, er verstarb jedoch wenige Wochen später in einem Anfall von Kammertachykardie.

Ab und zu findet man auch unitop gebaute Extrasystolen, deren Kupplung aber ständig wechselt, wo also eine wechselnde Einfallszeit in der Diastole besteht. In diesen Fällen sprechen wir von gleitender Kupplung. Da wir annehmen, daß Extrasystolen durch den ihnen vorausgehenden Normalschlag ausgelöst werden, erklärt sich die fixe Kupplung. Bei der gleitenden Kupplung fehlt uns dieses Verhalten, wir können einen sicheren Zusammenhang zwischen vorangehenden Normalschlag und Extrasystole nicht mehr nachweisen. Es empfiehlt sich, bei diesen Fällen längere Kurven zu schreiben und das wahrscheinliche Vorliegen einer Parasystolie (siehe später S. 245) durch genaues Ausmessen und Berechnen der Kurve in Erwägung zu ziehen.

b) Die Vorhofs- oder supraventrikulären Extrasystolen

Nach dem Ursprungsort unterscheiden wir bei den supraventrikulären Extrasystolen zwischen Sinusextrasystolen, aurikulären und atrioventrikulären Extrasystolen. Als gemeinsames Moment kommt diesen Extrasystolen ein Ursprung oberhalb der Teilungsstelle des Bündels zu, dadurch wird eine normale Erregungsausbreitung in den Kammern garantiert, es resultiert also, wie man auch im Tierversuch bei experimentellen Vorhofextrasystolen sehen kann, eine normale Kammerschwankung. Dem Entstehungsort entsprechend, sehen wir hier eine vorzeitig einfallende Vorhofzacke. Es wird, da eine vorzeitige *P*-Zacke mit dazugehörigem Kammerkomplex eintritt, im Gegensatz zu den Kammerextrasystolen der Gesamtrhythmus des Herzens gestört.

Wenden wir uns zuerst den aurikulären Extrasystolen als der häufigsten Form der supraventrikulären Extrasystolen zu. Der Reizursprung liegt irgendwo im Vorhof. Dazu muß aber gesagt werden, daß es noch nicht ganz sicher ist, ob auch die Arbeitsmuskulatur selbst zur Extrasystolenreizbildung befähigt ist. Wenn das nicht der Fall ist, dann kann der Reiz nur in den Ausläufern des Sinusknotens selbst entstehen, der allerdings damit bis fast in die Gegend des A.-V.-Knotens reicht.

Dem geänderten Reizursprung entspricht auch eine geänderte Erregungsausbreitung im Vorhof, die sich elektrokardiographisch in Formänderungen der *P*-Zacke äußert. Die Vorhofzacken können größer oder kleiner, verbreitert oder verschmälert, fast isoelektrisch oder negativ erscheinen. Je ähnlicher das Extrasystolen-*P* dem Normal-*P* wird, um so näher dem normalen Reizursprung liegt der Extrasystolenursprung. Die Überleitungszeit erscheint normal oder verlängert, nie aber verkürzt, ein wichtiges Merkmal gegenüber den atrioventrikulären Extrasystolen. Der *Q R S*-Komplex ist, da, wie schon eingangs erwähnt, eine normale Reizausbreitung in den Kammern vorliegt, normal gebaut. Die supraventrikulären Extrasystolen werden meist auf den Sinusknoten zurückgeleitet und stören dadurch seine Tätigkeit. Der Sinusknoten muß nach Einbrechen des Extrasystolenreizes in sein Zentrum von neuem mit dem Aufbau von Reizbildungsmaterial beginnen, es wird also vor allem nach der Extrasystole der nächste Sinusimpuls ausbleiben. Dabei wird die Vernichtung des Sinusmaterials etwas später als die Extrasystole eintreten, da ja die rückläufige Leitung des Reizes einige Zeit in Anspruch nimmt. Dadurch wird auch der nächste Vorhofreiz etwas später gebildet werden und die nächste Vorhofkammererregung meist über das Zeitmaß einer Normalperiode hinaus erfolgen. Es fehlt daher als wichtiges Zeichen die kompensatorische Pause. Wird aber der Extrasystolenreiz, was mitunter vorkommt, nicht rückläufig auf den Sinusknoten geleitet, so kann dieser ungestört in seiner Rhythmik weiter arbeiten. Ist der Extrasystolenreiz dabei spät in der Diastole eingefallen, so wird der nächste Sinusreiz einen refraktären Vorhof antreffen, der Reiz wird nicht wirksam und erst der nächste Sinusreiz kann dann zu seiner ihm zukommenden Zeit auf den Vorhof übergeleitet werden und eine normale Vorhofkontraktion bewirken. In diesen Fällen wird also die postextrasystolische Pause vollkompensierend, es liegt eine kompensierte supraventrikuläre Extrasystole vor.

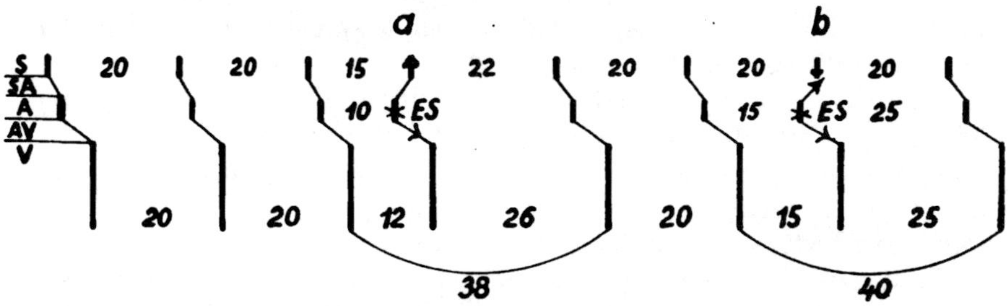

Abb. 48. Schema der nichtkompensierten (*a*) und der kompensierten supraventrikulären Extrasystole

Das vorstehende Bild, Abb. 48, zeigt schematisch den Verlauf bei der Entstehung von nichtkompensierten und kompensierten supraventrikulären Extrasystolen.

In Kurve 88 sehen wir das Elektrokardiogramm einer 27jährigen Patientin mit klinisch normalem Herzbefund. Bei sonst gleichgebauten Normalsystolen fällt nach dem zweiten Normalschlag eine vorzeitige, anders gebaute *P*-Zacke ein, die die gleiche Überleitungszeit wie die Normalschläge aufweist. Der Kammerkomplex gleicht den Normalschlägen. Die postextrasystolische Pause ist etwas länger als eine Normalperiode. Es liegt hier also eine supraventrikuläre Extrasystole vor, die den normalen Reizbildungsvorgang im Sinusknoten gestört hat.

Kurve 89 stammt von einem 34jährigen Mann mit starkem Nikotinabusus. Nach zwei vollkommen rhythmisch hintereinander einfallenden normalgebauten Kammerkomplexen, denen in einem Abstand von 115 σ ein positives *P* vorangeht, kommt ein negatives vorzeitiges *P*, das mit 130 σ zu einem den Normalschlägen gleichenden Kammerkomplex übergeleitet wird. Die folgende Pause gleicht hier genau einer Normalperiode, die Pause ist nicht kompensatorisch. (Kupplung plus Pause betragen etwas weniger als zwei Normalperioden.)

Auch die Vorhofextrasystolen können in bestimmten Rhythmen auftreten, wir unterscheiden bei ihnen **Bigeminie**, **Trigeminie** und so weiter und **gehäuftes Auftreten**. Sie können, da sie vom Refraktärzustand des Vorhofes und nicht des Ventrikels abhängig sind, noch in die Refraktärphase des Ventrikels fallen, was sich elektrokardiographisch oft in einem Zusammenfallen der vorzeitigen *P*-Zacke mit dem *T* dokumentiert. Es resultiert dabei eine Formänderung der *T*-Zacke, sie erscheint entweder höher oder aufgesplittert, was sehr häufig vom Anfänger übersehen wird, ein Fehler, der sich aber bei etwas genauerer Betrachtung der Kurven vermeiden läßt. Bei so frühem Einfall von supraventrikulären Extrasystolen ist wohl der Vorhof nicht mehr im Refraktärstadium (die Extrasystole könnte ja sonst nicht zum Vorschein kommen). Die Leitungsbahn im A.-V.-Knoten kann aber noch stark ermüdet sein oder sie ist überhaupt noch nicht passierbar. Es tritt daher im ersten Fall eine starke Verlängerung der Leitungszeit ein, im zweiten Falle kann der Extrasystolenreiz nicht auf die Kammer geleitet werden, er ist blockiert. Wir sehen demnach ein vorzeitiges *P*, dem kein Kammerkomplex folgt.

Kurve 90 zeigt das Elektrokardiogramm eines 14jährigen Mädchens, das vor drei Jahren eine Diphtherie durchgemacht hatte. Seit dieser Zeit klagt das Kind über Herzstolpern. Das Elektrokardiogramm läßt folgenden Befund erheben: In Ableitung II folgt nach einem Normalschlag eine auffallend hohe, aufgesplitterte *T*-Zacke. Eine aufgesplitterte *T*-Zacke zeigt aber immer an, daß eine andere Zacke in ihr versteckt ist. Es muß sich demnach um ein vorzeitig einfallendes *P* handeln. Da dieses aber so auffallend früh einfällt, ist die Kammer noch im Refraktärzustand, der Reiz kann also nicht übergeleitet werden. Es liegt hier eine blockierte supraventrikuläre Extrasystole vor. Nach zwei Normalschlägen wiederholt sich dasselbe Bild. Nach dem nächsten Normalschlag kommt der Extrasystolenreiz etwas später, die *T*-Zacke wird hier durch das vorzeitig einfallende *P* zugespitzt und aufgesplittert, es ist also ein deutlicher Formunterschied der *T*-Zacke gegenüber den Normalschlägen nachweisbar. Da dieser Extrasystolenreiz etwas später einfällt als die vorhergehenden zwei, kann er, wenn auch stark verlängert (*P*-*R*-Distanz beträgt 250 σ), übergeleitet werden. Dabei besteht eine leichte intraventrikuläre Leitungsstörung, der Kammerschlag ist etwas anders gebaut als die Normalschläge. So zeigt er eine deutliche *Q*-Zacke, die *R*-Zacke ist höher, die *S*-Zacke ist weniger ausgeprägt. Die Beobachtung der anderen Kurvenabschnitte läßt immer dasselbe Bild erscheinen. Die geänderte Bauart der Kammerschläge ist auf eine Störung der intraventrikulären Leitung durch zu frühen Einfall der Extrasystole bei noch nicht ganz erholter Leitung zurückzuführen.

Kurve 91 stammt von einem 34jährigen Mann, der klinisch einen sonst normalen Herzbefund bot. Im Elektrokardiogramm bestehen gehäufte supraventrikuläre Extrasystolen. In Ableitung II sehen wir zuerst einen Normalschlag. Im *T* des nächsten Normalschlages ist ein vorzeitig einfallendes *P* nachzuweisen, da die *T*-Zacke wesentlich höher als die vorhergehende erscheint. Das *P* wird trotz des frühen Einfalles übergeleitet. Es liegt demnach eine aurikuläre Extrasystole vor. Auch der nächste Schlag entspricht einer Vorhofextrasystole, wobei das *P* fast isoelektrisch ist und sich nur in einer kleinen Aufsplitterung im absteigenden Teil des *T* dokumentiert. Dann kommen nach einer Pause zwei Normalschläge und dann wieder Extrasystolen. Es besteht mithin ein gehäuftes Auftreten von supraventrikulären Extrasystolen, anscheinend von zwei verschiedenen Zentren ausgehend. (Ableitung I und III zeigen dasselbe Bild.)

Kurve 92 zeigt das Elektrokardiogramm der Ableitung II eines Patienten mit Urämie und Lungenödem. Wir sehen bei sonst vollkommen rhythmischer Kammertätigkeit nach dem zweiten Normalschlag eine Pause, die länger als eine Normalperiode, aber kürzer als zwei, ist. Bei näherem Zusehen entdecken wir, daß bei gleichbleibendem Kammerkomplex die *T*-Zacke vor der Pause wesentlich höher und zugespitzter erscheint, als bei den anderen Schlägen. Es ist daher in ihr eine vorzeitig einfallende *P*-Zacke versteckt, die nicht auf die Kammern übergeleitet wird. Es handelt sich um eine supraventrikuläre blockierte Extrasystole.

Auch die Kurve 93, die von einem 47jährigen Manne mit dekompensierter Hypertonie nach Nephritis stammt, zeigt uns blockierte supraventrikuläre Extrasystolen. In Ableitung I sehen wir deutlich die nicht übergeleitete vorzeitig einfallende *P*-Zacke, die fast dieselbe Form wie das Normal-*P* aufweist, während in der unteren Kurvenreihe, Ableitung II, sich das vorzeitige *P* der blockierten Extrasystole nur in einer Erhöhung und Zuspitzung der *T*-Zacke, in der sie versteckt ist, dokumentiert.

Kurve 94 stammt von einem dekompensierten Mitralaortenvitium einer 38jährigen Frau. Das Elektrokardiogramm zeigt intraventrikuläre Leitungsstörung bei einem Linkstypus. Die Kurve erinnert etwas an einen atypischen Schenkelblock von WILSON. Man sieht nach den Normalschlägen, zeitweise in Form einer Bigeminie, vorzeitige Schläge von der gleichen Bauart einfallen. Dabei ist das ihnen vorangehende *T* in Ableitung II und III erhöht und zugespitzt, so daß man an eine Superposition mit einem *P* denken muß.

Es liegt demnach auch in diesem Falle eine supraventrikuläre Extrasystolie vor.

Betrachtet man die Kurven von supraventrikulärer Extrasystolie genauer, so kann man fast immer kleine Änderungen an den zu den Extrasystolen gehörigen Kammerkomplexen feststellen, was, wie vorn schon gezeigt (S. 165), auf nicht vollständiger Erholung der Leitungsbahnen in den Ventrikeln beruht. Meist sind es nur kleine Formverschiebungen, in manchen Fällen aber lassen sich weitgehende intraventrikuläre Leitungsstörungen nachweisen, wovon Kurve 95 ein deutliches Bild gibt. Wir sehen zunächst nach zwei Normalschlägen eine blockierte supraventrikuläre Extrasystole (*P* im *T*). Dann folgt nach einer längeren Pause (entsprechend der Störung im Sinusknoten) wieder ein Normalschlag, nach dessen *T* eine kleine negative Zacke sichtbar wird, die wohl einem vorzeitig einfallenden *P* angehört. Es folgt darauf mit einer verlängerten Überleitungszeit ein auf 110 σ verbreiterter Kammerkomplex, der außerdem noch im aufsteigenden Schenkel von *R* aufgesplittert ist. Nach dem darauffolgenden Normalschlag kommt wieder eine Extrasystole mit negativem *P* und intraventrikulärer Leitungsstörung. Es folgt ein Normalschlag und darauf eine supraventrikuläre Extrasystole, deren Kammerkomplex die Normalen um fast das Doppelte an Höhe übertrifft. Auch in diesen Fällen nehmen wir funktionelle Leitungsstörungen der Leitungsbahn als Ursache dieser Erscheinungen an.

Gehäuft auftretende Extrasystolen, insbesondere mit ständigem Wechsel der *P*-Zacke sind häufig die Vorläufer des Vorhofflimmerns.

Kurve 96 zeigt gehäufte und auch polytope supraventrikuläre Extrasystolen bei einem 64jährigen Manne mit Koronarsklerose. Das 14 Tage später geschriebene Elektrokardiogramm zeigte schon Vorhofflimmern.

Gehäufte, supraventrikuläre, polytope Extrasystolen, also mit Formwechsel der *P*-Zacken, sind genau so wie polytope ventrikuläre aufzufassen. Sie sprechen wie diese für eine Myokardschädigung.

c) Sinusextrasystolen

S i n u s e x t r a s y s t o l e n gehören zu den seltensten Formen der supraventrikulären Extrasystolen. Wenn man im Tierversuch das freigelegte Herz in der Gegend des Sinusknotens durch einen Induktionsschlag reizt, knapp bevor der nächste Normalschlag eintreten sollte, also außerhalb der Refraktärphase von Vorhof und Ventrikel, so bekommt man ein Elektrokardiogramm, das vollkommen den Normalschlägen gleicht, nur etwas früher einfällt. Die Erregung nimmt genau dieselbe Bahn wie bei den Normalschlägen. Bei sehr frühzeitigem Reiz kann es durch noch vorliegende Ermüdung der intraventrikulären Leitungsbahnen zur vollkommenen Blockierung des Reizes oder zu abwegiger Leitung (intraventrikulärer Leitungsstörung) kommen, also zu demselben Verhalten, wie wir es bei den supraventrikulären Extrasystolen kennengelernt haben. Der normale Rhythmus wird durch die Sinusextrasystole gestört, da diese eine vorzeitige, außerhalb des normalen Rhythmus einfallende, Vorhoferregung mit Überleitung auf die Kammern darstellt. Die Vorhofzacke gleicht dabei vollkommen den anderen P-Zacken, die Überleitungszeit ist als wichtigster Befund ganz unverändert. Nach dieser Störung im Sinusrhythmus wird aber der Sinusknoten wieder mit seiner alten Frequenz weiterarbeiten, es wird daher der Abstand von der Extrasystole bis zum Auftreten des nächsten Normalschlages, die postextrasystolische Pause, ein normales Sinusintervall betragen.

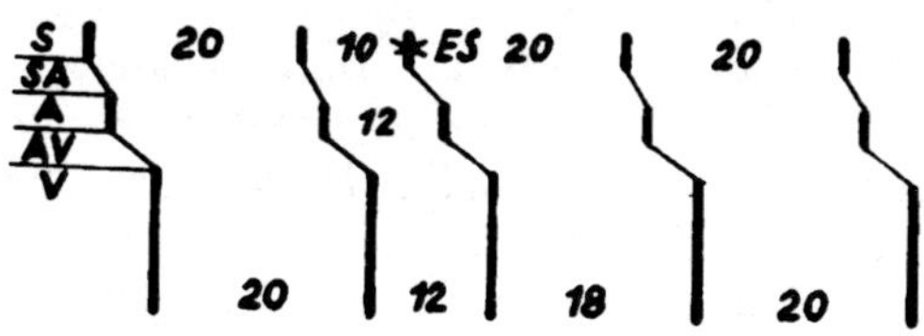

Abb. 49. Schema der Sinusextrasystole

Bei frühzeitig einfallenden Sinusextrasystolen kann der nächste Normalschlag sogar etwas früher kommen als dem Normalintervall zweier Vorhofschläge entspricht. Unter Umständen zeigt nämlich der Extrareiz etwas verlangsamte sinuaurikuläre Leitungszeit. Um das Maß dieser Extrareizverzögerung kann die nächste normale Vorhofkontraktion früher kommen. (Siehe Schema Abb. 49.)

Sinusextrasystolen sind nur bei sonst vollkommen rhythmisch arbeitenden Sinusknoten zu diagnostizieren, da sonst keine Abgrenzung gegen eine einfache Sinusarrhythmie möglich ist. Kurve 97 zeigt das Elektrokardiogramm einer 63 jährigen Frau mit hochgradigem Atherom der Aorta und Koronarsklerose. Die Kurve zeigt Ableitung II. Der Grundrhythmus arbeitet vollkommen gleichmäßig. Nach dem zweiten Normalschlag folgt vorzeitig ein anscheinend gleichgebautes P (die Kurve ist stark muskelverzittert). Auch die Überleitungszeit ist gleichgeblieben, ebenso der Kammerkomplex. Als wichtigstes Zeichen, wodurch die Sinusextrasystolen gekennzeichnet und charakterisiert sind, entspricht die postextrasystolische Pause genau einem Normalintervall.

Wir können demnach die Sinusextrasystole als einen vorzeitig, innerhalb des normalen Sinusrhythmus, einfallenden Normalschlag bezeichnen. (Siehe Schema der Abb. 49.)

Die atrioventrikulären Extrasystolen finden im Anschluß an das Kapitel des atrioventrikulären Rhythmus ihre getrennte Besprechung (siehe S. 214).

2. Entstehungsweise der Extrasystolen

Die Entstehung der Extrasystolen wird heute noch nicht gleich beurteilt. Für eine ganze Reihe von Extrasystolen mit wechselnder Einfallszeit (gleitender Kupplung) konnte seit den Untersuchungen von KAUFMANN und ROTHBERGER als Entstehungsmechanismus eine Parasystolie erhoben werden, ja es ist denkbar, daß alle Extrasystolen auf einen solchen Mechanismus zurückzuführen sind, der, wie später (S. 245) noch genauer zu erörtern sein wird, auf einer eigenen, automatischen Reizbildung in tieferen Zentren beruht, wobei ein Teil der Reize am Übertritt in das Myokard durch eine Schutzblockade gehindert wird (siehe später).

Nach dem Vorschlag von SCHERF trennen wir von den Fällen mit gleitender Kupplung die Extrasystolen mit fester Kupplung ab. Bei den letzteren kommt es anscheinend unter einer vom vorhergehenden Normalschlag ausgehenden Einwirkung, passiv zur Bildung der Extrasystole im veränderten Extrasystolenzentrum. Dieses Zentrum, das nur einer spezifischen Faser im Myokard der Kammer oder des Vorhofes entsprechen muß, ist in seinem elektrophysiologischen Verhalten gestört. Der von oben kommende Normalreiz geht über dieses in seinem Verhalten geänderte Zentrum weg, das jetzt mit einigen Entladungen antwortet. Es besteht demnach eine Zwangsreizbildung, die in Abhängigkeit von der vorhergehenden Normalsystole entsteht und dadurch an dieser mit einer fixen Kupplung verhaftet ist. Interessant und erwähnenswert ist die Tatsache, daß die mit der höchsten Automatie begabten Zentren am seltensten Extrasystolen bilden (Sinusknoten).

3. Kurze Klinik der Extrasystolen und ihre Therapie

In vielen Fällen sehen wir, daß die Extrasystolen ihrem Träger vollkommen unbemerkt verlaufen. Doch auch die mannigfaltigsten Klagen werden vorgebracht, die sich auf die frühe Einfallzeit der Extrasystole, auf die postextrasystolische Pause oder auf den postextrasystolischen Normalschlag beziehen. So spüren eine Reihe von Patienten die Extrasystolen als Stolpern oder Überschlag des Herzens, auf die frühe Einfallszeit zurückzuführen. Große Unruhe und Schwindelgefühl erzielt öfters die postextrasystolische Pause, wobei der Patient ängstlich auf das Wiedereinsetzen seines Herzschlages wartet. Das Schwindelgefühl wird besonders deutlich bei an sich schon bradykarder Herztätigkeit mit Bigeminie und frustranen Kontraktionen, wobei es zu einer Halbierung der Herzfrequenz und zu einer schlechteren zerebralen Durchblutung kommt, die dann das Schwindelgefühl hervorruft. Mitunter sind die Extrasystolen von Husten und Hustenreiz begleitet und dieser allein quält den Patienten, ohne daß ihm seine Extrasystolen zu Bewußtsein kommen. Infolge der postextrasystolischen Pause fördert der anschließend darankommende Normalschlag ein wesentlich größeres Blutquantum, sein Schlagvolumen ist erhöht, der Patient empfindet dies nicht selten als heftigen Stoß in der Herzgegend.

Klinisch werden wir die Extrasystolen durch einen, bei sonst regelmäßiger Kammertätigkeit, vorzeitig einfallenden Schlag erkennen, der von einer bestimmten pulslosen Pause gefolgt ist. Die Extrasystolen treten dabei sehr früh in der Diastole des vorhergehenden Schlages auf, so daß meist eine nennenswerte Füllung der Kammern noch ausbleibt, das Schlagvolumen, das durch die Extrasystole gefördert wird, ist daher gering und wird um so geringer werden, je früher die Extrasystole einfällt. Das geringe Schlagvolumen verkleinert im Maße des frühen Einfalles den peripheren Puls an der Arteria radialis. Bei sehr frühem Einfall wird keine Blutmenge gefördert werden können, die Semilunarklappen werden nicht geöffnet, an der Peripherie wird kein Puls mehr zu tasten sein. Wir sprechen in diesem Falle von frustranen Kontraktionen. Wir finden also im Puls eine längere Pause, die eine Pseudobradykardie vortäuschen wird, die besonders deutlich und auffallend bei der Bigeminie in Erscheinung tritt. Auskultation der Herzgegend wird die Fehldiagnose sofort vermeiden lassen. Man hört bei Extrasystolen mit Blutförderung bei sonst rhythmischer Herztätigkeit vorzeitig zwei Schläge, wobei der erste Ton um so lauter und paukender wird, je früher die Extrasystole einfällt. Das Schlagvolumen wird mit vorzeitigerem Einfall immer geringer, dadurch kann der erste Ton sogar den Charakter eines Mitralstenosentones bekommen. Bleibt eine Öffnung der Aorten- und Arteria pulmonalis-Klappen aus, so wird der zweite Ton ausfallen, man hört dann nur mehr einen vorzeitig einfallenden sehr lauten ersten Ton. Besteht eine Bigeminie mit Pulsdefizit, so hören wir drei Töne, die zwei Normaltöne und den Extrasystolenton, es kann dadurch ein Galopprhythmus vorgetäuscht werden.

Eine Unterscheidung zwischen supraventrikulären und ventrikulären Extrasystolen ist rein klinisch undurchführbar.

Der vorzeitige Einfall der Extrasystole mit dem geringen Schlagvolumen wird zuerst eine Anstauung im venösen System vor dem Herzen bewirken. Die nächste Normalsystole fällt aber nach einer Pause ein, die eine verstärkte Kammerfüllung ermöglicht. Das postextrasystolisch erhöhte Schlagvolumen beseitigt damit wieder jede

Störung. Es werden daher auch jahre- und jahrzehntelang andauernde Extrasystolen keinerlei Dekompensationen erzeugen. Treten Extrasystolen aber gehäuft auf, ohne postextrasystolische Pausen, dann können kreislaufdynamische Störungen auftreten.

Sehr häufig klagen Patienten anamnestisch über gehäufte Extrasystolen, ohne daß wir bei der klinischen und elektrokardiographischen Untersuchung auch nur eine einzelne registrieren können. Die mit einer Erregung bei der ärztlichen Untersuchung verbundene Tachykardie hat eine Verkürzung der Diastole herbeigeführt, wodurch es zum Verschwinden der Extrasystolen gekommen ist. (Andererseits finden wir aber auch wieder bei gesteigertem Acceleranstonus gehäufte Extrasystolen, so besonders beim Morbus Basedow.) Bei den zuerst genannten Fällen kann einige Zeit nach einem Arbeitsversuch oder während eines Karotisdruckversuches, also nach Übernahme der Führung durch den Vagus die Extrasystolie zum Vorschein treten.

Die Begutachtung und eventuelle therapeutische Behandlung der Extrasystolen setzt eine genaueste klinische Untersuchung und anamnestische Befragung des Patienten voraus. Wir haben in den letzten Sätzen schon eine nervöse Beeinflussung der Extrasystolen kennengelernt, doch kann man sagen, daß rund 50% der Extrasystolenträger ein organisches Herzleiden haben. Diese Tatsache erhellt die Schwierigkeit, vor die der Arzt bei der Begutachtung von Extrasystolen gestellt ist. Unitope Extrasystolen sind nur der Ausdruck einer geänderten Funktion einer einzelnen Muskelfaser, vielleicht nur in einer Zelle im Herzen. In keinem anderen Organ zeigen sich so kleine Funktions- oder Zustandsänderungen in so deutlichem Maße. Man kann aber bei dem Befund einer einzigen abnormen Zelle oder Zellgruppe nicht gleich ein krankes Herz annehmen und doch kann er uns ein Zeichen für eine Herzmuskelschädigung im Verlaufe einer Koronarsklerose, einer Myokarditis und so weiter sein. Es muß vor allem eine exakte anamnestische und klinische Untersuchung des Patienten vorgenommen werden, um das Vorliegen einer organischen Herzmuskelschädigung ausschließen zu können. So läßt sich anamnestisch manchmal die ursächliche Entstehung der Extrasystolen feststellen. Vor allem ist hier die Digitalis zu nennen, die wir schon früher besprochen haben, dann das Nikotin, das sich immer wieder als ursächlicher Faktor erheben läßt. Nicht selten sehen wir nach dem Absetzen des Nikotins ein Schwinden der Extrasystolen. Auch das Adrenalin mit seinen Derivaten kann über Sympathikuserregung Extrasystolen hervorrufen, ebenso übermäßiger Alkohol und Koffeingenuß. Findet sich ein organisches Herzleiden, so richtet sich die Prognose nach diesem, wobei gehäufte polytope Extrasystolen die

Prognose noch vorsichtiger stellen lassen. Oft sind Extrasystolen im Gefolge einer Infektionskrankheit das einzige Zeichen einer Miterkrankung des Myokards und geben dann wichtige therapeutische Hinweise. Im diabetischen Koma werden Extrasystolen beobachtet und zeigen auf die kardiale Mitbeteiligung.

Auch bei verschiedenen anderen Leiden sehen wir auf nervösreflektorischem Wege Auslösung von Extrasystolen. So beobachtet man sie bei Cholelithiasisanfällen, bei Meteorismus (hier vielleicht auch auf die Querlagerung des Herzens zurückzuführen), bei Obstipation. Aber auch vor unangenehmen Auseinandersetzungen, ferner bei Bauchlage, Rechts- oder Linkslage treten Extrasystolen auf.

Nach diesen Entstehungsursachen richtet sich auch die Therapie. Haben wir ein organisches Grundleiden sichergestellt, so wird dieses vor allem zu behandeln sein. Eine Behandlung der Extrasystolen selbst wird nur dann durchgeführt, wenn die Extrasystolen sich sehr häufen und den Patienten beängstigen. Es ist vor allem eine wirkungsvolle Suggestivtherapie einzuleiten. Man muß den Patienten, insbesonders wenn kein organisches Leiden nachweisbar ist, darauf aufmerksam machen, daß die ihn störende Erscheinung auf einem „harmlosen Unfug des Herzens“ zurückzuführen ist. Keinesfalls aber werden wir den Patienten auf zufällig bei der Untersuchung entdeckte Extrasystolen aufmerksam machen, wie dies leider noch immer geschieht. Man kann dadurch den Patienten in eine quälende Unruhe oder in eine schwere Neurose treiben. Wir werden dem Patienten, wenn keine organische Grundlage der Extrasystolen festzustellen ist, Sport erlauben, überhaupt das Leben eines Gesunden führen lassen, um ihn von der Harmlosigkeit seines Zustandes zu überzeugen. Etwa in Frage kommende Ursachen werden ausgeschaltet (Nikotinabusus und so weiter). Ein bestehender Meteorismus oder Obstipation wird bekämpft.

Sollten sich dennoch die Extrasystolen in gehäuftem Auftreten zeigen und dem Patienten große Beschwerden verursachen, so versuchen wir nur aus diesem Grunde eine medikamentöse Beeinflussung. Seit den Untersuchungen Wenckebachs im Jahre 1914 wurde das Chinin in die Extrasystolentherapie eingeführt. Wir verschreiben davon anfänglich 0,10 g viermal täglich und lassen die erste Pille sehr zeitig am Morgen und die letzte sehr spät am Abend einnehmen. In einer großen Anzahl der Fälle bringen wir mit diesen kleinen Dosen schon die Extrasystolen zum Schwinden. Genügt diese Dosis nicht, so steigern wir immer um eine Pille, bis wir die kleinste Menge herausgefunden haben, mit der eben das Auftreten von Extrasystolen verhindert werden kann. Auf dieser Dosis bleiben wir einige Zeit und können dann meist mit kleineren Dosen das Auslangen finden. Auch die Digitalis kann Extrasystolen zum Verschwinden bringen, ein scheinbar paradoxes Verhalten, da ja erwähnt wurde, daß Digitalis Extrasystolen zu erzeugen vermag. Zum Auftreten von Digitalisextrasystolen gehört aber auch noch eine bestimmte Zustandsänderung des Myokards. So erklärt es sich, daß Extrasystolen harmloser Natur unter Digitalismedikation verschwinden können. Meist genügen auch schon kleine Digitalisdosen, um die Extrasystolen zum Verschwinden zu bringen. Wir beginnen mit dreimal täglich 0,05 pulv. fol. digit. Auch Strychnin ist sehr wirksam. Die Kombination von Strychnin, Chinin und Digitalis in Form der WENCKEBACHschen Pillen ist eine häufig angewandte und sehr wirksame Therapie.

Vorhofextrasystolen im Gefolge einer Koronarsklerose, einer Hyperthyreose sind Zeichen eines drohenden Vorhofflimmerns. Diese Fälle sind mit Chinin zu behandeln, das durch seine Herabsetzung der Erregbarkeit und Verlängerung der Refraktärphase die Extrasystolen zum Verschwinden bringt. Daneben ist immer eine Behandlung durch Sedativa angezeigt.

Ein Wort noch zu den Digitalisextrasystolen. Treten während einer Digitalisierung Extrasystolen zum Beispiel in Form einer Bigeminie auf, so wird dies von vielen Ärzten als Intoxikationszeichen aufgefaßt und die notwendige Digitalisierung abgebrochen. Die Extrasystolen sind aber, wie vorn schon auseinandergesetzt wurde, nicht das Zeichen einer Vergiftung, sondern das Zeichen einer Änderung der Myokardreaktion. Daher kann es unter Digitalisierung mit kleinen Dosen schon zum Auftreten von Digitalisextrasystolen kommen, die dann nach Herstellung der Kompensation verschwinden können. Wir setzen bei Auftreten von Digitalisbigeminie die Digitalisierung mit kleinen Dosen fort, wobei entweder die Bigeminie konstant bleibt oder sogar verschwindet. In beiden Fällen gelingt es uns also, dem Herzen die notwendige Digitalismenge zuzuführen. In einer Reihe von Fällen werden sich die Extrasystolen häufen und es muß erst dann die Digitalisierung abgebrochen werden.

4. Vorhofflimmern und Vorhofflattern

Legt man im Tierversuch das Herz eines Säugers bloß, so kann man deutlich die Vorhofsystole von der Ventrikelsystole trennen. Reizt man den Vorhof mit starken faradischen Stromstößen, so sehen wir eine Erweiterung der Vorhöfe und an Stelle der normalen Kontraktion ein scheinbares Stehenbleiben der Atrien in der Diastole. Bei genauerem Zusehen finden wir aber unregelmäßige, sehr rasch aufeinanderfolgende kleinste Zuckungen und wellenförmige Bewegungen der Vorhöfe. Zu vollständiger oder nur teilweiser Systole kommt es nicht. Ein sicherer Einfluß auf die Blutbewegung durch die Vorhöfe ist also nicht nachweisbar. Der Ventrikel ist der regelmäßig vom Vorhof kommenden Reize beraubt. Demgemäß sehen wir auch im Tierversuch arrhythmische Kammertätigkeit von wechselnder Frequenz. Wir sprechen bei diesem Zustandsbild von Vorhofflimmern. Bei schwächerer Reizintensität kommt es nicht wie oben zum Auftreten von unkoordinierter Vorhoftätigkeit mit einer Frequenz von 300 bis 600 pro Minute, sondern wir sehen hier das Auftreten von starker Beschleunigung der Vorhofschläge, die mit einer Frequenz von 300 bis 400 ganz regelmäßig in der Minute schlagen. Die Vorhofsystolen folgen dabei so rasch aufeinander, daß die Diastolen fast verschwinden. Bei Auftreten dieses Zustandsbildes sprechen wir von Vorhofflattern. Übergangsformen, bei denen unkoordinierte, hoch tachykarde Zuckungen einzelner Vorhofsteile mit rhythmischem Flattern wechseln, nennen wir unreines Flattern. Vorhofflimmern und Vorhofflattern kann im Tierversuch nach der Reizunterbrechung bald wieder in den normalen Rhythmus übergehen, es kann aber auch den Reiz durch längere Zeit überdauern und durch ein Zwischenstadium von grobschlägigem Flimmern oder unregelmäßigem Flattern nach einer postundulatorischen Pause wieder in Normalrhythmus übergehen. Erhöhter Vagustonus begünstigt die Fortdauer des Vorhofflimmerns, daher erhöhen auch Pharmaka, wie Digitalis, Physostigmin und Pilokarpin die Flimmerbereitschaft. Durch Vaguslähmung, zum Beispiel durch Atropin kann man die experimentelle Erzeugung von Vorhofflimmern erschweren oder sogar verhindern. Reizung des Accelerans bewirkt eine beschleunigte Leitung der Flatter-, beziehungsweise der Flimmerreize zur Kammer. Es kommt daher bei Flattern mit hoher Blockierung unter Acceleransreizung zu niedrigeren Blockierungen oder zur Entblockierung und damit zur Tachykardie der Kammer.

Das Vorhofflimmern ist unter dem Namen Delirium cordis schon lange als ein Zustand vollkommen regellosen Herzschlages bekannt. Die später geprägte Bezeichnung Pulsus irregularis perpetuus oder Arrhythmia perpetua ist hinfällig, seit sich gezeigt hat, daß es sich nicht immer um perpetuelle Zustände handelt.

5. Die Diagnose des Vorhofflatterns aus dem Elektrokardiogramm

Die Frequenz der regelmäßigen F-Wellen des Vorhofes (bei so hohen Frequenzen sprechen wir nicht mehr von P-Zacken, sondern von F-Wellen, das heißt Flatter- oder Flimmerwellen, je nach dem

Zustandsbild) beim Vorhofflattern liegt meist um 300, sie kann aber auch auf 400 steigen. Das Aussehen und die Frequenz der *F*-Wellen wechselt in den verschiedenen Fällen. In den besonders charakteristischen Kurven, bei höheren Frequenzen der *F*-Wellen, sehen wir eine Kurve von Sägezähnchen, die nur durch die Kammerkomplexe unterbrochen wird. Die Flatterwellen sind im selben Fall vollkommen gleich gestaltet und folgen in ganz regelmäßigen Abständen aufeinander, die höchstens ganz geringe, kaum meßbare Schwankungen zeigen können. Die eigentümliche Form der Flatterwellen ist wohl damit zu erklären, daß die Vorhöfe nicht vom Sinusknoten aus aktiviert werden, sondern durch im Vorhof selbst entstehende heterotope Reize (siehe später) erregt werden.

Kurve 98 zeigt ein Vorhofflattern mit einem 4 : 1-Block. Wir sehen deutlich, die winklige Form der Flatterkurven, die eine Frequenz von 258 aufweisen. Auf jede vierte Flatterwelle folgt ein *QRS*-Komplex.

Kurve 99 stammt von einem Mitralvitium. Es besteht hier Vorhofflattern mit einem 2 : 1-Block. Auch hier sehen wir deutlich die charakteristische Wellenlinie des Flatterns. In Ableitung I, in der die Flatterwellen nicht mit Sicherheit erkennbar sind, sehen wir eine Arrhythmie des Kammerkomplexes. Die Ausmessung mit dem Zirkel ergibt hier einen Wechsel der Blockierung und zwar wechselt ein 2 : 1-Block mit einem 3 : 1-Block.

Bei etwas bradykarderer Tätigkeit der Vorhöfe können die *F*-Wellen durch kleine isoelektrische Linien voneinander getrennt sein und dann ganz verschiedene Formen annehmen; sie können dabei den normalen *P*-Zacken ähnlich, aber auch negativ werden. Kurve 100 stammt von einem 64jährigen Mann mit schwerer Koronarsklerose. Wir sehen besonders in Ableitung II und III normalen *P*-Zacken ähnliche *F*-Wellen mit einer Frequenz von 240. Zwischen den einzelnen *F*-Wellen sind isoelektrische Linien nachweisbar. Das Blockierungsverhältnis wechselt ständig. In Kurve 101 sehen wir halbrunde positive *F*-Wellen, die wieder durch kleine isoelektrische Linien voneinander getrennt sind. Die Kurve stammt von einer 68jährigen Frau mit autoptisch verifizierter postendokarditischer Mitralstenose. Aus der Kurve in Kurve 102 wird man kaum auf den ersten Blick Vorhofflattern diagnostizieren. Die genauere Untersuchung der Kurve, die von einem akuten Vorderwandinfarkt stammt (seichte Hochziehung von *S-T 1* mit negativen *T 1*, fehlendes *Q 4* und positives *T 4*), zeigt eine arrhythmische Kammertätigkeit. In den Kurvenabschnitten zwischen den Kammerkomplexen werden kleine negative Zacken sichtbar, die vollkommen rhythmisch aufeinanderfolgen und eine

Frequenz von 285 in der Minute aufweisen. Die Ausmessung mit dem Zirkel zeigt, daß ein Teil dieser Wellen in den Anfangsschwankungen versteckt ist. Es besteht also Vorhofflattern mit negativen *F*-Wellen.

Flatterwellen sind meist besonders deutlich in Ableitung II und III sichtbar, in Ableitung I sind sie häufig nicht nachweisbar (siehe Kurve 98 und 99). Können wir in den drei Standardableitungen, bei Verdacht auf Vorhofflattern, die *F*-Wellen nicht mit Sicherheit nachweisen, so bringt oft eine thorakale oder eine Nadelableitung Aufklärung. Zur Durchführung der letzteren stechen wir mit Nadeln 2 bis 3 mm tief rechts und links vom Sternum ein und erhalten so deutlich *F*-Wellen. Durch die Nadelelektrode wird auch das störende Muskelzittern, das bisweilen Flatter- oder Flimmerwellen vortäuschen kann, ausgeschaltet.

Die Erregung der Kammer erfolgt vom Vorhof aus. Das His sche Bündel leitet die von den Flatterwellen kommenden Reize auf die Kammern über. Allerdings erfolgt fast in allen Fällen eine Blockierung der vom Vorhof kommenden Reize im atrioventrikulären Leitungssystem, so daß das Auftreten eines Vollrhythmus, mit Überleitung jeder Flatterwelle auf die Kammer, eine Seltenheit darstellt. Die Kammer schützt sich so vor dem Auftreten ventrikulärer Tachykardien und ihrer Folgen. Am häufigsten finden wir den sogenannten Halbrhythmus, einen 2 : 1-Block (siehe Kurve 99), wobei nur jeder zweite Vorhofreiz auf die Kammer übergeleitet wird. Es kann aber zum Auftreten jeder nur erdenklichen Blockierung kommen. In vielen Fällen antwortet die Kammer in ganz unregelmäßigem Rhythmus auf die regelmäßigen Flatterwellen des Vorhofes. Dadurch entstehen die wechselvollsten Bilder (siehe Kurve 100 und 102). Die unregelmäßige Kammertätigkeit bei vollkommen rhythmischer Flattertätigkeit des Vorhofes können wir ebenso wie die arrhythmische Kammertätigkeit beim Vorhofflimmern damit erklären, daß die vom Vorhof kommenden Reize gerade den Schwellenwert der Überleitfähigkeit überschreiten. Bei derartig schwachen Reizen aber antwortet die Kammer, wie wir aus experimentellen Untersuchungen wissen, ganz unregelmäßig. Trendelenburg hat nachgewiesen, daß die Erregbarkeitsverhältnisse für gerade überschwellige Reize stark schwankend sind.

Die Kammerkomplexe beim Vorhofflattern sind, wenn sonst keine Störung im Leitungssystem besteht, normal gebaut, sie können aber durch das Zusammenfallen mit *F*-Wellen, stark deformiert sein, wie Kurve 103 deutlich erweist. Wir sehen hier das typische Bild des Vorhofflatterns. Im Anfang der Kurve besteht ein 2 : 1-Block. Durch einen Wechsel der Blockierung kommt es zu Änderungen der Anfangsschwankung (fünfter, sechster und siebenter Schlag von links). Die Ausmessung mit dem Zirkel zeigt, daß die Störung nur auf der Überschneidung des Kammerkomplexes mit den *F*-Wellen beruht. Auch die *T*-Zacken können selbstverständlich durch Überdeckung von *F*-Wellen deformiert und ausgesplittert werden (siehe Kurve 100).

Bei Flatterfrequenzen mit Blockierung 2 : 1 können Bilder ähnlich einer Vorhoftachykardie entstehen, die dann große differentialdiagnostische Schwierigkeiten bieten. Meist haben wir nur in der Wirkung des Karotisdruckes die Möglichkeit, Vorhofflattern von paroxysmaler supraventrikulärer Tachykardie zu trennen. Wenn dieser wirksam ist, so kommt es zu einer Hemmung im atrioventrikulären Leitungssystem und dadurch zum vorübergehenden Kammerstillstand. In dieser Pause treten nun die vorher nicht exakt nachweisbaren Flatterwellen deutlichst hervor. In Kurve 104 sehen wir am Anfang eine regelmäßige Tachykardie von zirka 175 in der Minute. Über die Ätiologie der Tachykardie ist aus diesem Kurvenstück nichts mit Sicherheit zu sagen. Ein Karotisdruck, an der mit einem Pfeil bezeichneten Stelle ausgeführt, stellt die Diagnose Vorhofflattern mit Blockierung 2 : 1 mit Sicherheit fest. Während des Kammerstillstandes, nach dem Wirksamwerden des Karotisdruckes, sehen wir deutlich das Auftreten der *F*-Wellen. Auch Kurve 105 zeigt den positiven Ausfall eines Karotisdruckes bei paroxysmalen Vorhofflattern mit Blockierung 2 : 1. Differentialdiagnostische Schwierigkeiten können Kurven von Vorhofflattern mit 3 : 1-Blockierung bringen, bei denen eine *F*-Welle in der Anfangsschwankung, eine in der Nachschwankung versteckt ist und die dritte *F*-Welle scheinbar als *P* imponiert. Hier wird leicht die Fehldiagnose Sinustachykardie gestellt. Die genauere Untersuchung der Kurve zeigt jedoch, daß die Abstände zwischen den einzelnen Zacken gleich sind. Da dieser Befund aber zufällig auch bei einem Sinusrhythmus auftreten könnte, wird die Entscheidung nur durch den positiven Ausfall eines Vagusdruckversuches oder eines Arbeitsversuches (siehe später S. 178) gefällt werden. In Kurve 106 sehen wir im Anfangsteil in Ableitung II eine regelmäßige Tachykardie, die auf den ersten Anblick den Eindruck einer Sinustachykardie macht, da die *T*-Zacke aufgesplittert ist, also scheinbar in ihr ein *P* versteckt ist. Der Ausfall des Karotisdruckversuches stößt aber die Diagnose Sinustachykardie um und klärt die Kurve als Vorhofflattern mit Blockierung 2 : 1 auf, wobei die zweite *F*-Welle in der Anfangsschwankung versteckt ist und diese dadurch deformiert. In Ableitung I sehen wir als selten zu erhebenden Befund, den Übergang von Vorhofflattern in Sinusrhythmus und umgekehrt.

6. Klinik des Vorhofflatterns

Das Vorhofflattern tritt meist in kurz dauernden Anfällen auf, jedoch wurde auch jahrelanges Vorhofflattern beobachtet. Die Anfälle setzen meist schlagartig ein und hören oft über Extrasystolen auf. Nicht selten kommt es vor, daß der erste Anfall mit voller Überleitung stattfindet, daß also Kammertachykardien bis zu 300 Ventrikelschlägen in der Minute auftreten. Wie wir aus dem Tierversuch wissen, ist der Einfluß der flatternden Vorhöfe auf die Blutbeförderung ein geringer. Der Ausfall der normalen Vorhofsystole wird also besonders bei niedriger Blockierung, bei Tachysystolie der Ventrikel durch das geringe Schlagvolumen zu Schwindel und zur Stauung im venösen System führen.

Bei Blockierung 1 : 1 wird das Schlagvolumen der Ventrikel so gering, daß es zur Hirnanämie und damit zur Ohnmacht kommen kann. Es treten bei diesem Zustandsbild Morgagni-Adam-Stokes sche Anfälle auf. Das atrioventrikuläre Leitungssystem ermüdet jedoch sehr rasch, es tritt Blockierung ein und nur dadurch können diese Anfälle überlebt werden. Wir hören aber nicht allzu selten von Patienten mit anfallsweisem Vorhofflattern und Vorhofflimmern, die Angabe, daß sie beim ersten Anfall eine kurzdauernde Ohnmacht erlitten hätten, die wohl auf ein solches Ereignis zurückgeführt werden kann.

Vorhofflattern mit regelmäßiger Blockierung bereitet der klinischen Untersuchung oft große Schwierigkeiten. Nur selten sind die Flatterbewegungen als Wellen an einer stärker gestauten Vena jugularis zu beobachten. Wechselt bei einer Flattertachykardie die Blockierung, wird man leicht versucht Vorhofflimmern zu diagnostizieren. Das Vorhofflattern ist zwar ein viel selteneres Ereignis als Vorhofflimmern, immerhin soll man aber bei anfallsweise auftretendem Herzklopfen, besonders bei Leuten die auch sonst zu Tachykardie neigen, an Vorhofflattern denken. Da die Vorhoffrequenz meist um 300 liegt und vorwiegend ein 2 : 1 oder 3 : 1-Block besteht, finden wir eine Kammerfrequenz von 100 bis zu 160 in der Minute. Wir werden um so mehr Vorhofflattern annehmen, wenn die Patienten nach Anstrengung oder falls es der kardiale Zustand nicht erlaubt, nach Einatmen von Amylnitrit eine Deblockierung bekommen und die Kammerfrequenz von 100 auf 150 oder 300 steigt. Die Erhöhung der Frequenz, die auf die Steigerung des Sympathikustonus nach Arbeit zurückzuführen ist, geht also in einfachen mathematischen Verhältnissen vor sich und ist ein wesentliches Kennzeichen des Vorhofflatterns. Nimmt der Vagustonus nach Abklingen der Arbeitsreaktion überhand, so kommt es wieder zum Auftreten von Blockierungen, die natürlich auch in einfachen mathematischen Beziehungen untereinander stehen. Bei Sinustachykardien, die allenfalls differentialdiagnostisch in Erwägung kommen, steigt die Pulsfrequenz allmählich und entsprechend dem Grade der geleisteten Arbeit an. Das Unverändertbleiben und insbesondere das sprunghafte Ansteigen der Kammerfrequenz ist nur für Vorhofflattern typisch. Supraventrikuläre paroxysmale Tachykardien, die keine Reaktion im Arbeitsversuch zeigen, können durch den Ausfall des Karotisdruckversuches abgetrennt werden.

Die Prognose des Vorhofflatterns ist natürlich abhängig vom Grundleiden wird aber auch beim Auftreten gehäufter Anfälle mit niedrigeren Blockierungen ungünstig gestellt. Es scheint auch, daß paroxysmales Vorhofflattern mit sehr niedriger Blockierung, also hochgradiger Tachysystolie der Kammern in der Regel nur bei schwer Herzkranken auftritt.

7. Die Diagnose des Vorhofflimmerns aus dem Elektrokardigramm

In der experimentellen Physiologie unterscheiden wir zwischen feinschlägigem und grobschlägigem Vorhofflimmern. Ersteres ist gekennzeichnet durch sehr kleine hochfrequente *F*-Wellen und entsteht durch Einwirkung starker faradischer Ströme auf den Vorhof des Versuchstieres, während letzteres durch größere, gröbere und weniger frequente *F*-Wellen charakterisiert ist und erst bei Nachlassen der elektrischen Reizung auftritt und dann, sowie das Flattern, nach einer postundulatorischen Pause in den Normalrhythmus übergehen kann. Für die Praxis ist es unwichtig, ob grob- oder feinschlägiges Flimmern vorliegt, jedoch ist zu sagen, daß das beim Menschen beobachtete Vorhofflimmern meist 300 bis 600 *F*-Wellen in der Minute zeigt. Auch beim Vorhofflimmern wird die Kammer durch die vom Vorhof kommenden Reize, also hier von den Flimmerreizen erregt und wird auch hier keine Formänderung des *QRS*-Komplexes eintreten, solange keine sonstige funktionelle oder anatomische Schädigung der weiteren Reizleitung besteht. Allerdings kann die *QRS*-Gruppe, wenn auch nur im geringen Grade, durch Überlagerung mit Flimmerwellen gestört werden. Besonders deutlich wird diese Erscheinung bei grobschlägigem Flimmern, so daß deutliche Größeänderungen der *QRS*-Komplexe auftreten können. Die träge verlaufende *T*-Zacke kann durch die *F*-Wellen noch viel mehr gestört werden und eine wechselvolle Form zeigen, die man insbesondere bei Kammertachysystolie, bei der die *F*-Wellen oft nicht nachweisbar sind, zur Diagnosestützung heranziehen kann. Dazu wäre noch zu bemerken, daß wir aus dem Verhalten nur einer *T*-Zacke bei Vorhofflimmern nichts über den Zustand des Myokards aussagen können. Wir müssen immer das Gesamtbild der Kurve betrachten, da eine einzige *T*-Zacke nach dem Obengesagten eben durch Flimmerwellen verändert sein kann.

Manchmal kann man beim Vorhofflimmern an besonders tachysystolischen Strecken stärkere und auffallendere Veränderungen der Anfangsschwankungen sehen, die auf partielle funktionelle Blockierungen des Reizleitungssystems zurückgeführt werden.

Eines der wichtigsten Zeichen des Vorhofflimmerns ist die arrhythmische Kammertätigkeit, die diesem Zustandsbild den Namen Delirium cordis eintrug. Das atrioventrikuläre Leitungssystem kann unmöglich alle vom Vorhof kommenden Reize überleiten, wie dies manchmal noch beim Vorhofflattern der Fall sein kann, es besteht mithin immer ein partieller Block. Wir müssen annehmen, daß die Flimmerwellen ganz verschiedenen Schwellenwert in bezug auf die Überleitfähigkeit besitzen. Ein Großteil der Reize ist wohl auch unterschwellig, wodurch sich die vollkommene Arrhythmie der Kammer erklärt. Elektrokardiographisch ist das Vorhofflimmern noch ausgezeichnet durch das Fehlen der *P*-Zacke und durch die Flimmerbewegungen der Vorhöfe, die als arrhythmische Bewegungen der Nullseite sichtbar werden. Die *F*-Wellen, die als grob- oder feinschlägige Flimmerwellen auftreten, können wechselnde Richtung aufweisen, doch streckenweise wieder verschwinden und dadurch oft, insbesondere dem Anfänger, Schwierigkeiten bereiten. Auch hier gilt das von den Flatterwellen Gesagte, daß eine Nadel- oder thorakale Ableitung die *F*-Wellen meist sehr deutlich hervorbringt.

Kurve 108 stammt von einem Mitralvitium und zeigt ziemlich grobschlägiges Vorhofflimmern. Der dritte Schlag von links, der sehr kurz nach dem vorhergehenden Schlag einfällt, zeigt wesentlich andere Form als die übrigen Schläge. Diese Formänderung ist wohl auf Grund einer funktionellen Störung im Reizleitungssystem, infolge der Tachykardie, zu erklären. Kurve 107 stammt von einem kombinierten Mitralaortenvitium, daß an anfallsweiser Flimmertachykardie litt. Das in einem solchen Anfall aufgenommene Elektrokardiogramm zeigt eine vollkommen arrhythmische Kammertätigkeit. Normale Vorhofzacken fehlen, in den längeren Diastolen sind die *F*-Wellen deutlich nachweisbar. Die Nachschwankung und zum geringen Teil auch einzelne Anfangsschwankungen sind durch die *F*-Wellen gestört. In Kurve 109 sehen wir eine komplett arrhythmische Kammertätigkeit bei fehlenden *P*-Zacken. Flimmerwellen sind hier nicht nachweisbar. Die Kurve stammt von einer dekompensierten koronarsklerotischen Myokardschädigung mit großem perikardialem Erguß, der die niedrige Anfangsschwankung und die Abflachung der Nachschwankung erklärt. Kurve 110 zeigt das Elektrokardiogramm eines dekompensierten Mitralaortenvitiums mit Myocarditis rheumatica. Wir sehen hier Vorhofflimmern und ständigen Wechsel der intraventrikulären Erregungsausbreitung. In Kurve 111 sehen wir deutlich den Nachweis der Flimmerwellen in der thorakalen Ableitung, während sie in den drei Standardableitungen kaum nachweisbar waren.

Manchmal kann, besonders bei sehr hohen oder sehr niedrigen Kammerfrequenzen, die Auskultation oder eine oberflächliche Besichtigung der Kurven, eine scheinbare Rhythmik vortäuschen. Genauere Beobachtung wird aber immer wieder Stellen stärkerer Arrhythmie nachweisen können.

Allerdings gibt es auch Fälle von Vorhofflimmern, die dauernd eine rhythmische Kammertätigkeit nachweisen lassen. Wir nehmen dabei einen kompletten Vorhofkammerblock an, wobei die Kammer der vom Vorhof kommenden Reize beraubt ist und in ihrem eigenen Rhythmus schlägt. Kurve 112 zeigt ein solches Verhalten. Die Kammerschläge fallen vollkommen rhythmisch ein, in den Pausen sind Flimmerwellen deutlich nachweisbar.

Kurve 113 zeigt eine Bigeminie bei Vorhofflimmern. Die Extrasystolen zeigen fixe Kupplung und sind unitop. Die Kammertätigkeit zeigt nur geringe Arrhythmie, ein Befund, der häufig bei Vorhofflimmern mit Bigeminie erhoben werden kann. Kurve 114 zeigt Vorhofflimmern mit wechselnden polytopen Extrasystolen in Form einer Bigeminie. Das Elektrokardiogramm stammt von einer stark digitalisierten Koronarsklerose. Das Auftreten anders geformter Anfangsschwankungen (fünfter Schlag von links) ist wohl auf die Erregung der Automatie tieferer Zentren durch Digitalis zurückzuführen.

8. Die Klinik des Vorhofflimmerns

Man hat oft versucht, ursächliche Herde des Vorhofflimmerns histologisch festzustellen. In einer Reihe von Fällen wurden wohl Herde in und um den Sinusknoten gefunden. Genau dieselben Veränderungen konnten auch bei Fällen festgestellt werden, die niemals Vorhofflimmern hatten. Heute nehmen wir für das Vorhofflimmern eine bestimmte Zustandsänderung des Vorhofes an, die am häufigsten in einer Dilatation oder in einer toxischen Schädigung der Vorhofmuskulatur zu suchen ist. Jedenfalls ist Vorhofflimmern die weitaus häufigste Rhythmusstörung und findet sich fast bei jedem zweiten Fall von dekompensierten Herzkranken. Es wurden Fälle von Vorhofflimmern beschrieben, bei denen trotz sorgfältig erhobener Anamnese und genauer. Untersuchung keine Herzkrankheit nachweisbar ist. Immerhin besteht die Möglichkeit, daß diese Leute doch einmal eine, wenn auch unbemerkt verlaufene Myokarditis durchgemacht haben. Diese Tatsache muß um so mehr erwogen werden, da wir erst aus den elektrokardiographischen Untersuchungen der letzten Jahre die häufige Miterkrankung des Myokards bei den verschiedenen Infektionskrankheiten sahen.

Am häufigsten finden wir Vorhofflimmern bei Mitralvitien (überdehnter Vorhof), bei Thyreotoxikosen, bei Koronarsklerosen, im Verlauf oder als Folgeerscheinung der verschiedensten Myokarditiden. Vorhofflimmern wurde in jedem Alter gefunden.

Das Vorhofflimmern kann in kurz dauernden Anfällen, oft verbunden mit hoher Frequenz der Kammer auftreten, es kann sich aber auch um Dauerzustände handeln. Finden wir typisch paroxysmales Auftreten, das heißt plötzliches Einsetzen der Anfälle und ebenso plötzliches Abbrechen, eventuell verbunden mit allen Nebenerscheinungen einer paroxysmalen Tachykardie, wie zum Beispiel einer Urina spastica, so sprechen wir von paroxysmalen Vorhofflimmern. Diese Anfälle werden meist als unangenehmes Herzklopfen sehr lästig und quälend empfunden. Häufig gehen den Anfällen gehäufte supraventrikuläre Extrasystolen als prämonitorische Erscheinung voraus und deuten so auf einen engen Zusammenhang zwischen Vorhofextrasystolen und Vorhofflimmern und -flattern. Die Patienten schildern meist ihre Anfälle ganz charakteristisch als plötzlich einsetzendes rasches Herzklopfen mit unregelmäßiger Herzschlagfolge. Die Klagen über die Rhythmusstörungen sind natürlich individuell sehr verschieden. So sehen wir doch immer wieder Fälle, die an einem Untersuchungstag Sinusrhythmus, am nächsten Vorhofflimmern aufweisen und die nichts über den Wechsel des Rhythmus auszusagen wissen. Viele andere klagen wieder über die unangenehmsten Sensationen.

Klinisch können gehäufte supraventrikuläre Extrasystolen oder eine stärkere Sinusarrhythmie Vorhofflimmern vortäuschen. Zur Stützung der Diagnose verwenden wir die Beobachtung des Venenpulses, dem bei Vorhofflimmern der normale systolische Venenkollaps fehlt. Nicht in allen Fällen gelingt eine exakte Venenpulsuntersuchung. Wir müssen uns dann noch anderer Hilfsmethoden bedienen, um bei nicht ganz sichergestelltem Vorhofflimmern die Diagnose zu klären. Der Arbeitsversuch oder Inhalation von Amylnitrit bewirkt durch Sympathikussteigerung das Verschwinden der Extrasystolen und der Sinusarrhythmie und bringt neben einer Frequenzsteigerung die arrhythmische Kammertätigkeit beim Vorhofflimmern deutlicher zum Vorschein. Andererseits kommt es nach Abklingen der Sympathikuserregung wieder zum stärkeren Hervortreten des Vagustonus und damit zum Deutlicherwerden der extrasystolischen Arrhythmie oder der Sinusarrhythmie.

Wie schon in der Einleitung S. 174 erwähnt wurde, sehen wir beim Vorhofflimmern viele hundertmal in der Minute kleine Erregungen wellenförmig über den Vorhof laufen, ohne daß es auch nur zu kleinen Kontraktionen des Vorhofes kommt. Der Vorhof scheint bei oberflächlicher Betrachtung still zu stehen. Diese kleinsten Bewegungen der Vorhöfe sind für die Blutbewegung ohne jede Bedeutung. Normalerweise bewirkt der Vorhof durch seine Kontraktion eine Erhöhung der Kammerfüllung um zirka 30%. Diese zusätzliche Kammerfüllung durch den Vorhof fällt bei Vorhofflimmern weg. Es kommt zum Auftreten geringerer Kammerfüllung, damit zu kleinerem Schlagvolumen und zur Stauung im venösen Schenkel des großen Kreislaufes. Bei genügend langer Diastole wird es aber nach dem neuerlichen Öffnen der Atrioventrikularklappen zum passiven Einströmen von Blut aus dem angestauten Vorhof in die Kammer und damit wieder zur Herstellung normaler Kreislaufverhältnisse kommen. Wir sehen also, daß das Vorhofflimmern an sich, wenn es mit einer bradykarderen Kammertätigkeit verbunden ist, keine Gefahr für den Kreislauf bietet. Kommt es aber zum Auftreten von höherer Kammerfrequenz und damit zur Verkürzung der Diastolen, so wird zu wenig Blut aus den überdehnten Vorhöfen in die Kammern einströmen können, die Stauung im venösen Schenkel wird stärker, das Schlagvolumen wird geringer werden, so daß eine ganze Anzahl von Ventrikelpulsationen leerschlagen und gar nicht zur Öffnung der Semilunarklappen führen wird. Wir finden keinen peripheren Puls bei hörbaren Herzkontraktionen und sprechen bei diesem Zustandsbild von Pulsdefizit, wobei wir den Unterschied zwischen der Zahl der Herzkontraktionen und der peripheren Pulszahl als Pulsdefizit bezeichnen. Je größer das Pulsdefizit, um so größer und schwerer ist die vorliegende Kreislaufstörung. Bei sehr hohem Pulsdefizit kommt es zu schwersten Stauungen vor dem rechten Vorhof und zu mangelhafter Füllung des arteriellen Systems. Damit erklärt sich neben der schweren Stauung im venösen Schenkel, die Blässe und Neigung zu Kollapsen. Die Kammer sucht diesem Zustand entgegenzuarbeiten, doch liegt ja in den meisten Fällen von Vorhofflimmern ein schon geschädigter Herzmuskel vor, so daß ein recht bedrohliches Zustandsbild entsteht. Das wechselnde Schlagvolumen äußert sich neben der Arrhythmie der Kammer in einem arrhythmischen und inäqualen peripheren Puls.

In ganz seltenen Fällen kann es zu so hoher Steigerung der Reizleitung kommen, daß 200 bis 300 Reize pro Minute auf die Kammer übergeleitet werden. Daß dann nur mehr einige wenige Kontraktionen Blut fördern können, ist selbstverständlich. Es kommt zum Auftreten von Ohnmacht, ja es kann, wenn der Anfall etwas länger dauert, sogar der Tod eintreten. Vielleicht ist der plötzliche Tod bei Morbus Basedow, Mitralstenosen und so weiter, wenn sonst keine Ursache für den plötzlichen Exitus gefunden werden kann, auf solche tachysystolische Anfälle bei Vorhofflimmern zurückzuführen, die durch den plötzlich gesteigerten Acceleranstonus entstehen können.

Da der hemmende Einfluß des Vagus auf den Sinusknoten verloren gegangen ist, bekommen Patienten mit Vorhofflimmern nach kleinen Anstrengungen rascher eine schnellere Herzschlagfolge als solche mit Sinusrhythmus.

Immer wieder sehen wir Fälle von Vorhofflimmern, die primär eine Bradysystolie der Ventrikel aufweisen, ohne daß eine Digitalisierung vorausgegangen wäre. Die häufige Kombination dieser Kurven mit verbreiterter und aufgesplitterter Anfangsschwankung, eventuell vom Schenkelblocktypus, deutet auf gestörte Reizleitung hin und somit auf diffuse Erkrankungsherde des Reizleitungssystems. Mithin muß man diese Fälle mit primärer Bradysystolie auch prognostisch ungünstiger beurteilen.

Die Behandlung des Vorhofflimmerns und seiner Folgeerscheinungen stellt den Arzt meist vor eine sehr dankbare Aufgabe. Wir unterscheiden heute zwei Hauptgruppen von Medikamenten, die jetzt allgemein zur Behandlung des Vorhofflimmerns herangezogen werden: Digitalis und Chinin mit seinen Derivaten. Wir müssen uns noch einmal vor Augen halten, daß Vorhofflimmern mit normaler Schlagfrequenz der Ventrikel durch die entsprechend langen Diastolen keine Insuffizienzerscheinung auslöst, da aus den überdehnten und gestauten Vorhöfen in den langen Pausen das Blut aus den Vorhöfen in die Ventrikel einströmt und somit schwere Rückstauungen, aber auch Defizit im arteriellen Teil des großen Kreislaufes verhindert wird. Das Vorhofflimmern wird wohl in wenigen Fällen als unregelmäßiger Herzschlag unangenehm empfunden. Es schrumpft also die Zahl der behandlungsbedürftigen Fälle stark zusammen. In einer ganzen Reihe von Fällen erscheint uns das Eintreten von Vorhofflimmern nur wünschenswert. Häufig sehen wir bei dekompensierten Mitralstenosen und Koronarsklerosen nach dem Übergang in Vorhofflimmern wesentliche Erleichterung. Diese Zustandsänderung ist damit zu erklären, daß diese Fälle sehr oft, wenn sie unter Sinusrhythmus stehen, kaum zu beeinflussende Tachykardien zeigen, die auf

Ansammlung abnormer, den Sinusknoten reizender Stoffe beruhen sollen (BAINBRIDGE-Reflex). Tritt Vorhofflimmern auf, so ist mit Ausschaltung des Sinusknotens die Tachykardie meist mit kleinen Digitalisdosen behebbar.

Die Digitalistherapie richtet sich vor allem gegen die Folgeerscheinungen des Vorhofflimmerns, gegen die Dekompensation. Das Flimmern selbst wird durch die Digitalis nicht beeinflußt. Die Domäne der Digitalistherapie wird also in jenen Fällen von Vorhofflimmern liegen, bei denen Herzinsuffizienzerscheinungen bestehen, die wieder auf der Tachysystolie der Ventrikel und dem damit verbundenen Pulsdefizit beruhen. Bei diesen Fällen sehen wir unter Digitalismedikation rasche Zunahme der Diurese, Rückgang der Stauungserscheinungen, Verschwinden der Blässe und Langsamerwerden der Herzfrequenz bei Rückgang des Pulsdefizites. Da Digitalis bekanntlich auch auf den Tonus der Vorhöfe einwirkt, beeinflußt sie auch die Vorhofstauung. Im Sinne einer Vaguserregung vermag sie die Refraktärphase sehr stark zu verkürzen, dadurch kann es zum Entstehen neuer Kreiswellen oder neuer tachysystolischer Zentren im Vorhof kommen, womit sich der Übergang von Vorhofflattern in Vorhofflimmern unter Digitaliswirkung erklären läßt. Aber auch die öfter zu beobachtende Zunahme der Flimmerwellen, also zum Beispiel der Übergang von grobschlägigen in feinschlägiges Vorhofflimmern unter Digitalismedikation ist darauf zurückzuführen. Die Ansprechbarkeit des HISschen Bündels auf Digitalis im Sinne einer Bremsung der Reizleitung scheint bei Vorhofflimmern stark gesteigert zu sein. Es gelingt meist schon mit kleinen Dosen die Kammerfrequenz zu erniedrigen und niedrig zu halten. Vielleicht spielt auch die Erhöhung der Flimmerfrequenz zur Erzielung einer Kammerbradysystolie eine gewisse Rolle, da mit steigender Flimmerfrequenz die einzelnen Reizschwellen stark herabgesetzt werden und so nur selten den zur Überleitung notwendigen Schwellenwert erreichen.

Besonders wirksam zur Verlangsamung der Kammerfrequenz und damit zur Beseitigung der Dekompensationserscheinungen dürfte der Gitaliskomplex der Digitalis sein. Die Digitalistherapie ist in allen Fällen wirksam, ausgenommen sind das terminale Vorhofflimmern und die hyperthyreotischen Flimmertachykardien. Diese Medikation bietet den wesentlichen Vorteil der leichten Steuerbarkeit. Mit einer chronisch intermittierenden Digitalisbehandlung gelingt es meist den Patienten von einer Dekompensation fernzuhalten. Ist unter Digitalisüberdosierung hochgradige Bradysystolie der Ventrikel eingetreten, mit Neigung zu Schwindel oder zu Ohnmachtsanfällen, die dann das Bild eines ADAM-STOKES-Anfalles bei komplettem Block vortäuschen können, so gelingt es schon mit kleinen Atropindosen, 1 bis 2mal täglich 0,5 mg Atropin. sulf. per os mit der Wiederherstellung einer normalen Frequenz, die lästigen Nebenerscheinungen zum Schwinden zu bringen. (Digitalisbigeminie siehe Kapitel Extrasystolen S. 173.)

Bei den Fällen mit primärer Bradysystolie bei diffusen Herden im Reizleitungssystem, meist im Gefolge kleiner Schwielen bei ausgedehnten Koronarsklerosen empfiehlt sich am besten kleine Strophantindosen mit Euphyllin in der Mischspritze zu geben.

Die Chinintherapie richtet sich rein symptomatisch gegen das Flimmern, eine Behandlung seiner Folgezustände wird damit nicht erzielt. Mit dieser Medikation wird nur die Erreichung eines normalen Sinusrhythmus angestrebt. Das Chinin bewirkt am Herzmuskel eine Verlängerung der Refraktärphase und der Überleitungszeit, neben einer Hemmung der Reizbildung. Auf diesen Eigenschaften beruht die Fähigkeit des Chinins in einem großen Prozentsatz wieder normalen Sinusrhythmus herbeizuführen. Dabei sind die Aussichten zur Erzielung eines solchen um so größer, je kürzer der Flimmerzustand besteht. Jahrelang andauerndes Vorhofflimmern wird wohl kaum beeinflußt, es soll, wie weiter unten noch näher ausgeführt wird, gar nicht der Versuch unternommen werden, dieses zu beseitigen. In letzter Zeit nehmen wir das dem Chinin isomere Chinidin, das eine fast 10mal so starke Wirkung wie das Chinin entfacht. Da eine ganze Anzahl von Gegenindikationen bestehen, müssen die Fälle vor der Chinidintherapie nach strengen Richtlinien ausgesucht werden. Von vornherein scheiden alle Fälle mit schweren Herzmuskelschädigungen aus, da das Chinin ein herzlähmendes Gift ist, das bei allen diesen Fällen besser vermieden wird. Auch Fälle, bei denen Vorhofflimmern schon lange Zeit besteht und bei denen die Möglichkeit der Vorhofthrombenbildung gegeben ist, scheiden aus. Nicht allzu selten sehen wir bei Eintritt von Sinusrhythmus, wie sich durch die kräftigeren Vorhofskontraktionen Partikel der Thromben loslösen und zu Embolien führen, die unter Umständen sogar tödlich verlaufen können. Besonders bei Mitralstenosen mit großem linken Vorhof kommt dieses tragische Ereignis zur Beobachtung. Selbstverständlich scheiden auch die obengenannten Fälle von Mitralstenosen und Koronarsklerosen aus, die sich nach Eintritt des Vorhofflimmerns wesentlich wohler fühlen. Bei ihnen würde mit Wiederherstellung von Sinusrhythmus auch die kaum beeinflußbare Tachykardie wieder eintreten. Die Chinidintherapie umfaßt also ein ganz engumschriebenes Feld. Daher bedienen wir uns der Chinidintherapie nur beim anfallsweisen Vorhofflimmern, bei nicht wesentlich geschädigtem Myokard, zur Beseitigung von kurz bestehendem Vorhofflimmern nach postinfektiösen Myokarditiden als einzigen Restzustand derselben und bei sonstigen Fällen, wo insbesondere die Beschwerden des Patienten die Wiederherstellung eines Normalrhythmus fordern. Vom klinischen Standpunkt und das muß besonders betont werden, ist die Wiederherstellung des Normalrhythmus und die Beseitigung des Vorhofflimmerns nie absolut indiziert.

Haben wir die Fälle nach so strengen Gesichtspunkten ausgewählt, so ist zuerst eine etwa bestehende leichte Insuffizienz durch Digitalisierung zu beseitigen. Eine gleichzeitige Behandlung mit Digitalis und Chinidin erscheint unzweckmäßig, da ja Digitalis die therapeutischen Möglichkeiten des Chinidins verringert und umgekehrt. (Verschiedene Vaguswirkung.)

Nach erzielter Kompensation kann man an die Chinidintherapie schreiten, die am besten im Krankenhaus bei Bettruhe durchgeführt wird. Wir arbeiten mit energischen Dosen von Chinidin, da wir von einer verzettelten Kur keine Behebung des Flimmerns sehen und damit höchstens eine Unbeeinflußbarkeit des Flimmerzustandes auch mit höheren Chinindosen erreichen.

Am Vorabend der Kur bekommt der Patient eine Probedosis von 0,25 Chinidin. Zeigen sich am nächsten Tag keine Erscheinungen einer Idiosynkrasie, wie Ohrensausen, Hautausschläge und so weiter, so geben wir an den ersten zwei Tagen 3mal 0,2 Chinidin, welche Dosis man an den folgenden zwei Tagen verdoppelt. Ist das Vorhofflimmern noch nicht unterbrochen, so steigern wir die Einzeldosis auf 0,5, das wir 3mal am Tag geben. Bei dieser Dosis bleiben wir, da sich größere Mengen als unzweckmäßig erwiesen haben. Treten während der Kur Überempfindlichkeitserscheinungen gegen Chinidin auf, so wird die Kur abgebrochen. Tritt während der Behandlung Sinusrhythmus ein, dann geben wir noch durch einige Tage 3mal 0,2 Chinidin. Hört das Flimmern auch am letzten Tag nicht auf, so brechen wir die Behandlung ab und kehren zur Digitalis zurück. Bei Erzielung von Sinusrhythmus müssen wir uns aber immer vor Augen halten, daß die bestehende Flimmerbereitschaft schon nach kurzer Zeit den alten Zustand wieder herbeiführen kann.

Da das Chinin die Eigenschaft der peripheren Vaguslähmung hat, kann es unter der Behandlung vorübergehend zu einer Tachykardie kommen, eine Tatsache, die zuwenig beachtet wird und oft zu einer frühzeitigen Unterbrechung der Kur führt.

Die Behandlung des Vorhofflatterns stellt den Arzt vor eine viel schwierigere und nicht so dankbare Aufgabe. Die Chinidinbehandlung bringt hier meist keinen Erfolg, ist auch fast immer kontraindiziert, weil dem Flattern vorwiegend Myokardschädigungen schweren Grades zum Teil mit Bildung von Vorhofthromben zugrunde liegen. Hier ist die Therapie mit großen Digitalisdosen die Behandlung der Wahl. Da die Flatterreize in ihrem Wert viel höher liegen, brauchen wir auch viel größere Digitalisdosen um die Überleitung etwas zu blockieren. Das, was wir erzielen wollen, ist die Überführung von Vorhofflattern in Vorhofflimmern durch hohe Digitalisdosen, etwa 0,1 Pulvis foliorum digit. titr. 6mal täglich. Durch die eingetretene Vagussteigerung gelingt es uns manchmal das Ziel zu erreichen, wobei oft die Digitaliskur bis zur Intoxikation fortgeführt werden muß. Nach Eintritt von Vorhofflimmern können wir dann mit wesentlich geringeren Dosen arbeiten. In manchen Fällen macht auch das Vorhofflattern unter Digitalisierung einem dauernden Sinusrhythmus Platz. Immer wieder kommen aber Fälle zur Beobachtung, die trotz energischster Digitalis- und eventuell auch Chinidintherapie nicht in Flimmern oder Sinusrhythmus übergeführt werden können.

9. Entstehung von Vorhofflattern und Vorhofflimmern

Wie in den vorhergehenden Seiten auseinandergesetzt wurde, versteht man unter Vorhofflattern eine Störung der Erregbarkeit der Vorhöfe, wobei sich die Vorhofsaktion auf 200 bis 400 Schläge pro Minute steigert. Das Reizleitungssystem ist nicht imstande, alle Erregungen überzuleiten, es entsteht das Bild des Vorhofflatterns mit Blockierung der Flatterwellen, die einen wechselnden Grad einnehmen kann. Beim Vorhofflimmern wird die Vorhofsaktion noch mehr erhöht, 300 bis 600 Reize pro Minute werden gebildet. Der Vorhof folgt diesen Reizen nur mit kleinen Zuckungen und wellenförmigen Bewegungen. Die äußerst zahlreichen Vorhofsreize werden in völlig unregelmäßiger Weise auf die Kammer übergeleitet. Diesen klinischen Zustandsbildern entspricht pathologisch-physiologisch prinzipiell der gleiche Vorgang. Kreislaufmechanisch ist beiden Vorgängen gemeinsam, daß trotz lebhafter Bewegungen der Muskulatur „keine durch Ruhepausen getrennte, dem Zwecke der Blutaustreibung völlig genügende Zusammenziehungen zustande kommen“ (Winterberg).

Zur Erklärung von Flimmern und Flattern gibt es zwei Hauptgruppen von Theorien. Die eine derselben, welche vornehmlich im englischen Wissenschaftsbereiche verbreitet ist, nimmt an, daß bei diesen Zuständen die Erregungswelle im Kreis um die beiden Vorhöfe herumläuft. (Abb. 50). Für eine solche kreisende Bewegung (Circus movement) ist es notwendig, daß die Dauer der Erregung und somit die Zeit während welcher die Vorhofsmuskulatur auf Reize nicht anspricht (refraktäre Periode) stark abnimmt. Die Erregungswelle erlischt, sobald sie noch auf erregtes, also refraktäres Gewebe kommt. Tatsächlich hat es sich gezeigt, daß die meisten Einwirkungen welche das Flattern fördern, beziehungsweise verhindern, auch eine Verkürzung, beziehungsweise Verlängerung der Erregungsdauer verursachen. Wenn die Erregungsdauer sehr kurz wird, können mehrere Erregungswellen hintereinander kreisen. Das Vorhofflimmern wäre demnach so zu verstehen, daß viele Wellen unregelmäßig neben und hintereinander kreisen. Beim Vorhofflattern kreist vielleicht nur eine Erregungswelle in einer kreisförmig geschlossenen Muskelbahn, wie sie im Vorhof zahlreich anzutreffen sind. Um eine solche kreisende Erregungswelle in Bewegung zu setzen, bedarf es im Vorhof einer Stelle, welche die Erregung nur in einer Richtung leiten würde. Eine solche einseitige Leitfähigkeit läßt sich im Experiment durch ungleichmäßige Kompression mit einem schiefen Keil erzielen. Ob eine solche Erscheinung unter natürlichen Bedingungen vorkommt, ist nicht bewiesen. Möglicherweise wird der Mechanismus durch eine Extrasystole bewirkt, welche zu einer Zeit auftritt,

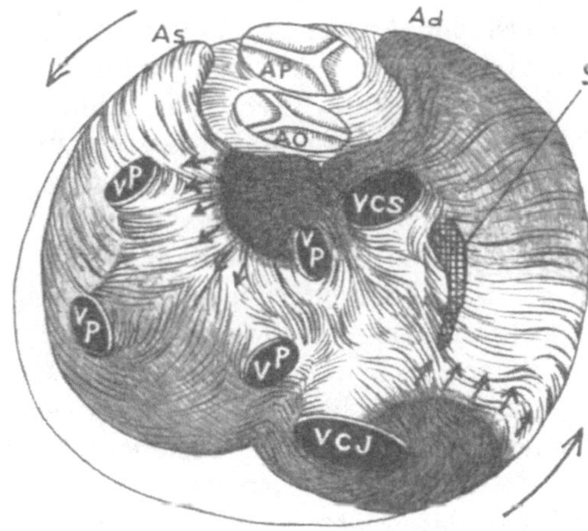

Abb. 50. Vorhofflattern. Nach der Theorie der kreisenden Erregung. Bezeichnungen wie in Abb. 28

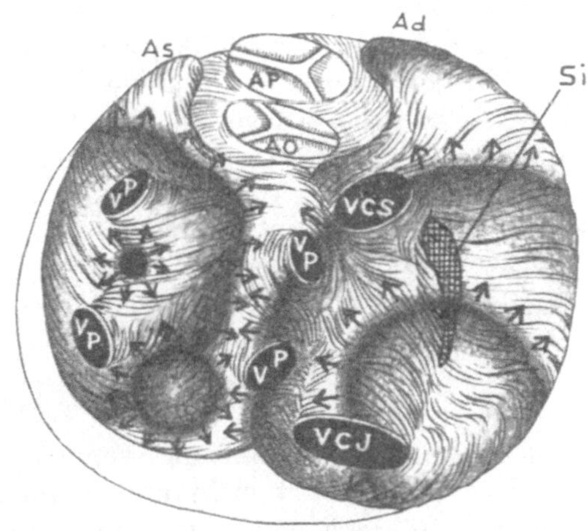

Abb. 51. Vorhofflattern. Nach der Theorie der heterotopen Tachysystolie. Bezeichnungen wie in Abb. 28

wenn einige Teile der Vorhofsmuskulatur nach einer Erregung noch refraktär sind.

Die zweite Gruppe der Theorie nimmt an, daß Flimmern und Flattern der Ausdruck rasch aufeinanderfolgender Erregungen von einer oder einigen überempfindlich gewordenen Stellen der Vorhofsmuskulatur sind. Die Abb. 51 zeigt, daß sich in diesem Falle mehrere Reizbildungszentren ausbilden, welche von verschiedenen Kommandostellen aus Erregungen über die Vorhofsmuskulatur jagen (heterotope Tachysystolie). Auch in diesem Falle müssen die refraktären Phasen und die Erregungsdauer verkürzt sein, um die rasche Aufeinanderfolge der Erregung zu erlauben. Das Flimmern würde dann einer teilweise blockierten, unregelmäßigen Tachysystolie von mehreren Zentren aus entsprechen. Ein kontinuierlicher Übergang zwischen gehäuften Extrasystolen, Vorhofflattern und Vorhofflimmern würde demnach bestehen. Tatsächlich zeigt sich auch, daß alle Mittel, welche Extrasystolen hervorrufen, beziehungsweise verhindern, das Flattern und Flimmern verstärken, beziehungsweise mildern.

Alles was im vorhergehenden über das Vorhofflattern und Vorhofflimmern gesagt wurde, gilt in gleicher Weise für die Zustände der Kammer.

Den innigen Zusammenhang zwischen Vorhofflimmern, beziehungsweise Vorhofflattern und supraventrikulären Extrasystolen zeigt in schöner Weise die Kurve 115, die von einem 64jährigen Patienten stammt, der seit einigen Jahren an Anfällen von paroxysmalen Vorhofflimmern leidet. Am Anfangsteil der Kurve besteht über zwei Schläge Sinusrhythmus, dann setzt plötzlich unreines Vorhofflattern ein, das über zwei supraventrikuläre Extrasystolen wieder in den Sinusrhythmus übergeht.

10. Kammerflattern und Kammerflimmern

Eine scharfe Abgrenzung von Kammertachykardien und Kammerflattern ist nicht immer durchführbar, braucht auch im klinischen Interesse gar nicht durchgeführt werden, da beide Erscheinungen auf dasselbe ursächliche Moment, eine schwere Myokardschädigung, meist im Rahmen eines Koronarverschlusses zurückgeführt werden. Man faßt am besten, wie das bei den Kammertachykardien auseinandergesetzt wird, nur jene Fälle als Kammerflattern auf, die im Elektrokardiogramm wellenförmige Ausschläge zeigen, die in ununterbrochener Linie aneinanderschließen. Daß dabei die Frequenzen nicht immer extrem hoch sein müssen, zeigt in selten schöner Weise das in Kurve 116 dargestellte Elektrokardiogramm. Die Kurve stammt von einem Patienten mit schwerer Koronarsklerose und frischem Koronarinfarkt. Während eines ADAM-STOKES-Anfalles wurde das hier wiedergegebene Elektrokardiogramm aufgenommen. Wir sehen deutlich eine durch keine isoelektrische Linie unterbrochene Welle. Ein unabhängiger Vorhofrhythmus ist hier nicht nachweisbar, die P-Zacken stecken wahrscheinlich in den QRS-Komplexen versteckt (der Vorhof arbeitet auch beim Kammerflattern ungestört weiter.) Die Kammerfrequenz beträgt 156 pro Minute. Es liegt hier also typisches Kammerflattern vor mit einer Frequenz von nur 156 Schlägen in der Minute; das elektrokardiographische Bild erinnert an monophasische Kurven.

Das häufigere Bild des Kammerflatterns stellt die Kurve 117 dar. Hier sehen wir Flatterwellen mit einer Frequenz von 265 in der Minute unmittelbar aneinanderschließen. Nirgends ist ein eigentlicher Kammerkomplex erkenntlich, jede Aufsplitterung oder Verknotung fehlt. Das Elektrokardiogramm stammt von einem 64jährigen Manne und wurde unmittelbar nach dem Einsetzen eines heftigen stenokardischen Schmerzanfalles, der zu einem akuten Koronarinfarkt der linken Kammer führte, geschrieben. Der Patient überlebte diesen Anfall, der nur wenige Minuten dauerte. Aber auch stundenlang andauerndes Kammerflattern wurde beschrieben. Es wurden Frequenzen bis zu 600 pro Minute beobachtet, doch liegt das Mittel gewöhnlich um 300.

Das Kammerflimmern ist viel leichter von hochfrequenten Kammertachykardien zu trennen. Hier verlaufen die Ausschläge im Elektrokardiogramm viel unregelmäßiger, sie gleichen im Prinzip den F-Wellen des Vorhofflimmerns. Die Frequenz der F-Wellen ist im Tierversuch, wo Kammerflimmern nicht schwer zu erzielen ist, bei dem gesunden Herzmuskel der Tiere meist hoch, während sie bei geschädigtem Herzmuskel in der Humanpathologie träge verlaufen.

Kurve 118 zeigt die Fortsetzung des vorher geschriebenen Elektrokardiogramms. Wir sehen wie die anfangs noch regelmäßigen Flatterwellen ihre Form verlieren, erst kleiner, dann wieder größer werden, dabei vollkommen unregelmäßig einfallen und bradykarder werden.

Auch während des Kammerflimmerns können die Vorhöfe in ihrem Rhythmus weiterschlagen, jedoch gehen die P-Zacken in den wechselnden QRS-Komplexen unter und sind daher nicht sichtbar.

Im Tierversuch kann man bei Unterbindung des Ramus circumflexus des Hundes, der hier ein viel größeres Kammergebiet nutritiv versorgt als beim Menschen, wie PARADE feststellte, nach wenigen Minuten Kammerflimmern erzielen. HERING beobachtete, daß der plötzliche Herztod beim Säuger auf Kammerflimmern beruht. Er konnte die Beobachtung auch am mit Ringerlösung durchspülten Menschenherzen bestätigt finden und bezeichnete diese Erscheinung als Sekundenherztod.

Wir nehmen heute für die plötzlichen Todesfälle bei Koronarsklerose ohne und mit Nachweis eines Koronarinfarktes einen solchen Herztod an, insbesondere seit wir wissen, daß Unterbindungen von Koronararterien Kammerflimmern im Tierversuch auslösen können. Auch bei manchen Fällen von Aorteninsuffizienz, meist auf luetischer Basis, tritt oft ganz plötzlicher Exitus ein, ohne daß der autoptische Befund ein so plötzliches Ereignis erklären könnte. Auch diese Fälle, sowie der Strophantintod nach vorhergegangener Digitalisierung mit Auftreten von polytopen Digitalisextrasystolen dürfte auf Kammerflimmern zurückzuführen sein. Auch der Exitus in der Chloroformnarkose, durch Blitzschlag oder Berührung einer Starkstromleitung wird auf Kammerflimmern zurückgeführt. Der Beweis steht allerdings in den meisten Fällen dafür aus, was aber durchaus begreiflich ist, da das Kammerflimmern meist ein nur sekundenlang andauerndes Ereignis darstellt.

Kammerflimmern ist gleichbedeutend mit Kreislaufstillstand, da durch die ungeordnete Herztätigkeit kein Blut mehr gefördert wird und führt daher, wenn es nicht in kürzester Zeit überwunden werden kann, zum Tode. Es gibt aber seltene Fälle, wie beispielsweise Kurve 118 zeigt, denen der Patient nicht erliegt, wo also das Kammerflimmern nur wenige Sekunden oder höchstens Minuten dauert. Diese Fälle sind allerdings sehr selten, in der Regel tritt Tod ein. Daher stammen auch die meisten in der Literatur bekannten Kurven von Kammerflimmern von absterbenden Herzen. Interessanterweise zeigen eine große Anzahl von Patienten mit Kammerflimmern und Kammerflattern im früher, außerhalb des Anfalles geschriebenen Elektrokardiogrammen Blockerscheinungen zwischen Vorhof und Kammer. Von welch überragender therapeutischer Wichtigkeit dies ist, soll im Kapitel IX, S. 235 über den ADAM-STOKESschen Symptomenkomplex näher erörtert werden.

Auch durch starke Vagus- und Acceleransreizung gelingt es Kammerflimmern auszulösen. Diese Tatsache ist von therapeutischer Wichtigkeit. Bei einem ADAM-STOKES-Anfall unter Auftreten eines kompletten Blockes, bei also erhöhtem Vagustonus, kann die intrakardiale Adrenalininjektion durch Sympathikustonuserhöhung eine Erregung der tiefen Zentren hervorrufen und Kammerflimmern erzeugen.

Die Therapie des Kammerflimmerns wird sich daher, wenn es überhaupt zu einem therapeutischen Eingreifen infolge der Kürze der Anfälle kommt, ziemlich machtlos sein. Man versucht mit intravenösen Gaben von Euphyllin eine bessere Koronardurchblutung zu erzielen. Man will auch Patienten, die Kammerflimmern gefährdet erscheinen, wie es bei der schweren Koronarsklerose und dem Koronarinfarkt der Fall ist, durch prophylaktische Chiningaben vor dem Auftreten von Kammerflimmern und Kammertachykardien bewahren. Chinin dämpft, wie wir schon gehört haben, die Erregbarkeit des Herzens und bringt die Extrasystolen zum Verschwinden. Die Anwendung scheint folgerichtig zu sein, in einer ganzen Reihe von Fällen hat es sich aber gezeigt, daß Chinin bei intravenöser Gabe tötliches Kammerflimmern erzeugen kann. Diese Doppelsinnigkeit finden wir auch bei anderen Stoffen (Digitalisextrasystolen und Verschwinden gewöhnlicher Extrasystolen unter Digitalis), sie zeigt uns an, daß bei bestimmten disponierten Kranken, mit geschädigtem Myokard, eben die Chininwirkung invers werden kann, daß sie von einer lähmenden in eine erregende übergeht. Wir nehmen daher besser von der Chinintherapie mit kleinen Dosen per os beim Koronarinfarkt Abstand.

Eine wesentliche Rolle zur Bekämpfung des Kammerflimmerns spielt bis jetzt allerdings erst im Tierversuch das Kalium, das nach HERING in Form einer 1proz. Lösung von KCl intrakardial gegeben, das Kammerflimmern sofort beendet.

Prophylaktisch werden wir, insbesondere wenn polytope ventrikuläre Extrasystolen bestehen, die als Vorläufer von Kammertachykardien anzusehen sind, jene Medikamente vermeiden, die eine Erregung der tiefen Zentren hervorrufen können, so das schon oben erwähnte Adrenalin, die Digitalis und das heute bei der Behandlung des kompletten Blockes mit langen Kammerstillständen gerne gegebene Chlorbarium.

VII. Die Tachykardien

1. Die Sinustachykardie

Die Sinustachykardie, die auf reiner Beschleunigung des normalen Sinusreizes beruht und sich daher elektrokardiographisch nur durch die raschere Frequenz von dem Normalelektrokardiogramm unterscheidet, ist die häufigste Tachykardieform. Schon physiologischerweise findet sich eine Pulsbeschleunigung, bei den einzelnen Individuen von wechselndem Grad bei stärkerer Arbeit, in heißen Räumen, bei psychischer Erregung, nach Genuß von Alkohol und Koffein. Sie tritt aber auch beim Fieber der verschiedenen Infektionskrankheiten auf, wobei der Temperaturerhöhung um ein Grad eine Pulsfrequenzsteigerung von zirka 8 Schlägen entspricht. Unterbrochen wird dieses Verhalten vom Typhus, der eine meist niedrigere Pulsfrequenz aufweist als der Temperatursteigerung entsprechen würde und von Scharlach, Diphtherie und Tuberkulose, wo die Pulsbeschleunigung in den meisten Fällen darüber liegt. Auch bei der Pneumonie ist dieses Verhalten geändert, hier hängt die Pulsfrequenz von der behinderten Sauerstoffversorgung des Blutes in der Lunge ab. Die Pulszahl steigt mit Zunahme des pneumonischen Infiltrates.

Höhere Grade von Hirndruck, die anfänglich unter Vaguserregung zu Sinusbradykardie führten, können später unter Vaguslähmung zu Sinustachykardie führen. Als durch Vaguslähmung hervorgerufene Sinustachykardie ist auch die unter Atropinwirkung entstandene aufzufassen. Eine Erhöhung der Herzfrequenz findet sich auch bei sinkendem Vasomotorentonus. So kann der Abfall der Temperatur bei gleichzeitigem Ansteigen der Pulskurve bei Infektionskrankheiten auf eine primäre und sekundäre Herzschwäche hinweisen. Überaus häufig treten im Gefolge von Endokarditiden und Myokarditiden als Zeichen der Herzerkrankung höhergradige Tachykardien auf. Hyperfunktion der Schilddrüse führt ebenfalls zu Pulsbeschleunigung, aber auch ohne diese findet sich bei labilem vegetativen Nervensystem eine Sinustachykardie.

Bei den harmlosen Sinustachykardien, wie sie bei stärkerer Arbeit oder psychischer Alteration auftreten, besonders im Rahmen eines „vegetativ Labilen“ bewegt sich die Frequenz meist zwischen 90 bis 120.

Von der Tachykardie am wenigsten betroffen wird die Überleitungszeit, die nur ganz geringe Verkürzungen aufweisen kann, sowie der Kammerkomplex, die Beschleunigung geht mehr auf Kosten der Diastole. Die Veränderungen des Zwischenstückes durch Tachykardien siehe später.

Es wurden Sinustachykardien mit Frequenzen von 150, ja bis zu 200 beobachtet. Darüber hinausgehende Werte deuten schon auf eine andere Entstehungsweise der Tachykardie, es liegt in diesen Fällen meist eine der paroxysmalen Tachykardien vor. Während niedrigere Frequenzen für den Kreislauf ohne Bedeutung sind, werden bei so hohen Graden einer Pulsbeschleunigung schon leichte Stauungserscheinungen auftreten können.

Interessant sind jene Fälle von Koronarsklerose, höhergradiger Mitralstenose und Kyphoskoliose mit überdehntem Vorhof, wo es anscheinend unter Anhäufung von bestimmten Produkten im dilatierten Vorhof zu einer Reizung des Sinusknotens kommt, auf die dieser mit einer Tachykardie antwortet. Diese Frequenzsteigerungen bereiten therapeutisch die allergrößten Schwierigkeiten, da sie auf Digitalis kaum ansprechen und sich bei einem geschädigten Herzmuskel, wie er hier vorliegt, schon geringere Grade von Tachykardien am Kreislauf störend auswirken werden. Diese Fälle sind es, bei denen der Eintritt von Vorhofflimmern wünschenswert erscheint, da mit Einsetzen dieses eine wesentlich leichtere Steuerbarkeit der Ventrikelschlagfolge eintritt.

Gegenüber einer paroxysmalen Tachykardie zeigt die Sinustachykardie vor allem eine deutliche Reaktionsfähigkeit auf Belastung; Anstrengungen, aber auch Einatmen von Amylnitrit führen zu einer entsprechenden Pulsbeschleunigung. Oft aber sehen wir bei so hohen Frequenzen sogar noch respiratorische Frequenzschwankungen, wenn auch meist nur geringen Grades. Das sprunghafte Ändern der Frequenz, in klaren mathematischen Verhältnissen, wie wir es beim Vorhofflattern finden, ist hier nicht nachweisbar. Der Karotisdruck kann bei der Sinustachykardie vorübergehende Verlangsamung erzielen, während eine paroxysmale Vorhoftachykardie, wenn sie auf den Karotisdruck reagiert, einen längeren Kammerstillstand aufweisen läßt, während vorübergehende Verlangsamungen der Frequenz bei ihr nicht auftreten. Zu den Tachykardien auf paroxysmaler Grundlage gehört das plötzliche Einsetzen und plötzliche Abbrechen (!) des tachykardischen Anfalles. Bei der Sinustachykardie kann es allerdings auch unter Schreckeinwirkung zu plötzlichem Auftreten der Pulsbeschleunigung kommen, immer aber klingt der Anfall langsam ab, nie finden wir das ruckförmige Abbrechen, das für die paroxysmalen Anfälle so charakteristisch ist.

Jede Tachykardie stellt an den Herzmuskel größere Anforderungen. Solange sie ein gewisses Frequenzmaß nicht übersteigt, die Koronararterien das gesteigerte Sauerstoffbedürfnis des Herzmuskels voll befriedigen können, wird sich weder klinisch noch elektrokardiographisch an dem sonst normalen Befund etwas ändern. Dauert eine hochgradige Tachykardie, etwa ein Vorhofflattern mit Blockierung 2 : 1 oder eine andere anfallsweise Tachykardie auch bei einem in Ruhe sonst voll leistungsfähigem Herzmuskel längere Zeit an, so kommt es, insbesondere wenn die Koronararterien ihre Elastizität schon etwas eingebüßt haben, während der Tachykardie infolge des Mißverhältnisses zwischen Sauerstoffbedürfnis und Sauerstoffangebot zum Auftreten heftiger stenokardischer Schmerzen. Das Elektrokardiogramm zeigt als Zeichen der bestehenden Koronarinsuffizienz Senkungen des Zwischenstückes und Abflachungen der Nachschwankung. Klinisch kann es als Folge der langdauernden Minderdurchblutung des Herzmuskels zu beträchtlichen Dilatationen und damit zu schwersten Dekompensationen kommen.

Auch die Sinustachykardie wird, besonders bei Kranken mit Koronarstenose, aus demselben Grunde bei längerem Anhalten der Frequenz, zu Zwischenstücksveränderungen führen können, die häufig von Druckgefühl in der Herzgegend begleitet sind.

Es ist daher nach dem Obengesagten jede länger andauernde Tachykardie bei einem älteren Menschen oder bei Patienten mit Koronarstenose auf anderer Grundlage (Mesaortitis) mit Vorsicht zu bewerten.

Das elektrokardiographische Bild ist leicht zu deuten. Es besteht eine einfache Beschleunigung des normalen Rhythmus, ohne Änderung der *P*-Zacke und des Kammerkomplexes. Infolge der Tachykardie kann, wie schon früher auseinandergesetzt wurde, das Zwischenstück unter die isoelektrische Linie verlagert erscheinen. Wird die Frequenz stärker erhöht, kommt es zu stärkerer Verkürzung der Diastole, so rutscht das *P* immer mehr in das *T* des vorhergehenden Schlages, um schließlich ganz mit diesem zu verschmelzen. Dann ist leicht eine Verwechslung mit einer Tachykardie anderen Ursprungs möglich. Beachtung der oben angeführten Kennzeichen wird aber diese Fehldiagnose sicher vermeiden lassen.

Kurve 119 zeigt das Elektrokardiogramm einer 25jährigen Frau mit dem Befund einer Myokarditis. Die Herzfrequenz beträgt bei leichter Sinusarrhythmie 125 bis 133 pro Minute. Infolge der Verkürzung der Diastolen ist das *P*, besonders deutlich in Ableitung II, ganz in die Nähe der *T*-Zacke des vorhergehenden Schlages gerückt. Es fehlt das horizontale Stück, das normalerweise zwischen dem *T* und der folgenden *P*-Zacke eingeschaltet ist. Die *S-T*-Strecke ist gesenkt, die *T*-Zacke abgeflacht.

Kurve 120 zeigt das Elektrokardiogramm eines 14jährigen Knaben mit postendokarditischer Mitralstenose und leichter Aorteninsuffizienz. Das Elektrokardiogramm wurde während eines 14tägigen strengen Bettaufenthaltes geschrieben. Die Herzfrequenz lag dabei immer zwischen 120 bis 150. Hier ist die *T*-Zacke infolge einer Tachykardie von 145 ganz mit dem nachfolgenden *P* verschmolzen. In Ableitung I ist aber deutlich noch eine leichte Spaltung der *T*-Zacke nachweisbar, die auf dieses Ereignis hinweist. Aus der Ableitung II allein könnten wir rein elektrokardiographisch nicht die Entscheidung fällen, ob in diesem Falle nicht doch eine paroxysmale Vorhoftachykardie vorliegt. Jedoch sprach schon die klinische Untersuchung dagegen. Es bestand eine deutliche psychische Beeinflußbarkeit der Pulsfrequenz, auch dreimaliges Aufsetzen erhöhte die Schlagzahl um zirka 15 Pulse pro Minute.

Die Therapie wird sich vor allem gegen das Grundleiden richten. Die Sinustachykardien im Gefolge von Infektionskrankheiten oder Myokarditiden klingen ab, sobald diese Leiden der Heilung entgegengehen. Die Sinustachykardien im Gefolge von Hyperthyreose bessern sich bei entsprechender Behandlung der Schilddrüse.

Eine Digitalistherapie der oben geschilderten Sinustachykardien im Gefolge von koronarsklerotischen Myokardschädigungen oder Mitralstenosen ist kaum von Erfolg begleitet. Das Chinin verbietet sich in diesen Fällen infolge der bestehenden Herzmuskelschädigung, ist aber auch in den Fällen von Sinustachykardie mit gesundem Herzmuskel höchst selten wirksam. Die Tachykardien im Rahmen einer allgemeinen „Vasoneurose" sind meist am schwierigsten zu behandeln. Hier hat neben Verabreichung von Sedativa vor allem eine psychische Ruhigstellung des Patienten durch den Arzt zu erfolgen.

2. Die paroxysmalen Tachykardien

Wir unterscheiden zwischen zwei großen Hauptgruppen, den supraventrikulären und den ventrikulären Tachykardien. Die supraventrikulären Tachykardien trennen wir wieder nach ihren Ursprungsorten in aurikuläre und atrioventrikuläre Tachykardien. Manche Autoren nehmen noch eine paroxysmale Sinustachykardie auf Grund von Sinusextrasystolen an, jedoch ist diese Entstehungsweise sehr umstritten, so daß wir besser gar nicht auf dieses Entstehungsmoment achten. Zu den paroxysmalen Vorhoftachykardien ist noch das paroxysmale Vorhofflimmern und Vorhofflattern zu rechnen, das seine getrennte Besprechung beim Vorhofflimmern und Vorhofflattern findet.

Unter paroxysmaler Tachykardie verstehen wir ein anfallsweises, schlagartig einsetzendes und ebenso plötzliches Abbrechen eines Tachykardieanfalles, wobei die Herztätigkeit während des Anfalles gewöhnlich ganz rhythmisch verläuft, ab und zu dem Anfall Extrasystolen vorausgehen oder folgen. Sinustachykardien sind, wie schon bei der Besprechung dieser erwähnt wurde, stets durch das langsame Abklingen der Tachykardie ausgezeichnet, was bei paroxysmalen Tachykardien nie der Fall ist.

Bei der Besprechung der Extrasystolen wurde erklärt, daß eine einzige, in bisher noch nicht näher bekannter Weise veränderte Muskelfaser als abnormes Extrasystolenzentrum fähig ist, in Abhängigkeit vom vorhergehenden Normalschlag Extrasystolen zu bilden. Gewöhnlicherweise entsteht immer nur eine Entladung, es wird nur eine

Extrasystole registriert. Kommt es aber zu einer ganzen Reihe von solchen Entladungen, die von wenigen bis zu vielen tausenden betragen können, so fließen dem Herzmuskel rhythmisch Extrasystolenreize in rascher Aufeinanderfolge zu, die den Normalrhythmus stören und verdrängen. Wir registrieren im Elektrokardiogramm eine nicht vom Sinusknoten ausgehende Tachykardie, der Sinusrhythmus hat die Führung des Herzens verloren. Ganz plötzlich kommt es zur Erschöpfung dieses Zentrums, der tachykardische Anfall hört ruckartig auf und macht dem normalen Reizursprung wieder Platz. Je nach dem Sitz dieses Zentrums sprechen wir von supraventrikulären oder ventrikulären Tachykardien, wobei es sich also bei den ersteren um Ketten von supraventrikulären, bei den letzteren von ventrikulären Extrasystolen handelt.

a) Supraventrikuläre paroxysmale Tachykardie

Schon Ende des vorigen Jahrhunderts wurde die erste klinische Beschreibung einer paroxysmalen Tachykardie gegeben. Daß es meist kaum unterscheidbar ist, ob eine aurikuläre oder atrioventrikuläre Form vorliegt, klinisch die Trennung bedeutungslos ist, soll gleich hier erwähnt werden. Den Entstehungsursprung legen wir an irgendeine abnorm gewordene Faser des Vorhofes, die Störung sitzt dementsprechend im Vorhof selbst. Es wird von Fall zu Fall das Aussehen der *P*-Zacken, sowie bei den aurikulären Extrasystolen, wechseln, sie werden bald positiv, bald negativ, einmal aufgesplittert, ein andermal wieder stärker zugespitzt erscheinen. Der Nachweis der pathologischen *P*-Zacken oder von *P*-Zacken überhaupt, gelingt aber nur bei verhältnismäßig niederen Frequenzen. Die paroxysmale Tachykardie zeigt meist Pulsbeschleunigungen von über 200, wo die *P*-Zacke, ebenso wie bei der Sinustachykardie, mit dem *T* des vorangehenden Schlages verschmilzt, ohne daß eine Aufsplitterung der *T*-Zacke dieses Ereignis anzuzeigen braucht. In diesen Fällen ist eine Differentialdiagnose zwischen atrioventrikulärer paroxysmaler Tachykardie (ohne vorausgehendes *P*) mit aurikulärer (*P* im *T*) nicht durchführbar, sofern wir nur ein im Anfall geschriebenes Elektrokardiogramm zu Gesicht bekommen. Entdecken wir *P*-Zacken in normalem oder verlängertem Abstand vor den *QRS*-Komplexen, so liegt sicher eine aurikuläre Form vor, negative *P*-Zacken in verkürztem Abstand vor dem *QRS*-Komplex oder dem *QRS*-Komplex folgend, sprechen für atrioventrikulären Ursprung, wobei die erste Form ihren Ausgangspunkt vom oberen Knotenabschnitt, die zweite vom unteren Knotenabschnitt nimmt. Am häufigsten kommen jene Fälle zur Beobachtung, wo zwischen zwei Kammerkomplexen eine Welle verläuft, von der sich nicht mit Sicherheit entscheiden läßt, ob darin eine Vorhofzacke verborgen ist oder nicht.

Der normalen Erregungsausbreitung in der Kammer entsprechend, registrieren wir ein normales Kammerelektrokardiogramm. Ab und zu kommt es aber durch Ermüdung der Leitungsbahn zur Störung der intraventrikulären Erregungsausbreitung mit Verbreiterung und Aufsplitterung der Anfangsschwankung. Patienten, die schon im Ruheelektrokardiogramm ein einer intraventrikulären Erregungsstörung entsprechendes Elektrokardiogramm aufweisen, werden auch im Anfalle einer paroxysmalen supraventrikulären Tachykardie ein gleiches Bild bieten. Die Abgrenzung gegen eine ventrikuläre Tachykardie ist dann nicht leicht. Die Differentialdiagnose ist nur möglich, wenn uns der Nachweis von den Kammerschlägen vorausgehenden *P*-Zacken gelingt, beziehungsweise bei den ventrikulären Tachykardien der Nachweis eines unabhängigen bradykarderen Vorhofrhythmus.

Kurve 121 zeigt eine regelmäßige Tachykardie von 197 Schlägen in der Minute. Eine *P*-Zacke ist nirgends nachweisbar, zwischen zwei normal gebauten Kammerkomplexen sehen wir eine hohe *T*-Zacke, die etwas zugespitzt erscheint, und damit den Verdacht auf eine Superposition mit einer *P*-Zacke erweckt. Es besteht mithin eine supraventrikuläre, wahrscheinlich aurikuläre Tachykardie. Die leichte Senkung des Zwischenstückes ist eine Folgeerscheinung der Tachykardie und als solche zu bewerten.

Kurve 122 zeigt ebenfalls eine ganz regelmäßige Tachykardie von 178 Schlägen pro Minute. Auch hier sind die *P*-Zacken nicht nachweisbar. In der vierten Reihe sehen wir das Elektrokardiogramm in Ableitung III unmittelbar nach dem Sistieren des Anfalles geschrieben. Der sechste Schlag von links zeigt eine supraventrikuläre Extrasystole.

Anscheinend negative *P*-Zacken in einem Abstand von 150 σ vor dem folgenden Kammerkomplex sehen wir in Ableitung II und III, in dem während eines Tachykardieanfalles geschriebenen Elektrokardiogramm der Kurve 123. Der Patient, ein 38jähriger, sonst vollkommen gesunder Mann leidet seit seinem 17. Lebensjahr an Anfällen von plötzlich einsetzendem und ebenso plötzlich abbrechendem Herzklopfen. Nach dem Abbrechen des Anfalles gelang es, vereinzelte supraventrikuläre Extrasystolen von der gleichen Bauart wie die Schläge der Tachykardie elektrokardiographisch zu registrieren. Es besteht mithin auch hier eine paroxysmale supraventrikuläre Tachykardie mit einer Minutenfrequenz von 173 Schlägen.

Die *P*-Zacken deutlich nachweisbar sehen wir in Kurve 124. In Ableitung I besteht am Anfangsteil der Kurve eine Tachykardie, wobei den normalgebauten Kammerkomplexen abnorme *P*-Zacken, kenntlich als kleine wellenförmige Erhebung vorausgehen. Nach dem sechsten Schlag kommt ganz plötzlich eine etwas längere Pause, dann setzt ein normaler Sinusrhythmus mit positiven *P*-Zacken über vier Schläge ein, worauf wieder die Tachykardie beginnt. In Ableitung II sehen wir anfangs eine nicht ganz regelmäßige Tachykardie, mit geringsten Schwankungen in der Periodenlänge (bis zu 50 σ). Die negativen *P*-Zacken zeigen hier leichte Formverschiedenheit und zeitweisen Wechsel in der Überleitungszeit. Nach dem vorletzten Schlag des tachykardischen Anfalles folgt ein negatives *P*, das nicht übergeleitet wird, also blockiert ist. Erst das nächste negative *P* wird übergeleitet. Der Kammerkomplex zeigt dabei eine andere Form als während des Tachykardieanfalles. Darauf setzt mit positiven *P*-Zacken ein Sinusrhythmus ein. Diese Form mit wechselnden *P*-Zacken und wechselnder Überleitungszeit findet sich häufig als Vorstadium von Vorhofflimmern (Extrasystolie in Paroxysmen). In Ableitung III sehen wir ebenfalls den Übergang von Tachykardie in Sinusrhythmus. Es handelt sich in diesem Falle also um eine supraventrikuläre (aurikuläre) paroxysmale Tachykardie mit zeitweisem, plötzlichem Übergang in Sinusrhythmus und ebenso plötzlichem Auftreten der Tachykardie.

Der Fall zeigt uns, daß auch bei den paroxysmalen Tachykardien Leitungsstörungen zwischen Vorhof und Kammern auftreten, wodurch die wechselvollsten Bilder entstehen können.

Kurve 125 stammt vom selben Patienten wie die Kurve 124. Wir sehen anfangs eine regelmäßige Tachykardie, wobei ein negatives *P* deutlich am Beginne der isoelektrischen Linie, nach der negativen *T*-Zacke (es handelt sich um eine thorakale Ableitung) nachweisbar ist. Die Überleitungszeit ist bis zum siebenten *P* gleichbleibend 170 σ. Von hier an tritt eine langsam zunehmende deutliche Reizleitungsverzögerung ein, wobei das achte *P* mit 190 σ, das neunte mit 240 σ übergeleitet erscheint. (Eine ganz exakte Ausmessung ist hier aus technischen Gründen undurchführbar.) Das zehnte *P* fällt infolge weiterer Leitungsverzögerung noch innerhalb der Refraktärphase des Ventrikels ein, so daß es nicht mehr übergeleitet wird, erst das nächste *P* wird zur Kammer geleitet. Daraufhin bricht der paroxysmale Anfall ab und macht einem normalen Sinusrhythmus Platz. Es besteht mithin eine paroxysmale aurikuläre Tachykardie mit Übergang in Sinusrhythmus über eine WENCKEBACHsche Periode (Periodischer Systolenausfall Typus I).

Große differentialdiagnostische Schwierigkeiten bereitet die Kurve 126, die von einer 42jährigen Frau stammt, die erst seit zwei

Jahren über Anfälle von rasch einsetzendem und ebenso plötzlich abbrechendem Herzklopfen klagt. Die sonstige Anamnese ist belanglos. Wir sehen eine vollkommen regelmäßige Tachykardie von 220 Schlägen in der Minute. *P*-Zacken sind nicht mit Sicherheit nachzuweisen, der Kammerkomplex ist aufgesplittert und verbreitert. Das Elektrokardiogramm erinnert an die Bilder der ventrikulären Tachykardie, doch ist eine Abgrenzung gegenüber einer paroxysmalen supraventrikulären Tachykardie oder paroxysmalem Vorhofflattern mit voller Überleitung, beide mit intraventrikulärer Leitungsstörung, vielleicht nur auf funktioneller Grundlage, nicht möglich, so wichtig dies im Hinblick auf die schlechte Prognose der ventrikulären Tachykardien wäre. Nur das Elektrokardiogramm außerhalb der Anfälle oder während des Abbrechens der Anfälle kann uns Aufschluß geben. Sehen wir zum Beispiel während eines Karotisdruckes Flatterwellen, so ist die Diagnose Vorhofflattern gesichert. Bricht aber die Tachykardie mit einem Kammerstillstand durch einige Zeit ab und folgen darauf supraventrikuläre Extrasystolen, eventuell mit Störung der intraventrikulären Erregungsausbreitung, so handelt es sich um eine supraventrikuläre paroxysmale Tachykardie. Nicht immer aber bringt der Karotisdruck den gewünschten Erfolg. Ab und zu kann dann die Beobachtung des Radialispulses und der Halsvenen Aufklärung bringen (siehe später). In unserem Falle bestand auch außerhalb der Anfälle eine Störung der intraventrikulären Erregungsausbreitung der Normalschläge, wobei diese ein ähnliches Bild, wie die hier gezeigten Schläge boten. Da außerdem reichlich supraventrikuläre Extrasystolen, gleichfalls mit Störung der intraventrikulären Erregungsausbreitung bestanden, nehmen wir aus diesem Grunde auch hier eine supraventrikuläre Tachykardie an.

Ist der Kammerkomplex normal und sind keine *P*-Zacken nachweisbar, so müssen wir die Differentialdiagnose gegen einige andere in Betracht zu ziehende Tachykardien stellen. Eine Sinustachykardie, bei der es auch durch Verschmelzen von *P* mit *T* zu einem scheinbaren Fehlen der Vorhofzacke kommen kann, ist aus dem Fehlen der Arbeitsreaktion und respiratorischen Schwankung abzutrennen, wenn auch bei Tachykardien mit niederen Frequenzen immer an eine Sinustachykardie gedacht werden muß. Frequenzen über 200 sprechen aber gegen eine solche. Paroxysmales Vorhofflimmern ist durch seine Unregelmäßigkeit des Pulses abzugrenzen, die oft allerdings nur ganz gering zu sein braucht, dennoch aber immer deutlich nachweisbar ist. Elektrokardiographisch lassen sich hier die Flimmerwellen, besonders deutlich in den thorakalen Ableitungen nachweisen. Nicht so einfach ist die Abgrenzung gegenüber einer paroxysmalen Flattertachykardie.

Wir sahen bei der Besprechung dieser, daß dabei Kurvenbilder auftreten, die keinerlei Unterschied gegenüber einer supraventrikulären Tachykardie aufweisen. Beide arbeiten bei gleichbleibender Blockierung der Flattertachykardie vollkommen regelmäßig, beiden fehlt eine Frequenzänderung auf Arbeit, da das paroxysmale Vorhofflattern gewöhnlich keinen Blockierungswechsel zeigt. Hier kann nur der Ausfall eines Karotisdruckversuches Aufklärung bringen. Bei einem Vorhofflattern kann es, wie schon oben auseinandergesetzt wurde, zur Hemmung der Reizleitung zwischen Vorhof und Kammer kommen, im Elektrokardiogramm zeichnen sich deutlich in dieser Pause Flatterwellen ab. Bei der paroxysmalen supraventrikulären Tachykardie kann es ebenso zum vorübergehenden Kammerstillstand kommen, in dieser Pause aber registrieren wir keine Tätigkeit des Vorhofes, sie ist also durch eine gerade isoelektrische Linie im Elektrokardiogramm charakterisiert.

In Kurve 127 sehen wir das Elektrokardiogramm einer 43jährigen Frau, die seit Kindheit an typischen paroxysmalen Tachykardieanfällen leidet, während eines solchen Anfalles geschrieben. Es besteht (s. Kurve 127a) eine regelmäßige Tachykardie, sicher supraventrikulären Ursprunges, da die Kammerkomplexe vollkommen normal gestaltet sind. Die Minutenfrequenz beträgt zirka 200. Es könnte hier auch noch die Sinustachykardie in differentialdiagnostische Erwägung gezogen werden, die aber durch den negativen Ausfall der darauf bezugnehmenden Funktionsprüfungen ausgeschlossen werden konnte. Eine Unterscheidung zwischen supraventrikulärer Tachykardie oder Vorhofflattern mit Vollrhythmus (Blockierungsverhältnis 1 : 1) erlaubt das im Anfall geschriebene Elektrokardiogramm nicht. Ein Karotisdruckversuch, gezeigt in Kurve 127b, klärt den Fall als paroxysmale supraventrikuläre Tachykardie auf. An der mit einem ↓ bezeichneten Stelle wird der Karotisdruckversuch vorgenommen, es folgt darauf ein fast 3 Sekunden dauernder Kammerstillstand, der im Elektrokardiogramm nur eine isoelektrische Linie erzeugt, Flatterwellen fehlen. Dann erfolgt ein Ersatzschlag, worauf wieder eine zirka $2^1/_2$ Sekunden währende Pause von Vorhof- und Kammerstillstand einsetzt. Es folgt eine *P*-Zacke, die mit 190 σ übergeleitet erscheint. Nach zwei in kurzen Abständen einfallenden ventrikulären Extrasystolen, setzt der Tachykardieanfall wieder ein.

b) Klinik und Therapie der paroxysmalen supraventrikulären Tachykardien

Sie kommen in jedem Lebensalter vor, ihre Dauer ist größten Schwankungen unterworfen. Während einzelne Patienten über nur sekundenlange Anfälle von rasendem Herzklopfen berichten, klagen andere über tagelang andauernde Tachykardieanfälle, ja auch wochenlang persistierende Anfälle wurden schon beobachtet. Meist aber werden die zuletzt beschriebenen Anfälle, wenn auch nur für wenige Sekunden oder Minuten immer wieder vom Sinusrhythmus unterbrochen. Andererseits gibt es wieder Patienten, die nur höchst selten, alle paar Monate einmal einen Anfall bekommen, während bei anderen eine bedrohliche Häufung dieser eintritt.

Die Ätiologie der paroxysmalen supraventrikulären Tachykardie ist in ihrem Wesen noch nicht geklärt. Ebenso wie wir in der Regel bei den hartnäckigen unitopen Extrasystolen kein anatomisches Substrat finden, so haben wir auch keine anatomischen Veränderungen bei der paroxysmalen supraventrikulären Tachykardie.

Das häufige Vorangehen von Extrasystolen vor einem Anfall spricht für einen starken Zusammenhang zwischen Tachykardie und Extrasystolie. Rothberger und Winterberg konnten durch Sensibilisierung mit Bariumchlorid und Acceleransreizung bald Extrasystolie, bald Tachykardie hervorrufen. Wir nehmen als Ausgangspunkt der paroxysmalen Tachykardien einen heterotopen Ursprung an, wobei irgendein tiefer gelegenes Extrasystolenzentrum eine hochfrequente Reizbildung aufweist und dadurch die Führung des Herzens übernimmt. Wahrscheinlich bricht auch der bei den supraventrikulären Extrasystolen an einem abnormen Reizbildungszentrum eines Vorhofes gebildete Reiz rückläufig in den Sinusknoten ein und zerstört das Sinusmaterial. Bei den ventrikulären Tachykardien ist eine rückläufige Leitung nicht nachweisbar, hier arbeitet der Sinusknoten zwar ungestört weiter, hat aber die Führung der Kammer vollkommen verloren. Von einer Reihe von Autoren wurde die Entstehung der paroxysmalen Tachykardien auf das Kreisen einer Erregungswelle vom Reizzentrum aus über den Atrioventrikulartrichter und über das Kentsche Bündel (s. S. 247) zurück auf den Sinusknoten bezogen, wobei neben dem Bestehen des Lateralbündels eine starke Verkürzung der Refraktärphase vorliegen muß, um überhaupt das Kreisen einer solchen Erregungswelle zu ermöglichen. Alle Fälle aber sind mit dieser Theorie nicht zu klären.

Nur in wenigen Fällen liegt einer Vorhoftachykardie ein organisches Leiden zugrunde. Wir sehen meist den jahrelangen Bestand der Anfälle mit einem klinisch sonst dauernd normalen Herzbefund und können daraus eine günstige Prognose stellen. Immerhin kann uns aber ein einziger Anfall, der vor kurzem durchgemacht wurde, doch das erste Zeichen einer organischen Herzerkrankung darstellen. So sahen wir supraventrikuläre Tachykardie nach einer schweren Grippe, bei einem bis dahin vollkommen gesunden Menschen auftreten. Hier müssen wir eine durch eine Herzmuskelschädigung bedingte Auslösung annehmen. Paroxysmale Tachykardien mit wechselnder Form des Schlages, also Wechsel der *P*-Zacke, der Überleitungszeit, haben immer organische Grundlage.

Während die einzelne Extrasystole für den Kreislauf ohne Bedeutung erscheint, da das Defizit des Schlagvolumens, das bei ihr auftritt, durch die Erhöhung dieses im postextrasystolischen Normalschlag wieder wettgemacht wird, kommt es hier infolge der hohen Herzfrequenz, die über Minuten, Stunden, aber auch Tage anhält, mit steigender Frequenz zu immer geringerer diastolischer Füllung des Herzens. Bei niederen Frequenzen wird der Vorhof noch genügend Blut in die Kammer pressen können, bei hohen Frequenzen aber kontrahiert sich der Vorhof noch vor Beendigung der Systole der Ventrikel. Im Elektrokardiogramm rückt dabei die *P*-Zacke in das vorhergehende *T*. Das Schlagvolumen und was wesentlicher ist, das Minutenvolumen sinkt hochgradig ab, oft bis auf ein Drittel des Normalen. Das Blut der Vorhöfe wird, wenn es zur gleichzeitigen Kontraktion von Vorhof und Ventrikel kommt und es daher nicht in die Kammer einströmen kann, aktiv in die Venen zurückgeschleudert. Man sieht bei den Patienten eine starke schleudernde Pulsation der Halsvenen synchron mit der Herzpulsation und spricht in diesem Falle nach WENCKEBACH von Vorhofpfropfung. Diese Erscheinung wird erst bei einer bestimmten Frequenz, von WENCKEBACH „kritische Frequenz“ genannt, zur Beobachtung kommen, wenn eben infolge der Tachykardie die Diastole so weit verkürzt ist, daß die Systole des Vorhofes bereits wieder in die vorhergehende Systole der Kammer einfällt, was bei einer Frequenz von 170 bis 180 eintritt. Aus dem oben Gesagten ergibt es sich, daß Vorhofpfropfungen bei regelmäßigen Tachykardien niederer Frequenz aus anderer Ursache auch auftreten können, wenn eben eine Superposition von Vorhof und Kammersystole aufgetreten ist. So finden wir dieses Symptom bei den atrioventrikulären Rhythmen, auch bei niederen Frequenzen, da hier eine gleichzeitige Kontraktion von Vorhof und Kammer erfolgt (beim mittleren Knotenabschnitt fällt die *P*-Zacke in den *QRS*-Komplex). Aber auch Sinustachykardien mit stark verlängerter Überleitungszeit können natürlich dasselbe Phänomen auch schon bei niederen Frequenzen aufweisen. Ventrikuläre Tachykardien lassen das Phänomen der Vorhofpfropfung vermissen, da hier ein unabhängiger langsamer Vorhofrhythmus besteht, der sich ab und zu an den Halsvenen nachweisen läßt und auf diese Weise uns diagnostisch weiterhelfen kann. Beim paroxysmalen Vorhofflattern läßt oft die Venenpulsuntersuchung im Stich, da die Pulsationen meist viel zu gering nachweisbar erscheinen.

Die Rückpulsation bleibt aber nicht auf die Halsvenen allein beschränkt, es kommt zu einer Stauung im ganzen venösen System, zu einer akuten Leberanschoppung. Um so mehr werden diese Erscheinungen zutage treten, je länger der Anfall dauert und je höher seine Frequenz liegt. Das kleinere Schlagvolumen füllt die Koronararterien schlechter, es kommt zum Auftreten einer Koronarinsuffizienz, im Elektrokardiogramm kenntlich an der Senkung des Zwischenstückes. Die Durchblutungsstörung am Herzmuskel wirkt sich besonders stark aus, da die beträchtlich erhöhte Leistung des Myokards während einer Tachykardie eine gesteigerte Blutmenge benötigen würde, die aber unter der Ruhemenge liegt. Dementsprechend klagen die Patienten oft über wechselnd starke stenokardische Beschwerden während der Anfälle. Die gleichzeitig schlechte Durchblutung des großen arteriellen Schenkels führt zu Symptomen der Hirnanämie, wie Schwindel, Blässe und Neigung zu Ohnmachten. Der Puls an der Arteria radialis kann kaum fühlbar werden. Ein sehr häufig zu beobachtendes Symptom stellt Polyurie von stark verdünntem Harn während oder seltener nach dem paroxysmalen Anfall, dar. Dieses Symptom führt den Namen Urina spastica und ist in seinem Wesen noch ungeklärt.

Behandlung des akuten Anfalles

Die erste Behandlung hat zunächst ohne Zuhilfenahme von Medikamenten zu erfolgen. Der Patient wird niedergelegt, und man versucht zu allererst den Karotisdruck auf genau die Art und Weise wie er S. 83 geschildert wurde. In einer ganzen Reihe von Fällen kommt es dabei nicht nur zu einer rasch wieder vorübergehenden Kupierung des Anfalles wie wir in Kurve 127 gesehen haben, sondern die Tachykardie macht endgültig, nach einer gewissen Zeit eines vorübergehenden Vorhofkammerstillstandes, dem normalen Sinusrhythmus wieder Platz.

In Kurve 128 sehen wir am Anfangsteil der Kurve eine regelmäßige Tachykardie von 172 Schlägen in der Minute. Über die Ätiologie der Tachykardie kann mit Sicherheit nur ausgesagt werden, daß eine supraventrikuläre Form vorliegt. P-Zacken sind nirgends nachweisbar. Nach einem rechtsseitigen Karotisdruckversuch tritt ein nicht ganz $2^1/_2$ Sekunden lang währender Kammerstillstand ein, worauf ein Ersatzschlag einfällt. Diesem folgt eine P-Zacke, die mit zirka 140 σ zu einem annähernd normalgestalteten Kammerkomplex übergeleitet erscheint. Die Nachschwankung dieses ist hochgradig abgeflacht, die S-T-Strecke noch deutlich gesenkt (als Zeichen der noch bestehenden Durchblutungsstörung der Koronarien). Darauf folgt noch ein etwas anders gebauter Ersatzschlag, worauf endgültig der normale Sinusrhythmus einsetzt. (Die beiden untereinander gezeigten Kurvenstücke schließen unmittelbar aneinander an.) Hier konnte also der paroxysmale supraventrikuläre Tachykardieanfall durch den Karotisdruck vollkommen unterbrochen werden. Der Druck hat natürlich immer unter genauer Kontrolle des Herzens zu geschehen. In einer ganzen Reihe von Fällen, in denen der Karotisdruck versagt, hilft in glänzender Weise der ASCHNERsche Bulbusdruck, der wesentlich einfacher auszuführen ist. Der Patient blickt dabei nach abwärts, schließt die Augen und wir führen einen gleichmäßig zunehmenden Druck gegen beide Bulbi. Wir kennen einige Patienten, die die Technik dieses gefahrlosen Kunstgriffes selbst beherrschen und ihre Anfälle damit sofort beenden können. Oft hilft auch einer der anderen Reflexe, so der VALSALVAsche Versuch, bei dem der Kranke pressen muß, oder der ERBENsche Hockversuch, auch Würgebewegungen oder Erbrechen, einfach erzeugt durch Einstecken des Fingers in den Schlund, unterbricht in manchen Fällen die paroxysmale Tachykardie.

Erst wenn alle diese Reflexe durchgeprobt wurden und immer ein negatives Ergebnis erzielten, ist eine medikamentöse Behandlung durchzuführen. Ist die Tachykardie nicht allzu hochgradig, dauert sie bei diesen Patienten erfahrungsgemäß nur kurze Zeit und macht sie dem Träger selbst wenig Beschwerden, so genügt oft eine Behandlung mit Sedativa und Ruhigstellung. Abends geben wir, wenn der Anfall noch besteht, ein leichtes Schlafmittel. Ein energisches Eingreifen ist bei diesen Fällen nicht notwendig und nicht indiziert. Wird die Tachykardie hochgradiger, macht sie dem Patienten stärkere Beschwerden oder treten gar bedrohliche Zeichen einer beginnenden Kreislaufinsuffizienz auf, so trachten wir den Anfall raschest zu beenden. Unter allen Medikamenten hat sich uns, auch bei der Behandlung der ventrikulären Form, in sehr guter Weise die 15proz. Lösung von 20 ccm Magnesium sulfuricum i. v. bewährt. Niemals sahen wir bei dieser Medikation Zwischenfälle, eine überwiegende Mehrzahl der Fälle wurde während der Injektion unterbrochen. Auch die intravenöse Strophantininjektion, die nur beim nicht digitalisierten Patienten gegeben werden soll, bewährt sich meist schlagartig. Hilft diese nicht, so kommt es doch meist anschließend zu einem Wirksamwerden des vorher negativen Bulbus- oder Karotisdruckversuches. Es scheint unter der Strophantininjektion zu einer Sensibilisierung der Rezeptoren am Karotissinus zu kommen, ein Verhalten, das wir auch bei der Magnesium sulfuricuminjektion beobachten können. Die intravenöse Strophantininjektion ist insbesondere bei drohender Kreislaufschwäche das Mittel der Wahl. Wir geben $^1/_4$ mg i.v.

und wiederholen diese Dosis allenfalls in acht Stunden wieder. Auch die intravenöse Verabreichung von größeren Digitalisdosen vermag in vielen Fällen den Anfall zu kupieren.

Viel umstritten ist die Anwendung der intravenösen Chinininjektion. Wie schon mehrmals betont, stellt das Chinin ein Herzgift dar, das sich beim schon vorher geschädigten Herzen besonders katastrophal auswirken kann. Man hat sich also vor der Verabreichung von Chinin darüber klar zu werden, ob eine Herzmuskelschädigung vorliegt und in einem solchen Falle die Injektion zu unterlassen. Finden wir keinen Anhaltspunkt dafür, daß das Herz schon vorher geschädigt war, so geben wir zunächst 0,3 Chinin bihydrochloricum. Eine höhere Dosis empfiehlt sich nicht, da die Toleranzgrenzen bei den einzelnen Individuen stark schwanken. Die Injektion erfolgt rasch und kann von wunderbarer Wirkung sein. Die von einzelnen Autoren empfohlene Steigerung der Dosis bei Unwirksambleiben der ersten Injektion üben wir nicht, mit Rücksicht auf die Gefahren, die dabei drohen. (Akute Herzinsuffizienz und so weiter.) Wir gehen dann lieber zur peroralen Chininmedikation über. Die Behandlung im Intervalle mit dem Zwecke einer Anfallsprophylaxe durchzuführen, ist nur dann von Erfolg begleitet, wenn die Anfälle in regelmäßigen Intervallen wiederkehren. Hier ist vor allem das Chinin und Chinidin zu nennen, das aber, wie schon oben auseinandergesetzt wurde, nur bei Fehlen einer Herzmuskelerkrankung gegeben werden darf. Dann allerdings beginnen wir gleich mit etwas größeren Dosen und gehen dann therapeutisch, ähnlich wie bei den Extrasystolen, vor. Wir beginnen mit viermal täglich 0,25 und steigern, falls das Mittel gut vertragen wird und diese Dosis nicht ausreichend sein sollte, auf 0,5 fünfmal täglich, wobei wieder die erste Dosis sehr zeitlich des Morgens und die letzte knapp vor dem Einschlafen genommen wird. Die optimale Dosis wird dann durch einige Wochen fortgesetzt, worauf man langsam mit der Menge abbaut, bis jener Wert gefunden wird, mit dem es gelingt, das Auftreten der Anfälle zu verhindern. Wenn der Patient diese Dosis verträgt, was aber bei längerer Gabe nicht immer der Fall ist, so kann man durch Monate hindurch diese Therapie fortsetzen.

Auch die chronisch intermittierende Digitalisierung ist in der Intervallbehandlung angezeigt, insbesondere bei jenen Fällen, die eine Herzmuskelschwäche zeigen, die im Anfall noch weitgehend verschlechtert werden kann, wo sich also die Chinintherapie schon von selbst verbietet. Insbesondere die gehäuften kurzdauernden Anfälle stellen ein Indikationsgebiet der peroralen Digitalisierung dar. Wir geben Digitalis in diesen Fällen in größeren Dosen (etwa 0,5 Pulv.

Digit. titr. entsprechend). Gerade diese kurzdauernden, aber gehäuft auftretenden Anfälle sind es, die zur Herz- und Kreislaufschwäche führen und schon aus diesem Grunde einer energischen Digitalisierung bedürfen.

Außer den oben erwähnten Mitteln wird noch eine ganze Reihe von anderen Präparaten therapeutisch verwendet. So beschreiben schon WINTERBERG und KAUFMANN das Physostigmin infolge seiner Möglichkeit der peripheren Vaguserregung als ein Mittel der Wahl. Das Apomorphin, das über die Auslösung eines Brechaktes eine Unterbrechung des paroxysmalen Anfalles bewirken kann, wird wohl heute kaum mehr angewendet. Von STEPP und SCHLIEHACKE wurden paroxysmale Tachykardien mit Cholin unterbrochen. Eine exakte Dosierung ist aber dabei nicht anzugeben.

Daneben gibt es noch eine ganze Reihe von anderen Präparaten, die von den verschiedensten Autoren als wirksam beschrieben wurden, die aber in ihrer therapeutischen Wichtigkeit doch weit hinter den oben ausführlich genannten und beschriebenen Medikamenten zurücktreten.

c) Die paroxysmale Kammertachykardie

Die ventrikuläre paroxysmale Tachykardie tritt entweder in Form von kurzen Reihen von Kammerextrasystolen, Salventachykardie genannt, oder in großen tachykardischen Anfällen auf. Während die ersteren meist nach Digitalisüberdosierung auftreten und dabei ein ständig wechselndes Bild der Kammerschläge zeigen können, finden sich die großen tachykardischen Anfälle nur im Gefolge schwerster Herzmuskelschädigungen, wie zum Beispiel beim Koronarinfarkt oder bei ausgedehnten myokarditischen Herden, wobei im jugendlichen Alter die diphtherische Myokarditis die größte Rolle spielt. Dem entspricht auch, daß wir im Tierversuch nach Unterbindung einer Koronararterie Kammertachykardien auftreten sehen. Man nimmt noch eine dritte Form der paroxysmalen ventrikulären Tachykardie an, die sogenannte essentielle Form, deren Grundursache noch nicht sichergestellt ist. Die davon beschriebenen Fälle sind aber so selten, daß wir sie ruhig vernachlässigen können. Da alle Formen Vorläufer von tödlichem Kammerflimmern sein können, nennen wir sie auch präfibrillatorische Kammertachykardien.

Da wir bei dieser Tachykardie Reizherde in der Kammer annehmen, sehen wir dementsprechend im Elektrokardiogramm Ketten von abnormen Kammerkomplexen in Form von Schenkelblockschlägen, ohne daß ein konstantes Vorhofkammerverhältnis nachweisbar wäre. Eine retrograde Leitung der Reize des tachykardischen Kammerzentrums auf den Vorhof ist eine Seltenheit, so daß eigentlich so gut wie immer ein kompletter Vorhofkammerblock besteht. Die Vorhöfe werden selbständig vom Sinusknoten aus gesteuert und wir sehen einen langsamen Vorhofrhythmus unbehindert vom frequenten Kammerrhythmus schlagen. Auch die Untersuchung des Radialispulses zeigt einen interessanten Befund und beweist eine unabhängige Vorhoftätigkeit. Wir sehen auch bei vollkommen rhythmischer Kammerschlagfolge in der Radialispulsschreibung nicht ganz regelmäßige, ungleich hohe Wellen. Da die Kammer durch die unabhängig von ihr, also wechselnd einfallenden Vorhofsystolen eine verschiedene Füllung erhält, entsteht jenes charakteristische Bild. Der unabhängige langsame Vorhofrhythmus bei hoher Kammerfrequenz zeigt sich oft deutlich an rhythmischen bradykarden Pulsationen der Halsvenen, bei Tachykardie an der Radialis und gibt uns so einen wichtigen differentialdiagnostischen Hinweis gegenüber der supraventrikulären Tachykardie.

Im Elektrokardiogramm ist der unabhängige Vorhofrhythmus nicht immer leicht nachzuweisen, da die kleinen *P*-Zacken in den rasch aneinander anschließenden Kammerschlägen, die meist noch aufgesplittert und verknotet sind, aufgehen können. Gelingt aber der Nachweis eines unabhängigen Sinusrhythmus, so ist die Diagnose gesichert. Gelingt dieser Nachweis nicht, so müssen wir auch an eine supraventrikuläre Tachykardie mit funktioneller Störung der intraventrikulären Erregungsausbreitung denken. Umgekehrt kann das tachykardische Zentrum oberhalb der Teilungsstelle des HIS schen Bündels liegen, so daß die Kammerschläge, trotz des noch ventrikulären Ursprunges eine normale Gestalt aufweisen. Hier ist dann die Abgrenzung gegenüber einer supraventrikulären oder einer atrioventrikulären Tachykardie schwierig. Eine weitere, allerdings nicht häufige Eigentümlichkeit der paroxysmalen ventrikulären Tachykardie ist eine leichte, kaum meßbare zeitliche Unregelmäßigkeit der Kammerschläge. Die früher von einzelnen Autoren beschriebenen, schon mit dem Ohr feststellbaren Schwankungen konnten nicht bestätigt werden.

In ihrer klinischen Erscheinungsform ähnelt diese Form der anfallsweisen Tachykardie den anderen paroxysmalen Tachykardien. Auch sie zeigt akutes Einsetzen und plötzliches Abbrechen. Oft gehen der Tachykardie einzelne ventrikuläre Extrasystolen voraus oder folgen ihr nach, die uns dann eine etwas nähere Lokalisation des Herdes gestatten. Immer finden wir aber bei den großen tachykardischen Anfällen anamnestisch oder klinisch Anhaltspunkte für eine schwere Herzmuskelerkrankung.

Die Frequenz der paroxysmalen ventrikulären Tachykardie braucht die des Normalrhythmus nur um weniges überhöhen, sie kann aber auch über 300 steigen. Man spricht bei so hohen Frequenzen gewöhnlich von Kammerflattern. Besser scheint es uns aber, analog dem Vorhofflattern, nur dann vom Kammerflattern zu sprechen, wenn tatsächlich Flatterwellen nachweisbar sind und wir im Elektrokardiogramm bei den als Flatterwellen imponierenden Kammerkomplexen keine Aufsplitterung und Verknotung erkennen können und wo zwischen den einzelnen Kammerkomplexen keine isoelektrische Linie mehr nachweisbar ist.

Kurve 129 zeigt in Ableitung III geschrieben Salven von ventrikulären Extrasystolen. Wir sehen nach drei Normalschlägen drei gleichgeformte, mit dem ersten Schlag etwas vorzeitig einfallende, atypisch geformte Kammerschläge; dasselbe Bild wiederholt sich nach vier weiteren Normalschlägen. In Kurve 130 sehen wir mit einer Frequenz von 185 rasch aufeinanderfolgende Kammerkomplexe. Ein unabhängiger Vorhofrhythmus ist nicht mit Sicherheit nachweisbar, wenn auch in Ableitung II an einzelnen Stellen ein solcher vermutet werden kann. Ebenso konnten im Elektrokardiogramm außerhalb der Anfälle ziemlich reichlich ventrikuläre Extrasystolen von derselben Bauart wie die Schläge der Tachykardie gefunden werden. Damit konnte die Diagnose der ventrikulären paroxysmalen Tachykardie sichergestellt werden. Die Kurve stammt von einem akuten Hinterwandinfarkt. Kurve 131 zeigt eine regelmäßige Tachykardie von 155 Schlägen je Minute. Die Kammerschläge sind auf 140 σ verbreitert. An einzelnen Stellen ist deutlich ein ganz selbständiger, wesentlich bradykarder arbeitender Sinusrhythmus mit einer Minutenfrequenz von zirka 85 erkennbar. Diese Kurve wurde zur besseren *P*-Zacken darstellung mit subkutaner Nadelableitung geschrieben. Es ist damit der ventrikuläre Ursprung der Tachykardie sichergestellt. Die Kurve stammt ebenfalls von einem Patienten mit akutem Koronarinfarkt. Bei einem 12jährigen Kind mit schwerer Myokarditis nach einer Diphtherie war die ventrikuläre Tachykardie der Kurve 132 aufgetreten.

VIII. Der atrioventrikuläre Rhythmus

Wie schon weiter oben auseinandergesetzt wurde, ist das mit der größten Automatie begabte Zentrum der Schrittmacher des Herzens. Die von ihm gebildeten Reize streichen über das ganze Herz und bringen das in den tieferen Zentren in Bildung begriffene Reizmaterial zum Erlöschen. Normalerweise führt der Sinusknoten das Herz, der zirka 70 Reize pro Minute bildet. Da die heterotopen Zentren eine weniger gut entwickelte Automatie besitzen, kommen sie gewöhnlich nicht zum Vorschein. Stellt der Sinusknoten seine Tätigkeit ein, so entsteht die heterotope Rhythmik, indem die im atrioventrikulären Knoten gelegenen Zentren die Führung der Kammern beziehungsweise des ganzen Herzens übernehmen. Wir sprechen in diesem Falle, wo also das Erlöschen des Sinusknotens zum Hervortreten des tieferen Zentrums führt, von einer passiven Heterotopie. Eine sogenannte aktive Heterotopie liegt vor, wenn eine Steigerung der Automatie eines tieferen Zentrums dem Sinusknoten die Rolle des Schrittmachers abgenommen hat.

Diese heterotope Rhythmik läßt sich im Experiment sehr einfach erweisen. Schaltet man im Tierversuch den Venensinus des Froschherzens aus (erste STANNIUSsche Ligatur), beziehungsweise entfernt man die diesem entsprechenden Teile der rechten Vorhofwand des Säugetierherzens (Sinusknoten), so sehen wir nach einer pulslosen Pause von bestimmter Dauer das Auftreten von automatischen Pulsen mit dem Ursprungsort im Atrioventrikulartrichter. Im Elektrokardiogramm läßt sich dabei deutlich die retrograde Leitung der Reize zum Vorhof beobachten. Auch die Abkühlung des Sinusknotens führt zu einer Abnahme seiner reizbildenden Kraft und zum Auftreten der atrioventrikulären Automatie.

Die atrioventrikulären Knotenzentren zeigen als die dem Sinusknoten nächstgelegenen Zentren eine gut entwickelte Automatie. Ihre mittlere Frequenz liegt um 40 bis 50 Schläge pro Minute. Die Reizleitung hingegen ist im atrioventrikulären Knoten eine schlechte. Der normalerweise vom Sinusknoten kommende Reiz erfährt hier eine Verzögerung in seiner Leitung um zirka 50 σ, eine Tatsache, die von großer kreislaufdynamischer Wichtigkeit ist. Es gelingt dadurch, die Überleitungszeit zu verlängern und damit den Vorhöfen die Möglichkeit zu geben, ihr Blut in die Kammer zu pressen.

Das atrioventrikuläre System teilen wir nach den elektrokardiographischen Befunden in ein supranodales, ein nodales und in ein infranodales Zentrum, oder besser in einen oberen, mittleren und unteren Knotenabschnitt. Diese Einteilung ist rein schematisch und hält exakten wissenschaftlichen und experimentellen Untersuchungen nicht stand. Da sie jedoch das Verständnis des Studiums der Kurven von atrioventrikulären Rhythmen ungemein vereinfacht, soll sie auch hier beibehalten werden.

Bei der häufigsten Form des atrioventrikulären Rhythmus schlagen Vorhof und Kammer gleichzeitig. Wir legen dabei die Entstehung des Reizes in den mittleren Knotenabschnitt (siehe die schematische Abb. 52 *b*). Da die Reizleitung durch die übrigen atrioventrikulären Knotenabschnitte retrograd eine schwierigere ist, braucht sie hier dieselbe Zeit, wie zum wesentlich längeren Weg zur Kammer. Wir sehen demnach im Elektrokardiogramm meist normal geformte Anfangsschwankungen, da der Reiz oberhalb der Teilungsstelle des Bündels entsteht, denen ein *P* weder vorausgeht, noch nachfolgt.

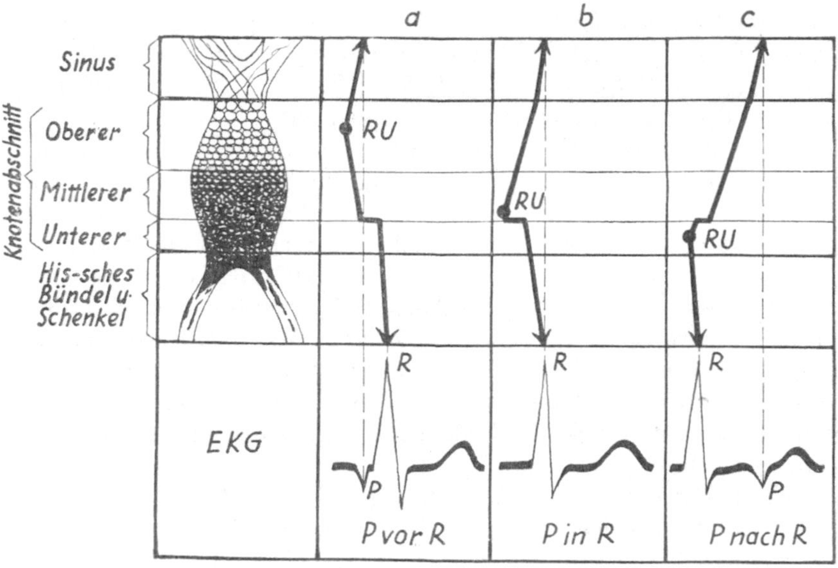

Abb. 52. **Entstehung des atrioventrikulären Rhythmus bei wechselnder Lage (*a*, *b*, *c*) des Reizursprungs**

Kurve 133 zeigt einen atrioventrikulären Rhythmus mit dem Ausgangspunkt vom mittleren Knotenabschnitt. Wir sehen einen langsamen, annähernd normalen Kammerrhythmus ohne *P*-Zacken. Diese sind in den Kammerschwankungen selbst versteckt.

Bei einem Reizursprung im oberen atrioventrikulären Knotenabschnitt (siehe Schema *a*), erreicht der Reiz retrograd den Vorhof in etwas kürzerer Zeit als die Kammer. Wir sehen demnach, der rückläufigen Vorhofserregung entsprechend, negative *P*-Zacken in verkürztem Abstand vor den Kammerschwankungen. In Kurve 134 sehen wir ein solches Beispiel. Einer normal geformten Anfangsschwankung gehen in Ableitung II und III in einem Abstand von nur 110 σ negative *P*-Zacken voraus. In Ableitung I ist eine *P*-Zacke nicht nachweisbar. In Kurve 135, die sonst dasselbe Bild zeigt, ist die Frequenz beschleunigt, sie beträgt 93 pro Minute. Wir können hier eine aktive Heterotopie vermuten, einen Reizzustand im atrioventrikulären Knoten, der bewirkt, daß die Automatie in diesem Zentrum höher liegt als die des Sinusknotens.

Bei der dritten Möglichkeit (siehe Schema *c*) geht die atrioventrikuläre Automatie von einem im unteren Knotenabschnitt gelegenen Zentrum aus. Hier erreicht die Erregung die Vorhöfe viel später als die Kammern. Im Elektrokardiogramm ist die Anfangsschwankung von negativen *P*-Zacken gefolgt, die meist einen Einschnitt im Anfangsteil der *T*-Zacken darstellen. Kurve 136 zeigt einen regelmäßigen Kammerrhythmus mit Störung der intraventrikulären Erregungsausbreitung. Den Kammerschwankungen folgen in ganz leicht wechselndem Intervall, meist 150 σ betragend, negative *P*-Zacken. Der abnorme Kammerkomplex ist nicht auf den Reizursprung im atrioventrikulären Knoten zurückzuführen, sondern hat seine Ursache in einer allgemeinen schweren Myokardschädigung des Patienten (Koronarsklerose).

Wie schon weiter vorn geschildert wurde, stellt der mittlere Knotenabschnitt die häufigste Form der atrioventrikulären Automatie dar. Nicht nur im klinischen Bild, auch der künstlich beim Menschen ausgelöste atrioventrikuläre Rhythmus (etwa nach einem Karotisdruckversuch oder im Beginn der Wirkung einer Atropininjektion als Zeichen einer anfänglichen, rasch abklingenden inversen Vaguserregung) ist immer ein vom mittleren Knotenabschnitt ausgehender atrioventrikulärer Rhythmus.

Differentialdiagnostisch gegenüber einem vom mittleren Knotenabschnitt ausgehenden atrioventrikulären Rhythmus ist das Vorhofflimmern mit kompletter Blockierung zwischen Vorhof und Kammer in Betracht zu ziehen. Bei beiden besteht eine rhythmische Kammerschlagfolge ohne nachweisbare *P*-Zacken. Beim Vorhofflimmern finden wir aber doch immer, zumindest in den präkordialen Ableitungen Flimmerwellen, die uns dann die Differentialdiagnose ermöglichen.

Ätiologisch wurde in einigen Fällen eine Sklerose der Sinusarterie beschrieben. Bei den Störungen des Sinusrhythmus haben wir erwähnt, daß primäre Erkrankungen des Sinusknotens zu wechselvollen Sinusarrhythmien führen, wobei in den bradykarden Pausen nicht selten über längere oder kürzere Strecken atrioventrikuläre Rhythmen einspringen; aber auch dauernde atrioventrikuläre Rhythmen gelangen bei diesen Zustandsbildern zur Beobachtung. Der Sinusknoten ist gegenüber Ernährungsstörungen äußerst empfindlich. Bei hochgradig unterernährten Individuen, im Gefolge kachektisierender Krankheiten tritt ab und zu ein atrioventrikulärer Rhythmus auf. Im Tierversuch läßt sich durch Reizung des linken Nervus accelerans, der vorwiegend den atrioventrikulären Knoten versorgt, ein atrioventrikulärer Rhythmus zum Vortreten bringen. Aber auch der Vagus hat deutliche Wirkung auf den atrioventrikulären Knoten.

Beschwerden treten durch den atrioventrikulären Rhythmus selbst kaum auf. Es gehört wohl zu den Seltenheiten, daß ein Patient wegen der geringgradigen Bradykardie zum Arzt kommt. Etwas häufiger sind Klagen über verstärktes Herzklopfen, auf die ausgiebigeren Kontraktionen bei der Bradykardie zurückzuführen. Ab und zu wird auch das Auftreten der Pulsationen der Halsvenen als lästig empfunden, das auf dem systolischen Rückschleudern des Blutes in die Venen zurückzuführen ist, da sich Vorhof und Ventrikel gleichzeitig oder doch nahezu gleichzeitig kontrahieren. Das starke Regurgitieren des Blutes in der Systole kann oft zu einer hörbaren Anspannung der Venenklappen am Bulbus der Vena jugularis führen. Dieses Phänomen führt den Namen Bulbuston.

Die Therapie wird sich gegen das Grundleiden richten. Der atrioventrikuläre Rhythmus selbst braucht nach dem oben Gesagten keine eigene Therapie. Zum Abschluß soll noch erwähnt werden, daß in einzelnen Büchern der atrioventrikuläre Rhythmus noch immer den Namen „Knotenrhythmus" trägt. Diese Bezeichnung ist nicht eindeutig, da ja auch das Sinussystem einen Knoten darstellt.

1. Atrioventrikuläre Extrasystolen

Bei einmaliger Reizung der Gegend des ASCHOFF-TAWARA-Knotens außerhalb der Refraktärperiode resultiert ebenfalls ein normaler Kammerkomplex, der höchstens durch das Zusammenfallen mit der *P*-Zacke etwas deformiert sein kann.

Im menschlichen Elektrokardiogramm sehen wir, wie bei den einzelnen Formen des atrioventrikulären Rhythmus, die negative *P*-Zacke bei Reizursprung im oberen Knotenteil in verkürztem Abstand vor dem normalen Kammerkomplex, bei Reizursprung im unteren Knotenabschnitt aber dem Kammerkomplex folgen. Geht die extrasystolische Erregung von den mittleren Abschnitten des atrioventrikulären Knotens aus, so kommt es zu fast gleichzeitiger Erregung von Vorhof und Kammer, die *P*-Zacke ist also in der Anfangsschwankung versteckt.

In der Mehrzahl der Fälle wird der Extrasystolenreiz, wie bei den aurikulären Extrasystolen, auf den Sinusknoten zurückgeleitet, vernichtet dort das Reizmaterial, der gesamte Herzrhythmus wird gestört und die postextrasystolische Pause wird nicht kompensierend.

Sie wird demnach eine Normalperiode oder die Periode, die zur Neubildung von normalem Reizmaterial im Sinusknoten erforderlich ist, samt der Zeit, die zur Rückleitung auf den Sinusknoten gebraucht wurde, betragen. In vielen Fällen sind die atrioventrikulären Extrasystolen Vorläufer der atrioventrikulären Rhythmen oder atrioventrikulären Tachykardien.

Kurve 137 zeigt das Elektrokardiogramm einer 18jährigen Frau mit postendokarditischer Mitralinsuffizienz. Das Elektrokardiogramm zeigt eine leicht respiratorische Arrhythmie. Der Grundrhythmus ist durch aufwärts gerichtete Vorhofzacken charakterisiert, die mit einer *P*-*R*-Distanz von 140 σ übergeleitet werden. Nach dem dritten Normalschlag folgt ein auffallend frühzeitig einfallendes negatives *P*, das mit 80 σ zu einem Kammerkomplex, der etwas höher als der Normalschlag ist, übergeleitet wird. In der postextrasystolischen Pause folgt ein Ersatzschlag (siehe später). Zur Abgrenzung gegenüber einer aurikulären Extrasystole dient uns die auffallend kurze Überleitungszeit. Auch aurikuläre Extrasystolen können negative *P*-Zacken haben, ihre Überleitungszeit aber ist normal oder verlängert, nie verkürzt.

Kurve 138 zeigt das Elektrokardiogramm eines 14jährigen Knaben mit sonst normalem Herzbefund. Der Normalrhythmus wird von in vollkommen gleichen Abständen aufeinanderfolgenden *P*-Zacken dargestellt. Nach dem vierten Normalschlag kommt ein vorzeitiger, nur wenig anders geformter Schlag, dem eine *P*-Zacke weder vorausgeht, noch nachfolgt, also mit ihm verschmolzen ist. Die folgende Pause ist nicht kompensatorisch, sie ist etwas länger als eine Normalperiode. Die leichte Formänderung des Kammerkomplexes ist zum Teil auf die Superposition mit der Vorhofzacke zurückzuführen.

Unter Umständen bleibt auch bei den atrioventrikulären Extrasystolen die rückläufige Leitung auf den Sinusknoten aus. Dann schlägt auch hier, wie das schon bei den aurikulären Extrasystolen genau erörtert wurde, der Sinusknoten in seinem eigenen Rhythmus weiter, die postextrasystolische Pause wird dann bei entsprechend spätem Einfall des Extrareizes in der Diastole vollkompensatorisch.

Kurve 139 stammt vom gleichen Fall wie Kurve 138. Das Elektrokardiogramm wurde wenige Tage später aufgenommen. Auch hier arbeitet der Sinusknoten anfänglich vollkommen rhythmisch. Nach drei Normalschlägen folgt auch hier ein vorzeitiger, nur wenig von den Normalschlägen verschiedener Kammerschlag, dem kein *P* vorausgeht. Ihm folgt aber, als deutliche Aufsplitterung der *T*-Zacke nachweisbar ein positives *P* im normalen *P*-*P*-Abstand. Da dieses noch in die Refraktärphase des Ventrikels fällt, wird es nicht übergeleitet. Nun sollte die postextrasystolische Pause kompensatorisch sein. Von dieser blockierten *P*-Zacke an aber tritt, wahrscheinlich infolge einer Vaguserregung eine stärkere Sinusarrhythmie ein, die eine exakte Bemessung des postextrasystolischen Intervalles nicht erlaubt. Es liegt mithin eine atrioventrikuläre Extrasystole vom mittleren Knotenabschnitt vor, wobei der Extrareiz nicht auf den Sinusknoten rückläufig geleitet werden konnte. Dadurch arbeitet dieser ungestört weiter und wir konnten seine Tätigkeit im Elektrokardiogramm einwandfrei registrieren.

IX. Reizleitungsstörungen

Vergegenwärtigen wir uns noch einmal den physiologischen Reizleitungsweg. Die Erregung entspringt vom Schrittmacher des Herzens, dem Sinusknoten und breitet sich hier diffus oder kreisförmig in beiden Vorhöfen aus. Vielleicht besteht auch hier ein eigener Leitungsweg vom Sinusknoten zum linken Vorhof und zum Tawara-Knoten, der zwar kein anatomisch nachweisbares Substrat darstellen muß, aber doch in einer bevorzugten Bahn besteht. Von den Vorhöfen auf das Atrioventrikularsystem übergegangen, läuft die Erregung nur mehr über präformierte Bahnen. Der Weg geht hier über den Tawara-Knoten, das Hisсche Bündel, seine beiden Schenkel, auf die Purkinje-Fasern und dann über deren feinste Verzweigungen in die Kammermuskulatur. An allen diesen Stellen der Leitungsstrecke können Störungen auftreten, die entweder zu einer Verlangsamung oder zu einer totalen Unterbrechung der Reizleitung führen.

Die Reizleitungsstörungen werden je nach ihrem Sitz eingeteilt. Daher sprechen wir von sinuaurikulären Leitungsstörungen (sinuaurikulärer Block), wenn die Störung an der Sinusvorhofgrenze sitzt, von intraaurikulären Leitungsstörungen, wenn die Erregungsausbreitung in den Vorhöfen abwegig verläuft. Sitzt die Leitungsstörung im Atrioventrikularknoten oder im Hisschen Bündel, so sprechen wir von atrioventrikularen Leitungsstörungen. Wie schon bei der Besprechung des Schenkelblockes auseinandergesetzt wurde, kommen auch in den beiden Schenkeln des Hisschen Bündels Verlangsamungen und Unterbrechungen der Reizleitung vor, die als intraventrikuläre Leitungsstörungen bezeichnet werden, während die Unterbrechung der Leitung in vielen Ästen von Purkinje-Fasern sinngemäß als Astblock bezeichnet wird.

Zu den häufigsten Reizleitungsstörungen sind die atrioventrikulären zu rechnen, die auch das größte klinische Interesse beanspruchen. Sie sollen daher auch zuerst ihre Besprechung erfahren. Wir unterscheiden hier zwischen kompletten Unterbrechungen der Reizleitung im atrioventrikulären System oder Verzögerungen der Erregungsleitung. Eine komplette Unterbrechung, Block genannt, wird erst eintreten, wenn auch die letzte Faser des Leitungssystems unterbrochen ist. Das Atrioventrikularsystem ist aber gegenüber Störungen sehr empfindlich. Aus Tierversuchen wissen wir, daß die Erholungszeit hier wesentlich längere Zeit beansprucht als in den Vorhöfen und in den Kammern. So wirken sich auch toxische Schädigungen des ganzen Herzens, so zum Beispiel im Gefolge einer Diphtherie oft nur in atrioventrikulären Leitungsstörungen aus. Sind diese anatomischen Störungen nicht sehr hochgradig, so führen sie nur zu Reizleitungsverzögerungen oder Reizabschwächungen, während höhergradige Prozesse zu Reizleitungsunterbrechungen führen müssen. Im ersteren Falle, wo es also zumindest periodisch immer wieder noch Reizen gelingt, von den Vorhöfen zu den Kammern zu gelangen, sprechen wir vom partiellen atrioventrikulären Block, liegt aber eine komplette Reizleitungsunterbrechung vor, so bezeichnen wir das sinngemäß als kompletten atrioventrikulären Block. Daß die Störungen nicht immer anatomische Grundlage haben, sondern häufig rein funktioneller Natur sein können, ersehen wir unter anderem aus Überleitungsstörungen nach postextrasystolischen Schlägen, die auf funktionelle Ermüdungserscheinungen zurückgeführt werden müssen (siehe S. 158). Die einfachste Form eines solchen partiellen atrioventrikulären Blockes stellt die verlängerte Überleitungszeit dar, die schon S. 72 eine ausführliche Beschreibung fand.

1. Periodischer Systolenausfall nach Typus I, WENCKEBACHsche Periodik

Während geringere Grade der Reizleitungsstörung nur eine einfache, untereinander gleichbleibende Leitungsverzögerung bewirken, kommt es bei höheren Graden von Störungen zu zeitweiser Unterbrechung, Blockierung, des vom Vorhof kommenden Reizes. In der folgenden Pause erholt sich das Reizleitungsgewebe, der nun von oben kommende Reiz findet günstigere Verhältnisse, wird mit kürzerer Überleitung zu den Kammern gebracht. Beim nächsten Reiz trifft er bereits wieder ein ermüdendes Bündel und wird schon langsamer geleitet, bis die Verzögerung, die langsam oder sprunghaft ansteigen kann, so weit fortgeschritten ist, daß ein Kammerschlag wieder ausfällt. Es kommt also bei rhythmischer Vorhoftätigkeit zu langsam anwachsender Überleitungszeit und zum periodischen Ventrikelsystolenausfall. Das Ansteigen der Überleitungszeit bis zum Ventrikelsystolenausfall kann sich auf eine ganze Reihe von Schlägen verteilen, es kann aber auch schon jeder dritte Schlag ausfallen, wobei also die Überleitungszeit des zweiten Schlages gegenüber dem ersten verlängert ist und die dritte *P*-Zacke bereits blockiert erscheint. Auch beim selben Patienten wechselt in längeren Kurvenstücken häufig die Anzahl der Schläge bis zum Auftreten eines Ventrikelsystolenausfalles.

Kurve 140 zeigt eine leichte Sinusarrhythmie. Die erste *P*-Zacke wird mit 300 σ, also schon verlängert, übergeleitet, bei der nächsten hat sich die Überleitungszeit auf 380 σ verzögert und die dritte *P*-Zacke ist schon blockiert. Es fallen hier auf zwei Ventrikelzacken drei Vorhofzacken und man bezeichnet dieses Verhalten als einen 3 : 2-Block. Es ist dies der höchste Grad der Blockierung, der die Diagnose WENCKEBACHsche Periodik ermöglicht.

In Kurve 141 ist im Anfangsteil die Blockierung noch weiter fortgeschritten, so daß jeder zweite Schlag blockiert erscheint (2 : 1-Block). Das sechste *P* aber wird mit 450 σ stark verlängert übergeleitet, während das siebente *P* blockiert ist und sich in einer deutlichen Zuspitzung der folgenden *T*-Zacke kundtut. Es besteht hier Übergang eines 2 : 1-Blockes in einen periodischen Systolenausfall nach Typus 1. Beide Kurven stammen von stark digitalisierten Mitralvitien. Kurve 142 zeigt WENCKEBACHsche Perioden im Elektrokardiogramm eines Patienten mit einem kombinierten Mitralaortenvitium, ebenfalls unter Digitalisierung aufgetreten. Die erste *P*-Zacke ist hier mit 210 σ übergeleitet, worauf es zu einem sprunghaften Anwachsen der Überleitungszeit des zweiten *P* kommt, das mit dem *T* zusammenfällt und eine Erhöhung dieses bewirkt. Das nächste *P* wird noch um eine Spur länger übergeleitet und bewirkt eine scheinbare zweizipfelige *T*-Zacke. Das vierte *P* kommt unmittelbar nach dem vorhergehenden Kammerkomplex, kann daher nicht übergeleitet werden, es folgt eine Pause, worauf der nächste Vorhofreiz wieder in kurzem Abstand übergeleitet wird. Den relativ größten Sprung im Anwachsen der Überleitungszeit zeigt hier die zweite *P-Q*-Distanz, ein Verhalten, das sich fast immer feststellen läßt. Infolge der Verkürzung der Überleitungszeit nach dem blockierten *P*, bei vorher verlängerter *P-Q*-Distanz ist der Abstand zwischen dem letzten noch übergeleiteten Schlag vor dem Systolenausfall und dem ersten nachher wieder übergeleiteten Schlag typischerweise kürzer als zwei Normalperioden.

Auch bei der WENCKEBACHschen Periode können in der Pause nach dem blockierten *P* Ersatzschläge einspringen. Kurve 143 zeigt ein solches Verhalten. Die Kurve stammt von einem 45jährigen

Mann mit funktioneller Mitralstenose infolge eines hochgradigen Vorhofthrombus (autoptisch kontrolliert). Die Reizleitungsstörung war ohne Digitalisierung ausgetreten. Auch hier sehen wir im Anfangsteil der Kurve eine WENCKEBACHsche Periodik im Sinne eines 3 : 2-Blockes. Bei der zweiten Periode folgt in der Pause nach dem Systolenausfall ein völlig anders gebauter Kammerkomplex, in dem die jetzt fällige nächste *P*-Zacke aufgeht. Sie findet daher refraktäres Reizleitungsgewebe und kann nicht übergeleitet werden. Erst der nächste, zur normalen Zeit einfallende Vorhofkomplex wird ohne Leitungsstörung übergeleitet. Es besteht mithin eine WENCKEBACHsche Periodik, wobei in der Pause der zweiten Periode ein Ersatzschlag aufgetreten war. Nur dadurch kommt es zur Blockierung zweier aufeinander folgender Vorhofschläge, ein Verhalten, das sonst bei der WENCKEBACHschen Periodik niemals beobachtet wird.

WENCKEBACHsche Perioden im Gefolge paroxysmaler Tachykardien als Ermüdungserscheinung des Reizleitungssystems siehe S. 200.

2. Der partielle Atrioventrikularblock

Während der periodische Systolenausfall nach Typus 1 durch eine zunehmende Reizleitungsverzögerung charakterisiert ist, sehen wir hier eine gleichmäßig bleibende Überleitungszeit mit periodisch wiederkehrenden Kammersystolenausfällen. Wir sprechen dabei, wenn auf zwei Vorhofzacken eine Ventrikelzacke folgt, von einem 2 : 1-Block oder Halbrhythmus und je nach dem höheren Grade der Blockierung von einem 4 : 1-, 7 : 1- und so weiter Block. Während also bei der WENCKEBACHschen Periode bei gleichbleibendem Vorhofrhythmus infolge der Änderung der Überleitungszeit und fallweisen Blockierung, der Kammerrhythmus stärkeren Schwankungen unterworfen ist, sehen wir hier auch einen konstanten Kammerrhythmus, neben einem konstanten Vorhofrhythmus, der in seiner Frequenz genau ein vielfaches der Kammerschläge beträgt. Dabei können wir hier, wie bei der WENCKEBACHschen Periode, Schwankungen im Blockierungsverhältnisse sehen, auch die spontanen Frequenzschwankungen des Sinusrhythmus selbst werden durch die Blockierung nicht gestört oder aufgehoben.

Kurve 144 zeigt einen partiellen 3 : 1-Block. Wir sehen bei vollkommen rhythmischer Kammertätigkeit eine wesentlich raschere Vorhoftätigkeit, wobei jedes dritte *P* immer mit der gleichen *P-R*-Distanz von 130 σ übergeleitet wird. Eine *P*-Zacke ist in die *T*-Zacke gerutscht, zeigt sich aber deutlich als Aufsplitterung der Nachschwankung. Auch die Ausmessung mit dem Zirkel bestätigt diese Vermutung.

Beim 2 : 1-Block kann die Diagnose, wenn die erste *P*-Zacke mit dem *T* des vorhergehenden Kammerkomplexes verschmilzt, nicht immer leicht sein, wie Kurve 145 zeigt. Doch deutet auch hier die Aufsplitterung von *T* daraufhin, daß in ihm eine *P*-Zacke verborgen ist, mithin ein 2 : 1-Block vorliegt. Die Ausmessung mit dem Zirkel ergibt, daß die Distanz zweier, einen Kammerkomplex einschließenden Vorhofzacken wesentlich kürzer ist, als die auf das blockierte *P* folgende. Dieses Verhalten können wir in der überwiegenden Mehrzahl der Fälle von partiellem und komplettem Block feststellen. Wir werden bei der Besprechung des kompletten atrioventrikulären Blockes auf dieses Phänomen noch näher eingehen.

In Kurve 146 scheint auf den ersten Blick ein normaler Sinusrhythmus vorzuliegen. Näheres Zusehen zeigt aber in Ableitung I knapp bevor der absteigende Schenkel von *T* die isoelektrische Linie erreicht, eine kleine wellenförmige Erhebung. Die Ausmessung ergibt, daß diese Zacke in gleichem Abstand vom vorhergehenden und nachfolgenden *P* liegt, mithin selbst eine *P*-Zacke darstellt. In Ableitung II kommt dieses zweite *P* nicht zur Darstellung, während es in Ableitung III deutlich sichtbar ist. Es liegt mithin auch hier ein 2 :1-Block vor.

Auch aus dem Ausfall des Arbeitsversuches konnte die Diagnose partieller Block gestellt werden. Es kam nach 15 Kniebeugen durch Erhöhung der Vorhoffrequenz und damit verbundener Ermüdung der Reizleitung zum Auftreten eines sicheren 3 : 1-Blockes. Ein gewöhnlicher Sinusrhythmus hätte mit einer einfachen Frequenzsteigerung geantwortet. Ist ein Arbeitsversuch wegen einer allfälligen Herzschwäche in solchen umstrittenen Fällen nicht durchführbar, so helfen wir uns mit einer Amylnitritinhalation, die denselben Effekt zeitigt.

Bei höhergradigen Blockierungen kommt es zum Einspringen von Ersatzschlägen und damit zur Verhinderung von Adam-Stokes-Anfällen. In Kurve 147 besteht ein 5 : 1-Block mit Einspringen von Ersatzschlägen, die infolge der geänderten Erregungsausbreitung etwas anders gebaute Kammerkomplexe aufweisen.

Von diesen Kurven können wir in gewissem Sinne jene trennen, die nur fallweise einen partiellen Block aufweisen, wo also ein sonst bestehender Sinusrhythmus, im Gegensatz zur Wenckebachschen Periodik ohne Leitungsverzögerung, plötzlich in einen partiellen Block übergeht.

Kurve 148 zeigt einen solchen periodischen Systolenausfall ohne Leitungsverzögerung. In der oberen Kurvenreihe, die der Ableitung I entspricht, scheint auf den ersten Blick eine Bigeminie vorzuliegen.

Die genaue Ausmessung ergibt aber, daß auf zwei normal erregte Kammerkomplexe eine blockierte, zur normalen Zeit kommende Vorhofzacke einfällt, mithin ein 3 : 2-Block besteht. Während man aber in dieser Ableitung noch zweifeln könnte, ob es sich tatsächlich um ein blockiertes P handelt und nicht etwa nur ein T und mithin ein sinuaurikulärer Block vorliegt, wird in der thorakalen Ableitung (die untere Kurve) die Darstellung der P-Zacken deutlich und die Diagnose einwandfrei ermöglicht.

Im Gegensatz zur Wenckebachschen Periodik finden sich bei diesem periodischen Systolenausfall nach Typus II öfters Blockierungen von mehreren P-Zacken.

In Kurve 149 sehen wir nach drei, mit einer Überleitungszeit von 300 σ erregten Kammerkomplexen eine zur normalen Zeit einfallende P-Zacke, die nicht übergeleitet wird. In der Pause springt ein Ersatzschlag ein, der ähnlich den Normal-QRS-Komplexen gebaut ist, mithin oberhalb der Teilungsstelle des Bündels entspringt. Gleich nach diesem fällt zur normalen Zeit (mit einer kleinen Schwankung der Sinusfrequenz) das nächste P ein, das durch Verschmelzung mit der vorhergehenden T-Zacke deformiert ist. Dieses P wird zwar mit der gleichen Zeit wie bei den Normalschlägen übergeleitet, zeigt aber starke intraventrikuläre (funktionelle) Leitungsstörungen. Das nächste, wieder zur normalen Zeit einfallende P ist blockiert und auch das nächste P kann nicht übergeleitet werden, da noch vor seiner Beendigung ein Ersatzschlag einfällt. Erst die nächste Vorhofzacke wird übergeleitet, worauf der Sinusrhythmus neuerlich einsetzen kann.

3. Ersatzschläge

Jede spezifische Faser im Herzen kann rhythmisch Reize bilden und aussenden. Es wurde schon früher genauer ausgeführt, warum normalerweise der Sinusknoten der Schrittmacher des Herzens ist und die Reizbildung der tieferen Zentren nicht zum Vorschein kommt. Kommt es aber durch Hemmung der Sinusknotentätigkeit zur Verlangsamung dieses Rhythmus unter den Schwellenwert des nächst tieferen Zentrums, das ist in diesem Falle der Atrioventrikularknoten, so kann dieser sein Reizmaterial voll aufbauen und eine Herzkontraktion auslösen. In der Regel wird nur ein einziger Schlag ausgelöst, nach dem bald wieder der Normalrhythmus einsetzt, so als ob nichts geschehen wäre. Man bezeichnet solche vereinzelte Schläge, die nach einer längeren Pause einfallen, Ersatzschläge oder auch Ersatzsystolen. Bedingungen für das Auftreten von Ersatzsystolen finden sich in allen jenen Rhythmusänderungen, die mit längeren Pausen verbunden sind, wie im Rahmen einer **Sinusbradykardie**, einer stark ausgeprägten **Sinusarryhythmie**, während langen kompensatorischen Pausen, nach einem Karotisdruck mit starker Hemmung der Sinusreizbildung, bei Leitungsstörungen zwischen Vorhof und Ventrikel.

Die Ersatzschläge nehmen in der Regel ihren Ursprung im Aschoff-Tawara-Knoten oder vom Bündelstamm. Es entsteht daher ein annähernd normaler Ventrikelkomplex, der sich meist nur durch sehr geringe Formänderungen von dem Kammerkomplex der Normalsystole unterscheidet. Eine retrograde Leitung zum Vorhof ist nur in wenigen Fällen zu beobachten, eine *P*-Zacke kommt daher kaum zur Ausbildung. Allerdings muß auch an die Möglichkeit gedacht werden, daß eine *P*-Zacke in der Anfangsschwankung versteckt wäre, daß also die Ersatzsystole ihren Ursprung im mittleren Knotenabschnitt nimmt und retrograde Rückleitung auf den Vorhof zeigt. Ab und zu sehen wir den Ersatzschlägen eine normale *P*-Zacke in verkürztem Abstand vorausgehen. In diesem Falle hat der Sinusreiz bereits den Vorhof erregt, bevor aber der Reiz noch zur Kammer geleitet werden konnte, ist die Ersatzsystole mit ihrer eigenen Automatie eingesprungen. Ist auch der Atrioventrikularknoten ermüdet, so springen an seiner Stelle die nächsten Zentren, das sind also unterhalb der Teilungsstelle des Bündels gelegene, mit ihrer Automatie ein. In diesen Fällen resultiert ein abnorm gebauter Kammerkomplex infolge des tieferen Reizursprunges.

Ersatzsystolen sind an sich kein pathologischer Befund. Sie beweisen uns, daß die tieferen Zentren ihre volle Automatie besitzen. Im Gegensatz zu Extrasystolen, treten sie immer nach einer längeren Pause auf, nicht aber im verkürzten Abstand wie diese.

In der Kurve 137 wurde schon erwähnt, daß nach der postextrasystolischen Pause der atrioventrikulären Extrasystole vom oberen Knotenabschnitt ein Ersatzschlag einspringt. Wir sehen nach einer längeren Pause ein kleines negatives *P* mit verkürzter Überleitung zu einem wenig höheren *QRS*-Komplex. Es liegt mithin eine postextrasystolische Ersatzsystole vom oberen Knotenabschnitt mit retrograder Leitung zum Vorhof vor.

Kurve 150 zeigt einen leicht arrhythmisch arbeitenden bradykarden Sinusrhythmus. Nach dem ersten Normalschlag fällt eine ventrikuläre Extrasystole ein. Dabei besteht auch eine deutliche Sinusarrhythmie, denn das nächste *P*, das vom ungehinderten Sinusknoten durch Vorhoferregung erzeugt wird, fällt sehr kurz nach dem vorhergehenden *P* ein und ist als deutliches positives Häkchen in der *S*-*T*-Linie zu erkennen. Nun kommt eine postextrasystolische

Pause, wobei der Sinusknoten wieder bradykarder arbeitet. Die Pause ist länger als die präautomatische Pause des atrioventrikulären Knotenzentrums, so daß dieses seine volle Reizbildung durchführen kann und eine Herzkontraktion auslöst. Knapp vor dem Ersatzschlag sehen wir ein positives Häkchen, das wohl auf eine Vorhoferregung durch den Sinusknoten, entsprechend der nächsten Sinusperiode, zurückzuführen ist. Bevor diese aber die Kammer erreicht, fällt die Ersatzsystole ein.

Kurve 151 stammt von einem herzgesunden Sportler von 28 Jahren. Wir sehen eine beträchtliche Sinusarrhythmie mit Einspringen von Ersatzschlägen in den bradykarden Pausen. Der zweiten Ersatzsystole geht in verkürztem Abstand von 90 σ ein normales *P* voran. Dieses verkürzte Intervall zeigt uns, daß eine Reizleitung auf den Ventrikel nicht stattgefunden hat, daß also eine Ersatzsystole eingefallen ist, bevor der Vorhof seinen Reiz zur Kammer senden konnte.

Eine klinische Sicherstellung von Ersatzsystolen gibt es nicht. (Weitere Beispiele von Ersatzsystolen siehe in den Kurven 127 b, 128, 143, 147, 149, 159, 161.)

4. Der komplette atrioventrikuläre Block

Kommt es zu einer vollständigen Unterbrechung der Reizleitung zwischen Vorhof und Kammer, so wird demgemäß der Vorhof vollkommen ungestört in seinem eigenen Sinusrhythmus weiterarbeiten, die Kammern jedoch, die der von oben kommenden Reize beraubt sind, müssen in ihrem eigenen atrioventrikulären Rhythmus schlagen. Es besteht eine t o t a l e D i s s o z i a t i o n z w e i e r R h y t h m e n. Da die Kammer in ihrem eigenen Rhythmus schlägt, der in keinerlei Zusammenhang zum Vorhofrhythmus steht, kommt es stellenweise zur Überschneidung beider und zu den wechselvollsten Bildern.

Im Elektrokardiogramm erkennen wir den kompletten atrioventrikulären Block an einem vollkommen regelmäßig arbeitenden Sinusrhythmus und einem ihm gegenüberstehenden langsamer, aber ebenfalls rhythmisch arbeitenden Kammerrhythmus, wobei die *P-R*-Distanzen ständig wechseln. Die *P*-Zacke fällt dabei manchmal knapp vor dem *QRS*-Komplex ein, bald tritt sie in etwas längerem Abstand vor ihm auf oder fällt direkt mit ihm zusammen. Beim partiellen Block bleibt im Gegensatz dazu das *P-R*-Intervall stets ein konstantes, für den kompletten Block ist der Wechsel charakteristisch.

Die Kammerfrequenz liegt, entsprechend dem tieferen Reizursprung des idioventrikulären Rhythmus niedrig. Der Ursprungsort ist in den meisten Fällen im Bündel, oft sogar im atrioventrikulären Knoten selbst zu suchen und erklärt somit die normal gebauten Kammerkomplexe. In diesen Fällen beträgt die Frequenz gewöhnlich ca. 40 Schläge pro Minute. Bei tieferem Reizursprung wird es neben einer Änderung der Anfangsschwankung im Sinne einer Aufsplitterung und Verbreiterung derselben, auch zu einer Erniedrigung der Frequenz kommen. Doch kann aus dem Aussehen der Kammerschläge allein, beziehungsweise aus der Frequenz des Kammereigenrhythmus nicht mit Sicherheit auf den Ursprungsort der Kammerreize geschlossen werden. Wenn schon vor dem Auftreten der Blockierung intraventrikuläre Leitungsstörungen bestanden, z. B. im Gefolge einer Myokarderkrankung, so kann trotz entsprechend hohem Reizursprung eine starke Verbreiterung der Kammerschwankung bestehen, andererseits ist der Einfluß von Accelerans auf die Kammerzentren von besonderer Wichtigkeit. Der Vagus ist für die Automatie der tieferen Zentren nur von untergeordneter Bedeutung.

Eine weitere interessante Eigentümlichkeit, die schon bei den partiellen Blockierungen besprochen wurde, stellt die Verkürzung der *P-P*-Intervalle dar, die von einem Kammerkomplex unterbrochen werden. Nach der Kammerkontraktion ist die Vorhofperiode wieder verlängert, worauf diese langsam eine zunehmende Verkürzung zeigen kann, bis das unterbrochene Vorhofintervall wieder die kürzeste Periode aufweist. Eine sichere Erklärung dafür existiert eigentlich noch nicht. Man nimmt rhythmische Schwankungen des Vagustonus an, wobei dieser immer wieder, bei jeder Kammerkontraktion durch Pressorezeptorenreizung infolge Blutdruckerhöbung gesteigert werden soll. Andere Autoren denken, daß die Durchblutungsart der Kranzgefäße die Schwankungen des Sinusrhythmus bedingen soll.

Kurve 152 zeigt einen kompletten atrioventrikulären Block bei einem 69jährigen Mann mit Koronarsklerose. Die *P*-Zacken treten in regelmäßiger Folge und in gleichen Intervallen auf. (Eine zunehmende Verkürzung der Sinusperioden ist hier nicht nachweisbar.) Auch die Kammer schlägt, wie die Ausmessung ergibt, vollkommen rhythmisch, doch besteht keinerlei Beziehung zwischen Vorhof und Kammertätigkeit, die *P-Q*-Distanz wechselt ständig. Kurve 153 zeigt in Ableitung II das Elektrokardiogramm einer 28jährigen Frau mit schwerer Myocarditis rheumatica. Es besteht eine komplette atrioventrikuläre Dissoziation, wobei deutlich die Sinusperiode, die von einer Kammerschwankung unterbrochen wird, gegenüber den anderen verkürzt erscheint. Die *P*-Zacken gehen dabei zum Teil in den *QRS*-Komplexen oder in den *T*-Zacken auf.

Eine hochgradige Bradykardie der Kammerfrequenz zeigt Kurve 154, wobei die Kammerschläge mit einer Minutenfrequenz von 15 aufeinanderfolgen. Die Kammerkomplexe zeigen Verbreiterung. Hier können wir wohl mit Sicherheit einen tiefen Ursprung der automatischen Kammerschläge annehmen. Die Systole ist hier, wie das meist der Fall ist, beträchtlich verlängert (verlängerte Q-T-Distanz).

Daß so niedere Frequenzen von entscheidendem Einfluß auf das Befinden und den Gesamtkreislauf des Patienten sind, liegt klar auf der Hand. Wir werden uns später noch näher mit diesen Zustandsbildern auseinandersetzen.

Ein kompletter Block kann aber auch, vielleicht infolge Acceleranseinwirkung von einer beträchtlichen Tachykardie der Kammer begleitet sein. Kurve 155 zeigt ein solches Beispiel. Auf den ersten Blick würde man keinen Block vermuten. Wir sehen einen regelmäßig, mit einer Minutenfrequenz von ca. 113 arbeitenden Kammerrhythmus, der ständigen Wechsel der intraventrikulären Erregungsausbreitung zeigt. Bei genauerem Zusehen entdeckten wir einen vollkommen unabhängig davon arbeitenden, schnelleren Sinusrhythmus, der eine Periodenlänge von ca. 380 σ (er arbeitet nicht vollkommen regelmäßig) aufweist, mithin mit einer Frequenz von ca. 158 pro Minute schlägt. Der ständige Formwechsel der Anfangsschwankung ist nicht nur auf eine eventuelle Überlagerung der P-Zakken zurückzuführen, sondern beruht tatsächlich auf einer ständigen Änderung der intraventrikulären Erregungsausbreitung und ist mithin schon für sich allein beweisend für das Vorliegen einer Moykarderkrankung. Auch die Kurve 156 zeigt einen kompletten Block mit Frequenzsteigerung der Kammerautomatie. Die Kurve stammt von einer 70jährigen Patientin mit dem klinischen Befund einer tuberkulösen Polyserositis. Wir sehen eine leicht arrhythmisch arbeitende Sinustätigkeit mit einer Frequenz von 170 Schlägen pro Minute. Die Kammerfrequenz beträgt 112 Schläge pro Minute. An einzelnen Stellen erscheinen die Kammerschläge durch das Zusammenfallen mit P-Zacken deformiert. Die Kammer selbst arbeitet vollkommen regelmäßig.

Treten bei einem kompletten Block Extrasystolen auf, so kommt es sehr leicht zu einem Einbrechen des Extrasystolenreizes in das idioventrikuläre Zentrum. Das hier in langsamer Bildung begriffene Reizmaterial wird zerstört, es muß neuerlich aufgebaut werden. Die Zeit, die hierzu nötig ist, entspricht selbstverständlich genau einer Normalperiode des tiefen Zentrums, d. h. die postextrasystolische Pause ist gleich lang wie eine Normalperiode.

Kurve 157 zeigt ein solches Beispiel. Nach zwei automatischen Kammerschlägen bei einem kompletten Block folgt eine Extrasystole, deren kompensatorische Pause fast gleich ist einer automatischen Periode (um 50 σ kürzer).

Manchmal treten im Gefolge eines kompletten Blockes gehäuft ventrikuläre Extrasystolen, oft auch von polytoper Bauart, auf. Hier läßt sich nicht immer mit Sicherheit das oben geschilderte Verhalten nachweisen, oft sehen wir sogar, daß die Extrasystole keinerlei Einfluß auf die Kammerautomatie bewirkte. Wir nehmen in diesen Fällen eine Schutzblockierung der Extrasystole an. (Parasystolie siehe später, S. 245.) In Kurve 158 sehen wir ein Beispiel dafür. Der Grundrhythmus ist nicht überall mit Sicherheit nachzuweisen. Daneben bestehen zahlreiche polytope ventrikuläre Extrasystolen, die zum Großteil ohne jeden Einfluß auf den Kammerrhythmus sind. Die Patientin litt an ADAM-STOKES-Anfällen, die sich bei der elektrokardiographischen Untersuchung als Kammertachykardien entpuppten. In einem solchen Anfall kam die Patientin ad exitum. Die Obduktion zeigte zahlreiche Schwielen in der Vorder- und Hinterwand des linken Ventrikels, neben frischeren Herden im Septum.

5. Die sinuaurikulären Leitungsstörungen

Wenn atrioventrikuläre Leitungsstörungen doch mit einer gewissen Häufigkeit zur Beobachtung gelangen, so gehören die Reizleitungsstörungen zwischen Sinusknoten und Vorhof, die sogenannten sinuaurikulären Leitungsstörungen zu viel selteneren Ereignissen. Das ist wohl vorwiegend darauf zurückzuführen, daß zwischen Sinus und Vorhof eine ganze Anzahl von Verbindungen besteht und der Sinusknoten selbst mit seinen Ausläufern bis nahe an das atrioventrikuläre System heranreicht. Jede einzelne Faser des Sinusknotens ist aber zur automatischen Reizbildung fähig. Andererseits können wir nicht, wie bei den atrioventrikulären Störungen einfache Verlängerungen der sinuaurikulären Leitungszeit nachweisen, da sich die Sinustätigkeit selbst dem elektrokardiographischen Nachweis entzieht.

Nur das Produkt einer regelrechten Sinustätigkeit in Form einer Vorhofkontraktion registrieren wir im Elektrokardiogramm als *P*-Zacke. Aus regelmäßig auftretenden Vorhofsystolenausfällen (verbunden mit Kammersystolenausfällen) können wir sinuaurikuläre Leitungsstörungen feststellen und nur wenn solche bestehen, eventuell auch zunehmende sinuaurikuläre Leitungsverzögerungen erschließen (siehe später S. 228).

So wie bei den atrioventrikulären Leitungsstörungen finden sich auch bei den sinuaurikulären Leitungsstörungen dieselben Regelmäßigkeiten. Auch hier unterscheiden wir zwischen einer Blockierung nach Typus I, wobei eine zunehmende Leitungsverzögerung im sinuaurikulären Leitungsweg besteht und zwischen einem Typus II, ohne eine solche. Der Typus II stellt die wesentlich häufigere Form der Leitungsstörungen zwischen Sinusknoten und Vorhof dar und soll daher zuerst seine Besprechung finden.

Bei dieser Form fallen durch komplette Blockierung der sinuaurikulären Leitung bei normaler Reizbildung, oder durch zeitweisen Ausfall der Reizbildung im Sinusknoten selbst, bei sonst vollkommen regelmäßiger Reizbildung und Vorhofkammerleitung, eine oder mehrere Systolen des Vorhofes und der Kammer aus. Die Pausen betragen also stets ein Vielfaches der Normalfrequenz. Eine etwa bestehende Sinusarrhythmie schließt natürlich eine exakte Diagnose aus, da beim Bestehen einer solchen, die Schwankungen der Sinusperiodik die Gesetzmäßigkeiten bei den sinuaurikulären Leitungsstörungen zerstören würden. Im Elektrokardiogramm sehen wir bei sonst normaler Sinustätigkeit plötzlich Pausen von Vorhofkammerstillständen auftreten, die genau das Doppelte oder Mehrfache der Sinusperiodik betragen.

In Kurve 159 sehen wir in der oberen Reihe anfänglich eine normale, vollkommen rhythmisch arbeitende Sinusperiodik. Die Überleitungszeit ist leicht verlängert, sie beträgt ungefähr 230 σ. Nach den P-Zacken treten deutliche T_a-Wellen auf, die die P-Q-Distanz unter die isoelektrische Linie senken. Nach dem zweiten Normalschlag tritt eine Pause auf, die genau das Doppelte der normalen Vorhofperiode mißt. In dieser Pause fehlen eine Vorhof- und Kammertätigkeit. Es besteht ein sinuaurikulärer Block nach Typus II (ohne Leitungsverzögerung). In der darunter gezeigten Kurve 159 *th* (thorakale Ableitung vom selben Patienten, einer 68jährigen Frau mit Koronarsklerose), tritt ebenfalls nach zwei Schlägen eine Pause auf, die wesentlich länger ist. Diese wird ungefähr in der Mitte von einem Schlag unterbrochen, der annähernd den Normalschlägen gleicht, dem aber keine P-Zacke vorausgeht. Erst dem nächsten Schlag geht in leitfähigem Intervall wieder die P-Zacke voraus. Die Distanz vom letzten übergeleiteten P (dritter Normalschlag von links) bis zu diesem beträgt genau 5 Sinusperioden. Es besteht mithin ein sinuaurikulärer Block mit Ausfall von 5 Herzrevolutionen und Einspringen eines atrioventrikulären Ersatzschlages in der Pause.

Würde eine gleichzeitige Schädigung der tiefen Zentren bestehen, so daß diese Ersatzschläge nicht einspringen würden, so könnten bei entsprechend langer Dauer der Vorhofkammer-Systolenausfälle Morgagni-Adam-Stokes-Anfälle entstehen.

Auch Kurve 160 zeigt das Auftreten eines sinuaurikulären Blockes über zwei Sinusperioden. Die Überleitungszeit der Normalschläge ist stark verlängert, sie beträgt 370 σ. Nach der Pause kommt es, wohl durch Erholung der Leitungsbahn, zu einer Verkürzung der P-R-Distanz auf 230 σ und zu einer Änderung der intraventrikulären Erregungsausbreitung. Die Distanzen der Kammerkomplexe erleiden dadurch eine scheinbare Verkürzung; auch in diesem Falle sind die T_a-Wellen besonders deutlich ausgeprägt.

Ein Beispiel eines sinuaurikulären Blockes mit Einspringen von Ersatzschlägen stellt die Kurve 161 dar, die von einer 24jährigen Frau mit kongenitaler Pulmonalinsuffizienz stammt. Die Reizleitungsstörungen waren unter Behandlung mit Digitalis aufgetreten. In der oberen Kurvenreihe (beide Kurven schließen unmittelbar aneinander an) sehen wir eine normale Vorhofkammerperiodik mit einer Überleitungszeit von 200 σ. Nach dem vierten Normalschlag tritt eine Pause ein, die von einem normal gebauten Schlag unterbrochen ist, dem keine P-Zacke vorausgeht. In das negative T dieses Schlages fällt, wie die Ausmessung ergibt, nach dem genauen Zeitintervall von 2 Sinusperioden eine P-Zacke. Da bei so frühem Eintritt der P-Zacke die atrioventrikulären und intraventrikulären Leitungsbahnen noch nicht restlos erholt sind, verzögert sich die atrioventrikuläre Leitungszeit auf 220 σ, während die intraventrikuläre Erregungsausbreitung abwegig verläuft. Es besteht also ein sinuaurikulärer Block mit Einspringen eines Ersatzschlages und abwegiger Leitung des nächsten Normalschlages.

In der darunter gezeigten Kurve tritt nach zwei Normalperioden ein sinuaurikulärer Block mit Einspringen eines atrioventrikulären Ersatzschlages auf, wobei der nächste Normalschlag zwar intraventrikulär eine normale Erregungsausbreitung zeigt, dafür aber eine atrioventrikuläre (funktionelle?) Leitungsverzögerung von 370 σ aufweist. Die nächste zur normalen Zeit einfallende P-Zacke wird verkürzt mit 120 σ anscheinend übergeleitet, wobei der Kammerschlag starke intraventrikuläre Leitungsänderung zeigt und sich dem in der oberen Kurvenreihe gezeigten Schlag nähert.

Seltener als jene Form findet man auch beim Sinusblock Allorhythmien auftreten, wobei bei gleichbleibender Reizbildungsfrequenz im Sinusknoten die Reizleitungszeit zum Vorhof von Schlag zu Schlag sich verzögert, bis es endlich zum vollständigen Vorhof-Ventrikelsystolenausfall kommt. Nach dem Ausfall beginnt diese Gruppenbildung von neuem. Dementsprechend beträgt die Pause weniger als die Dauer zweier normaler Sinusperioden, da der letzte, vor der Pause kommende Sinusreiz eine wesentlich längere Leitungszeit zum Vorhof besitzt, als der erste nach der Pause einfallende. Es besteht eigentlich dasselbe Verhalten wie bei der WENCKEBACHschen Periode, nur verzögert sich hier an Stelle der atrioventrikulären Leitungszeit die sinuaurikuläre. Auch beim Typus I des partiellen sinuaurikulären Blockes zeigt die zweite nach der Pause kommende Sinusperiodik die stärkste Verlängerung der Leitungszeit zum Vorhof. Aus diesem Grunde übertrifft auch die auf die Pause folgende Vorhofperiode alle anderen an Länge.

In Kurve 162 sehen wir ein Beispiel für einen solchen sinuaurikulären Block nach Typus I. Die Kurve stammt von einem 46jährigen Patienten mit akutem Koronarinfarkt der Vorderwand der linken Kammer. Dementsprechend besteht in dem in Ableitung I gezeigten Elektrokardiogramm eine tiefe Q-Zacke und eine Hochziehung der der S-T-Strecke. Nach den ersten zwei Normalschlägen setzt eine Pause ein, während derer weder eine Vorhof- noch eine Kammertätigkeit registriert werden konnte. Die Pause selbst beträgt weniger als das Doppelte des Durchschnittswertes aller normalen Sinusperioden dieser Kurve. Die nächste, auf die Pause folgende Sinusperiode ist die längste von den vier folgenden. Darauf setzt neuerlich dieselbe Allorhythmie ein. Nur aus diesem ganz charakteristischen Verhalten können wir einen partiellen sinuaurikulären Block nach Typus I erschließen, da sonst keinerlei nachweisbare Zeichen einer sinuaurikulären Leitungsverzögerung im Elektrokardiogramm nachweisbar werden. Die atrioventrikuläre Leitungszeit bleibt stets, auch in unserem Falle, konstant. Für das Zustandekommen dieser Störung nehmen wir an, daß die Leitung vom Sinusknoten zum Vorhof infolge einer funktionellen oder anatomischen Schädigung sich zunehmend verschlechtert, bis es endlich zu einem Vorhof-Ventrikelsystolenausfall kommt. In der folgenden Pause findet die Leitungsbahn oder die Leitungsbahnen genügend Zeit, um sich wieder zu erholen.

Als ätiologisches Moment für eine ganze Anzahl von Fällen kommt eine Sklerose des den Sinusknoten ernährenden Gefäßes in Frage, die überwiegende Mehrzahl der Fälle tritt jedoch während einer Digitalisierung auf. Während eines Arbeitsversuches oder einer Atropineinwirkung, kommt es durch die Vagusbremsung zum Verschwinden des Blockes. Interessant und erwähnenswert ist die Tatsache, daß manche Fälle von scheinbarer beträchtlicher Sinusbradykardie auf einen sinuaurikulären Block zurückzuführen sind. Schon LEWIS erwähnt einen Fall mit bradykarder Herztätigkeit, bei dem nach der Arbeit die Herzfrequenz auf das Doppelte stieg.

6. Klinik der Reizleitungsstörungen

Zum Auftreten von elektrokardiographisch nachweisbaren Reizleitungsstörungen bedarf es einer Abschwächung oder einer Verlangsamung, beziehungsweise einer Unterbrechung des Reizes an irgendeiner Stelle des Reizleitungssystems. Als ätiologische Faktoren kommen die verschiedensten Ursachen in Frage, wobei wir im wesentlichen diese zuerst in funktionelle und organische trennen wollen.

Zu den funktionellen Leitungsstörungen zählen vor allem die blockierten supraventrikulären Extrasystolen. Bei diesen fällt, wie schon weiter oben auseinandergesetzt wurde, die vorzeitige P-Zacke so früh in der Diastole des vorhergehenden Schlages ein, daß sie noch in dessen Refraktärphase kommt und daher nicht übergeleitet werden kann, also blockiert wird, oder falls es doch zu einer Überleitung kommt, zur und in der Kammer abnorm geleitet wird. Überhaupt sehen wir, daß sehr frühzeitig nach dem vorhergehenden Kammerkomplex einfallende Schläge leicht eine Leitungsstörung aufweisen werden, die um so hochgradiger sein wird, je früher in der Diastole der neue Schlag einfällt. Die Diastole stellt ja eigentlich ein relatives Refraktärstadium dar. Da also eine gewisse Zeit verstreichen muß, die sogenannte Erholungszeit, bis wieder die normale Reizschwelle und Systolengröße erreicht wird, werden Leitungsstörungen bei Bradykardien viel später auftreten als bei Tachykardien. Andere ebenfalls rein funktionelle Leitungsstörungen lernten wir beim Vorhofflimmern und Vorhofflattern kennen, wo bei der hochgradigen Tachykardie der Flimmer-, beziehungsweise Flatterreize das Bündel nicht imstande ist, alle Reize auf die Kammer überzuleiten. Das atrioventrikuläre Leitungssystem ermüdet sehr rasch und schützt den Patienten vor dem Auftreten aller Gefahren und Folgen ventrikulärer Tachykardien. Es stellt mithin eigentlich eine Art Schutzwall für die Kammer gegenüber vom Vorhof aus einsetzender Tachykardien dar. Klingt die Tachykardie ab, tritt zum Beispiel wieder Sinusrhythmus ein, so werden auch die Überleitungsverhältnisse zwischen Vorhof und Kammer wieder normal.

Von diesen rein funktionellen Leitungsstörungen sind jene abzutrennen, die wohl auch ein vollkommen intaktes Reizleitungssystem aufweisen, bei denen aber reflektorische Reizungen des Nervus vagus im Spiele sind. Vaguserkrankungen oder Druck von Tumoren auf den Vagusstamm führt unter Umständen zu partiellen oder kompletten Blockierungen der Reizleitung. Aber auch Reizung der Druckrezeptoren am Sinus caroticus führt, wie schon mehrmals genau auseinandergesetzt wurde, zu einer Hemmung der Reizleitung, was insbesondere bei den paroxysmalen supraventrikulären und Flattertachykardien therapeutisch und diagnostisch verwertet wird.

Von diesen funktionellen Störungen der Reizleitung trennen wir toxische Schädigungen der Leitungsbahnen ab, von denen uns am meisten die Einwirkungen der Digitalis auf das atrioventrikuläre Leitungssystem interessieren. Die wesentlichen und therapeutisch verwendeten Digitaliswirkungen bestehen neben einer Herabsetzung der Erregbarkeit der Fasern in einer Verlängerung der Gesamtrefraktärphase und in einer Erhöhung des Vagustonus, wodurch es zu einer Erschwerung der Überleitung der vom Vorhof kommenden Reize auf die Kammer kommt. So ist es begreiflich, daß es unter Digitalisierung zu den verschiedensten Reizleitungsstörungen, angefangen von der einfachen Verlängerung der atrioventrikulären Leitung über die Wenckebachsche Periodik bis zum kompletten Block kommen kann. Insbesonders die Wenckebachsche Periodik tritt häufig unter Digitalisierung auf. Auch für die Digitalisleitungsstörungen scheint das bei den Digitalisextrasystolen erwähnte seine volle Gültigkeit zu haben. Nicht die Digitalisierung allein bewirkt das Auftreten von Reizleitungsstörungen, zumindest bei den niederen Dosierungen, es gehört dazu auch noch eine geänderte Reaktionsweise des Myokards. Dafür spricht auch, daß es nach dem Auftreten von Reizleitungsstörungen bei Myokarderkrankungen unter Digitalisierung, unter Fortsetzung dieser Therapie mit kleinen Dosen, zu einer Besserung des kardialen Zustandes und einem Verschwinden der Reizleitungsstörungen kommen kann. Reizleitungsstörungen bilden daher keine strenge Kontraindikation für eine Digitalisierung. Werden natürlich unter dieser die bestehenden Erscheinungen verstärkt, so werden wir die Digitalisierung unterbrechen. In vielen Fällen wünschen wir sogar eine höhergradige Blockierung der Reizleitung. Wir erinnern nur an die Erfolge einer ausgiebigen Digitalisierung des Vorhofflimmerns mit Tachysystolie der Ventrikel, wo es unter kräftiger Digitalisierung zu einer stärkeren atrioventrikulären Blockierung kommt und an jene Fälle von Adam-Stokesschen Symptomenkomplex, der auf einem ständigen Wechsel von kompletten und partiellen Block beruht, wo es unter Digitalisierung gelingt, den kompletten Block dauernd zu erhalten und die Anfälle damit zu beseitigen.

Von der größten Wichtigkeit für den Gesamtkreislauf des Patienten sind jene Störungen der Reizleitung, die ihre Ursache in einer organischen Erkrankung des Reizleitungsgewebes haben. Auch hier kann es sich in einer ganzen Anzahl von Fällen um flüchtige Erscheinungen handeln. Es sind hier vor allem akut entzündliche Erkrankungen, wie Angina tonsillaris, rheumatische Infektion, Diphtherie, Scharlach, Grippe zu nennen, die im Rahmen einer Allgemeinerkrankung des Myokards auch zu einer Erkrankung des Reizleitungssystems führen und solche Störungen hervorrufen. Auch die Lues kann, allerdings wesentlich seltener, zu Schädigungen des Reizleitungssystems führen. In älteren Jahren werden wir vor allem bei Vorliegen von Reizleitungsstörungen an koronarsklerotische Prozesse zu denken haben. Während aber die entzündlichen Reizleitungsstörungen mit dem Ausheilen des Grundleidens meist verschwinden, wenn nicht gerade umschriebene Narben in der Gegend des Reizleitungssystems zurückbleiben, zeigen die Störungen, die auf eine Gefäßerkrankung zurückzuführen sind, meist einen progredienten Verlauf oder doch keine Tendenz zur Rückbildung und geben mithin eine schlechtere Prognose. Vaskuläre Störungen befallen meist auch größere Gebiete der Gesamtmuskulatur und sind schon dadurch schwerwiegender zu beurteilen.

In seltenen Fällen sehen wir beim angeborenen Septumdefekt als Ausdruck der Fehlentwicklung (Fehlen des HIS schen Bündels) einen kompletten atrioventrikulären Block.

Da das spezifische System durch eine Lymphscheide vollkommen von der Arbeitsmuskulatur getrennt ist und mithin seine eigene Pathologie besitzt, brauchen sich auch die schwersten Erkrankungen des Myokards nicht in Leitungsstörungen zu zeigen, wenn eben das spezifische System vom Krankheitsprozeß nicht ergriffen wurde.

Vor der Beurteilung von Reizleitungsstörungen vergewissere man sich immer, ob sie nicht auf eine Digitalisierung zurückzuführen sind. Während alle anderen Leitungsstörungen durch Digitalisintoxikation hervorgerufen werden können, ist der periodische Systolenausfall nach Typus II immer auf eine eng umschriebene organische Herzmuskelerkrankung zurückzuführen (siehe S. 221). Die Sicherstellung einer Reizleitungsstörung bei einem Patienten ohne vorausgehende Digitalisierung beweist uns das Vorliegen einer Herzmuskelschädigung und ist daher von eminenter Bedeutung.

Geringe Grade von Leitungsstörungen, zum Beispiel einfache atrioventrikuläre Reizleitungsverzögerung wird von keinerlei Einfluß auf den Kreislauf des Patienten sein, gewöhnlich wird diese Störung, die vielleicht das einzige Zeichen einer beginnenden koronarsklerotischen Myokardschädigung darstellt, nur elektrokardiographisch registriert. Nur hochgradige Verlangsamung der Kammerschlagfrequenz führt unter Umständen zu Störungen des Kreislaufes, so beim kompletten Block, bei den sinuaurikulären und partiellen atrioventrikulären Blockierungen. In der überwiegenden

Mehrzahl auch dieser Fälle wird aber das Minutenvolumen durch ein gesteigertes Schlagvolumen, der in den langen diastolischen Pausen vermehrt gefüllten Kammern wettgemacht und jede drohende Kreislaufstörung damit vermieden. Außerdem sinkt in den langen Pausen des Kammerstillstandes der Blutdruck beträchtlich ab, so daß das vermehrte Schlagvolumen gegen einen verminderten Druck geschleudert wird. Die Vermehrung des Schlagvolumens kann zu einer Hypertrophie und Dilatation sowohl der Kammer als auch der Vorhofabschnitte des Herzens führen. Solche Herzen sind aber meist volleistungsfähig. Weist doch auch der gesunde Sportler eine ausgesprochene Sinusbradykardie mit vermehrten Schlagvolumen auf. In manchen Fällen vom kompletten Block kann es allerdings infolge stark herabgesetzter Ansprechbarkeit des idioventrikulären Rhythmus auf Accelerans-Reizung zu einer Verkleinerung der Anpassungsbreite kommen. Normalerweise treten Störungen, ein sonst gesundes Myokard vorausgesetzt, erst bei hochgradigen Bradykardien auf, die 20 Schläge in der Minute unterschreiten. Bei diesen Zuständen klagen die Patienten schon über Schwindel und Atemnot. Ein kranker Herzmuskel, der das von den Vorhöfen angebotene erhöhte Schlagvolumen nicht bewältigen kann, wird natürlich viel früher zu Dekompensationserscheinungen führen. Über ADAM-STOKES-Anfälle im Rahmen eines kompletten Blockes siehe S. 235.

Die Diagnose der Reizleitungsstörungen ist mit den gewöhnlich klinischen Hilfsmitteln, ohne Zuhilfenahme exakter graphischer Methoden in vielen Fällen ganz unmöglich. So konnten die intraventrikulären Leitungsstörungen erst durch das Elektrokardiogramm entdeckt werden. Eine Verlängerung der atrioventrikulären Leitungszeit kann sich in manchen Fällen durch das Auftreten eines Galopprhythmus zeigen, der hier auf dem isoliert Hörbarwerden des Vorhoftones in der Diastole beruht. Kommt es bei vollkommen rhythmischer Kammertätigkeit periodisch immer wieder zu längeren Pausen (ohne vorzeitiger vorhergehender Kammertätigkeit), so besteht Verdacht auf das Vorliegen einer WENCKEBACHschen Periodik, eines periodischen Systolenausfalls nach Typus II oder einer sinuaurikulären Blockierung. Ein sinuaurikulärer Block kann allenfalls von den zwei zuerst genannten Erscheinungen durch das Fehlen der Vorhofpulsationen an den Halsvenen ausgeschlossen werden.

Partielle und komplette atrioventrikuläre Blockierung sind meist durch eine beträchtliche Bradykardie ausgezeichnet, wenn wir auch Kurven mit Tachykardie der Kammern gezeigt haben. Die partielle Blockierung zeigt im Venenpuls frequentere Undulationen der Halsvenen als dem Kammerrhythmus entsprechen würden, die damit eine häufigere Vorhofkontraktion als Kammerkontraktion beweisen. Die Vorhofkontraktionen betragen dabei ein vielfaches der Kammerkontraktionen (3 : 1-Block, 4 : 1-Block usw.). Bei komplettem Block, für den elektrokardiographisch eine ständige Verschiebung der *P-Q*-Distanz durch die vollständig getrennte Arbeit der Vorhöfe und Kammern charakteristisch ist, kommt es zeitweise zu Vorhofkontraktionen zur Zeit der Systole der Kammer (*P* im *QRS* oder *T*) und damit zu den schon weiter oben beschriebenen Vorhofpfropfungen. Da dieses Verhalten nur zeitweise und ganz unregelmäßig auftritt, sehen wir typischerweise beim kompletten atrioventrikulären Block bei rhythmischer Kammertätigkeit frequentere Vorhofsundulationen mit unregelmäßig einfallenden hohen systolischen Pfropfungswellen. Der atrioventrikuläre Rhythmus zeigt vollkommen regelmäßig mit den Kammerschlägen synchron hohe Pfropfungswellen. In vielen Fällen aber läßt die Venenpulsuntersuchung im Stich. Hier ist die Abgrenzung gegenüber Bradykardien aus anderen Ursachen nicht immer leicht. Vagal bedingte Sinusbradykardien zeigen meist leichte Sinusarrhythmien. Fehlt eine Arbeitsreaktion im Sinne einer Pulsfrequenzsteigerung, so spricht dieses Verhalten für einen kompletten atrioventrikulären Block, umgekehrt darf aber aus dem Vorhandensein einer solchen nicht eine komplette Blockierung abgelehnt werden. Bei tiefsitzenden Blockierungen ist die Wirkung des Accelerans auf die tiefen Zentren meist so gering, daß eine nennenswerte Beschleunigung des Kammereigenrhythmus nicht eintritt. Der Vagus hat auf die Kammerzentren keinerlei direkten Einfluß. Andererseits kann es aber auch bei einem kompletten Block mit nur geringer Schädigung der atrioventrikulären Leitungsbahn unter Arbeit mit steigendem Sympathikotonus zu einer Verbesserung der Reizleitung und zu einer Deblockierung kommen. Ist ein Arbeitsversuch nicht durchführbar, so bringt die Inhalation von Amylnitrit denselben Effekt.

Der systolische Blutdruck ist gewöhnlich beim kompletten Block beträchtlich erhöht, der diastolische erniedrigt. In einer Reihe von Fällen hören wir ganz deutlich, oft besonders in der Gegend des Spitzenstoßes die Vorhoftöne, die hier im Verhältnis zu den Kammertönen eine ständig wechselnde Einfallszeit besitzen. Schlagen die Vorhöfe wenige $^1/_{100}$ Sekunden vor den Kammern, so wird der erste Ton über der Spitze auffallend laut, paukend, was ihm den Namen K a n o n e n t o n eintrug. Da dieses Verhalten nur fallweise, unregelmäßig eintreten wird, so hören wir auch bei exakter Auskultation der Herzspitzengegend bei regelmäßiger Kammertätigkeit ab und zu in unregelmäßigem Intervall einen besonders lauten ersten Ton von Mitralstenosencharakter. Die Patienten spüren manchmal dieses

Phänomen als besondere Verstärkung ihres Herzschlages. Am unangenehmsten von den Patienten werden Wechsel in der Blockierung empfunden. Nicht selten berichten Patienten über eine plötzliche Halbierung ihrer Herzschlagfrequenz.

Die Prognose wird sich nach all dem oben gesagten weniger nach dem Grade der Blockierung, als nach dem Grundleiden richten. Wir haben schon weiter vorn auseinander gesetzt, daß entzündlich toxische Reizleitungsschäden gewöhnlich eine viel bessere Prognose abgeben, als solche auf vaskulärer.

7. Der MORGAGNI-ADAM-STOKESsche Symptomenkomplex

Von MORGAGNI im 18. Jahrhundert und später von ADAM und STOKES wurde zuerst ein Symptomenbild beschrieben, daß durch anfallsweise einsetzende Bradykardie mit Ohnmacht und epileptiformen Krämpfen verbunden ist. Wie ist der Entstehungsmechanismus dieser Anfälle und was sind seine genauen klinischen und elektrokardiographischen Zeichen?

Weiter oben wurde schon ausführlich auseinandergesetzt, daß bis zum Vortreten des nächsttieferen Zentrums nach Erlöschen eines höher gelegenen Zentrums, eine gewisse pulslose Pause verstreicht, die sogenannte präautomatische Pause. Normalerweise, insbesondere im Tierversuch, ist die präautomatische Pause nur von kurzer Dauer, jedenfalls genügt sie nicht, um bei den Versuchstieren schwere Störungen hervorzurufen. Treten bei einem Menschen Reizleitungsstörungen auf, so handelt es sich meist um Patienten, deren Reizleitungssystem im ganzen schwer geschädigt ist, bei dem ein allgemein geschädigtes Herz vorliegt. Hier ist, was sich insbesondere beim Übergang vom partiellen in den kompletten Block auswirkt, die präautomatische Pause sehr stark verlängert. Die Folge davon ist, daß es in der pulslosen Phase zu einer Hirnanämie kommt, der Patient verspürt anfänglich ein starkes Schwindelgefühl und Kopfschmerzen. Dauert der Zustand länger als 10 Sekunden, so tritt Ohnmacht ein. Bei längerer Dauer kombiniert sich der Anfall mit klonisch-tonischen Krämpfen, weiten Pupillen. Die Bauchdecken sind gespannt, Stuhl und Harn gehen unwillkürlich ab, zeitweise erbricht der Patient. Nach dem Erwachen besteht häufig als Zeichen der zerebralen Reizung ausgesprochen CHEYNE-STOKESscher Atemtypus und Erbrechen. Dauert der Anfall über 5 Minuten an, so tritt der Tod ein. Nicht immer ist es ein Versagen der Vorhofkammerleitung, das über eine verlängerte präautomatische Pause zum Auftreten von MORGAGNI-ADAM-STOKES-Anfällen führt. In seltenen

Fällen kommt es auch bei einem schon bestehenden Block infolge Versagens der Kammerautomatie zum Auftreten solcher Anfälle. Von DE BOER wird dafür das Auftreten von bestimmter Periodenbildung während eines kompletten Herzblockes verantwortlich gemacht.

In Kurve 163 sehen wir in der oberen Kurvenreihe (die drei untereinander gezeigten Kurvenstücke schließen aneinander an) einen kompletten Block mit einer Kammerminutenfrequenz von ca. 30 Schlägen. Nach dem ersten Schlag in der zweiten Reihe setzt plötzlich ein Kammerstillstand von über 6 Sekunden Dauer ein, währenddessen vollkommen ungestört der Sinusrhythmus in seiner alten Periodik weiterarbeitet. Daraufhin beginnt ein langsamerer Kammerrhythmus in vollkommen gleichmäßigem Tempo zu schlagen, wobei seine *QRS*-Komplexe eine wesentlich geänderte Form aufweisen. Während des Kammerstillstandes hatte der Patient sehr starke Kopfschmerzen und Schwindel, er wurde „fast ohnmächtig“. Wir müssen ein plötzliches Versagen der automatischen Reizbildung annehmen. DE BOER hat noch eine dritte Form von ADAM-STOKES-Anfällen beschrieben, die ihre Entstehung in dem plötzlichen „Eintreten“ einer Kammerbigeminie mit frustranen Kontraktionen haben, wobei also die Pulsfrequenz halbiert erscheint. In diesen Fällen ist kein Herzblock beteiligt.

Da insbesondere der Übergang von Sinusrhythmus beziehungsweise partieller Blockierung in komplette Blockierung oft auftreten kann, häufen sich manchmal die Anfälle von MORGAGNI-ADAM-STOKES.

Von den Formen des MORGAGNI-ADAM-STOKES-Anfalles mit wirklichem Kammerstillstand sind jene zu trennen, die auf hochgradige Tachykardien zurückzuführen sind. Wir haben schon bei den paroxysmalen Tachykardien erwähnt, daß mit zunehmender Frequenzsteigerung infolge Schlagvolumenverminderung in der kurzen Diastole die Hirndurchblutung geringer wird. Die Patienten klagen ebenfalls über Kopfschmerzen und Schwindel und fühlen sich bei Rückenlage viel wohler. Solange das Gefäßsystem noch seine Elastizität bewahrt hat, werden auch höhergradige Tachykardien zu keinen ernsten Störungen führen, während bei koronarsklerotisch erkrankten Herzen mit an sich schon kleinerem Schlagvolumen, bei noch dazu unelastischen peripheren Gefäßen, auch schon geringere Tachykardien zu einem relativen Stillstand des Kreislaufes in dem Gehirn führen werden.

Schwere Koronarsklerosen und Koronarinfarkte neigen, wie im entsprechenden Kapitel (S. 208) besprochen wurde, zu ventrikulären Tachykardien, beziehungsweise zum Kammerflattern und Flimmern. Auch während atrioventrikulärer Blockierungen kommt es zum Auftreten von Kammerflimmern und damit zum ADAM-STOKESschen Symptomenkomplex, wie DE BOER zum erstenmal 1921 nachweisen konnte. Auch in unserem Falle der Kurve 158 waren die ADAM-STOKES-Anfälle nicht auf die Blockierung sondern auf Kammertachykardien zurückzuführen. Meist gehen den ventrikulären Tachykardien, dem Kammerflattern oder Flimmern, so wie in unserem Beispiel, Extrasystolen voraus, beziehungsweise folgen ihnen nach. Bei unserer Patientin mit den ausgedehnten Myokardschwielen genügte schon die Frequenz von ca. 170 Schlägen in der Minute, die die Kammertachykardie aufwies, um eine Bewußtlosigkeit herbeizurufen.

Die klinische Unterscheidung zwischen beiden Typen (Tachykardie oder wirklicher Kammerstillstand) ist nicht immer leicht, muß aber im Hinblick auf die verschiedene Therapie unbedingt gestellt werden. Anamnestische Unterschiede zwischen beiden Formen werden wohl kaum zu finden sein. Beide klagen über dieselben Beschwerden. Daß, bei auch außerhalb der Anfälle feststellbaren Reizleitungsstörungen, der Anfall seine Ursache in einer Verlängerung der präautomatischen Pause oder in einem Versagen der Kammerautomatie haben muß, ist nicht immer richtig, da wir gesehen haben, daß auch bei diesen Zuständen hochgradige Tachykardien auftreten und zu MORGAGNI-ADAM-STOKES-Anfällen führen.

Auch während eines Anfalles bieten beide Zustände dasselbe Bild. In beiden Fällen findet sich Pulslosigkeit, die Auskultation läßt ebenfalls im Stich. Hochgradige Tachykardien verlaufen oft vollkommen stumm, während man andererseits auch bei Kammerstillstand die regelmäßig, oft in raschen Perioden einfallenden Vorhofstöne hören kann. Eine exakte Unterscheidung ist nur mittels elektrokardiographischer Untersuchung zu erreichen. Ist mittels dieser festgestellt worden, daß es sich bei den Anfällen um eine hochgradige Tachykardie handelt, so wird diese nach den in dem entsprechenden Kapitel geschilderten Maßnahmen zu beheben getrachtet.

Finden wir einen kompletten Kammerstillstand als Ursache der Anfälle, so wird unser ganzes therapeutisches Handeln zunächst darauf gerichtet sein, die Kammer wieder zur Tätigkeit anzuregen. Mittels energischer, rhythmischer Stöße in die Herzgegend, gelingt es in einzelnen Fällen die Kammerautomatie wieder hervorzurufen und den Patienten vor dem sicheren Tode zu bewahren. Gelingt dies nicht, so wird nur eine intrakardiale Injektion helfen, da intravenöse Injektionen infolge des darniederliegenden Kreislaufes gar nicht bis zum Erfolgsorgan, dem Herzen, gelangen werden. Wir geben nach der heute wohl allgemein geübten Technik Koffein intrakardial, das eine rasch einsetzende Kammerautomatie bewirken soll. Das früher beliebte Adrenalin wird heute nicht mehr gegeben, da es die Gefahr einer zu starken Reizung der ventrikulären Zentren in sich trägt und damit das Auftreten von Kammerflimmern herbeiführen kann. Ist der Kreislauf wieder etwas intakt, so geben wir Euphyllin intravenös, das infolge seiner koronarerweiternden Wirkung eine Verbesserung der Herzdurchblutung und damit eine Steigerung der Automatie der tiefen Zentren bewirkt. Auch zur Intervallbehandlung hat sich uns Euphyllin intravenös stets sehr gut bewährt. Nebenbei geben wir Ephetonin und Ephedrin, beides Adrenalinabkömmlinge in Form von Tabletten.

Bei Patienten, deren Anfälle auf einen ständigen Wechsel der Blockierung zurückzuführen sind, wobei täglich auch über 100 Anfälle auftreten können, trachten wir dauernd einen kompletten Block herbeizuführen und zu erhalten. Man gibt zu diesem Zweck Digitalis. Dadurch kommt es zu einer Verlängerung der Überleitungszeit und schließlich zu einer Blockierung und zum Auftreten der gewünschten kompletten Dissoziation. Wenn wir dauernd mit überschwelligen Digitalisdosen weiterbehandeln, so gelingt es meist, das Wiederauftreten partieller Blockierungen hintanzuhalten und den Patienten von den schweren Anfällen dauernd zu befreien. Ausgezeichnet für diese Zwecke hat sich uns auch die Kombination von Digitalis mit Koffein bewährt. Mit Digitalis gelingt es uns einen kompletten Block zu erhalten, während die Koffeindosis für eine Erhöhung der Kammerautomatie sorgt.

Die Meinungen über die Wirkung von Bariumchlorid, das in einer Dosis von 30 mg 3—4 mal täglich per os gegeben wird, sind noch sehr geteilt.

X. Die Pararrhythmien

Unter Pararrhythmien verstehen wir jene Erscheinung, wo es neben dem Normalrhythmus zum Hervortreten eines zweiten oder mehrerer reizbildender Zentren kommt. Da normalerweise das Zentrum mit der höchsten eigenen Automatie alle anderen Zentren beherrscht, kann es nur dann zum Hervortreten einer pararrhythmischen Reizbildung kommen, wenn zwei Zentren mit annähernd der gleichen Frequenz schlagen. Da dabei einmal das eine Zentrum, dann wieder das zweite durch Steigerung seiner Automatie die Führung übernimmt, entsteht ein Wettstreit zweier Zentren.

In selteneren Fällen sehen wir aber auch ein Hervortreten eines langsamer arbeitenden Zentrums. Wir nehmen an, daß dieses Zentrum durch eine „Schutzblockierung“ (siehe später S. 241) vor dem Einbruch des von oben kommenden Reizes geschützt ist und so seine Tätigkeit ausüben kann.

1. Einfache Dissoziation von Sinus und Atrioventrikularrhythmus

Wenn der Sinusknoten und ein atrioventrikulares Zentrum mit annähernd derselben Frequenz Reize bilden, die zu demselben Zeitpunkt gesendet werden, so kann es zum Auftreten ganz eigenartiger Kurvenbilder kommen. Senden beide Zentren zur genau der gleichen Zeit ihre Reize aus, so wird der Vorhof vom Sinusknoten aus erregt, es resultiert eine normale P-Zacke. Die Kammer wird vom atrioventrikularen Zentrum aus aktiviert und antwortet mit der Bildung einer normalen Kammerschwankung. Der vom Sinusknoten kommende Reiz wird aber auch, eine intakte Reizleitungsbahn vorausgesetzt, zum atrioventrikularen Knoten geleitet. Zur selben Zeit aber kommt auch retrograd der im unteren atrioventrikularen Knotenabschnitt gebildete Reiz diesem entgegen. Da sie nun Beide auf refraktäres Gewebe stoßen, kommt es zum Erlöschen des Reizes. Die Folge ist eine vollkommen dissoziierte Tätigkeit von Vorhof und Kammer, bei gleicher Frequenz beider Zentren. In der überwiegenden Mehrzahl der Fälle treten aber doch beträchtlichere Schwankungen des einen oder des anderen Rhythmus ein. Was wird dabei geschehen? Denken wir uns, daß der Sinusknoten seine Frequenz etwas steigert, während der Kammerrhythmus seine Periodenlänge beibehält. Es wird also eine P-Zacke etwas früher einfallen, der vom Vorhof kommende Reiz trifft im atrioventrikulären Gewebe noch nicht auf refraktäres Gewebe, da der tiefe Kammerrhythmus noch gar nicht eingesetzt hat, er kann also, da ja keine anatomische Unterbrechung besteht, zur Kammer durchgeleitet werden, diese erregen. Es resultiert somit ein Sinusschlag. Mit dem Einsetzen dieses beginnt bei solchen Kurven meist eine Reihe von Sinusschlägen, bis dessen Automatie wieder etwas erlahmt und das Hervortreten des atrioventrikularen Rhythmus erlaubt, wobei es wieder zu einer Interferenz zwischen Sinus und atrioventrikularen Rhythmus, wie eingangs beschrieben, kommen kann. Es ist aber auch eine Verlangsamung der Sinusperiodik möglich, wobei also der Sinusknoten etwas nach dem Kammerzentrum seine Reizbildung beginnt. Solange die Verspätung nicht mehr beträgt als das Maß der Dauer der retrograden Leitung des vom atrioventrikulären Knoten kommenden zweiten Reizes, wird noch eine dissoziierte Tätigkeit von Vorhof und Kammer bestehen bleiben. Ist aber die Verspätung der Reizbildung im Sinusknoten so bedeutend, daß es dem atrioventrikulären Zentrum gelingt, seinen Reiz vollständig auch retrograd zum Vorhof zu leiten, so wird dieser in das aurikuläre Zentrum einbrechen, die Sinustätigkeit zerstören und selbst zum Schrittmacher des Herzens werden. Die Folge ist ein normaler Kammerschlag, dem ein negatives P (entsprechend der verkehrten Vorhoferregung) folgt. Die dissoziierte Tätigkeit von Vorhof und Kammer ist unterbrochen, es ist über eine Interferenz ein atrioventrikulärer Rhythmus aufgetreten, der ebenfalls meist über mehrere Perioden anhält, bis er wieder durch eine Schwankung in der Periodik eines der zwei Zentren dem alten Zustand Platz macht.

Es kann also nur dann eine Pararrhythmie durch die Tätigkeit zweier in der gleichen Frequenz arbeitenden Zentren entstehen, wenn diese entweder vollkommen gleichzeitig oder fast gleichzeitig ihre Reize aussenden, wobei die Leitung des Reizes vom zuerst erregten Zentrum zum später aktivierten länger dauern muß, als der zeitlich meßbare Abstand der automatischen Reizbildung in den beiden Zentren. Es ergibt sich daraus, daß wohl kleine zeitliche Schwankungen in den einzelnen Perioden möglich sind. Diesen ist aber durch die Dauer der Reizleitung zwischen den beiden Zentren eine gewisse Grenze gesetzt.

In Kurve 164 sehen wir eine regelmäßige Kammerbradykardie. Die Kammerkomplexe sind normal geformt, ihre Periodenlänge beträgt 113. Die Vorhofzacken zeigen eine deutliche Arrhythmie. Die erste P-Zacke scheint mit 120 σ übergeleitet zu sein. Wahrscheinlich kam es aber auch durch die knapp nachher einfallende automatische Reizbildung im atrioventrikulären Knoten zu einer Interferenz beider Zentren im Knoten, wodurch der etwas anders gestaltete Kammerkomplex resultierte. Das nächste P geht mit 100 σ dem Kammerkomplex voran, die Zeit genügte nicht zur Überleitung, es entsteht eine dissoziierte Tätigkeit von Vorhof und Ventrikel. Das nächste P geht durch eine Schwankung in der Sinusperiodenlänge im QRS auf, während das darauffolgende dem Kammerkomplex in dem kurzen Abstand von 90 σ vorausgeht. Die folgende P-Zacke dokumentiert sich als positives Häckchen im aufsteigenden Schenkel des nächsten R. Es besteht mithin in diesem Falle ein Wechsel eines Sinusrhythmus mit einem atrioventrikulären Rhythmus, wobei infolge der unregelmäßigen Tätigkeit das Sinuszentrum am Anfangsteil der Kurve die Führung des Herzens hat, während nachher beide Zentren ziemlich gleichzeitig nebeneinander wirken und eine dissoziierte Tätigkeit von Vorhof und Kammer herbeiführen.

Schrieb man in diesem Falle längere Kurven, so gelang es manchmal Kammerschläge zu finden, denen in einem Abstand von ca. 140 σ

ein negatives P folgte. Hier gelang es der Kammer, infolge der eingetretenen Sinusbradykardie der Reizbildung im Sinusknoten zuvorzukommen und retrograd den Vorhof zu erregen. Bei einem solchen Kurvenbild, wo es bei einer primären Störung der Sinusreizbildung (nur dieser arbeitete hier arrhythmisch) zu einer pararrhythmischen Reizbildung im unteren Abschnitt des atrioventrikulären Knotens gekommen war und zeitweise der Sinusknoten, dann wieder der Atrioventrikularknoten die Führung des Herzens übernimmt, sprechen wir von einem Wandern des Reizursprunges, beziehungsweise von einem Wettstreit zweier Zentren.

2. Die Tätigkeit zweier Zentren von verschiedener Frequenz

a) Die Interferenzdissoziation

Unter bestimmten Bedingungen kann, wie schon im entsprechenden Kapitel auseinandergesetzt wurde, der atrioventrikuläre Knoten eine raschere Reizbildung aufweisen als der Sinusknoten. Es kann dabei der Reiz retrograd auf den Vorhof geleitet werden, wo er das Sinusmaterial zerstört; der atrioventrikuläre Knoten übernimmt nun die Führung der Kammer. Um eine tatsächliche Tätigkeit zweier Zentren verschiedener Frequenz registrieren zu können, bedarf es einer Störung der Erregungsleitung auf das langsamer arbeitende Zentrum, einer sogenannten Schutzblockade, die es diesem ermöglicht, seine Reize voll auszubilden und wirksam zu gestalten. Wir haben schon beim kompletten atrioventrikulären Block eine Schutzblockade in Form einer Unterbrechung der atrioventrikulären Leitungsbahn kennengelernt. Bei vollkommen unabhängiger Vorhofs- und Kammertätigkeit schlagen die Vorhöfe rascher, es besteht eine totale Dissoziation zweier Zentren. Das umgekehrte Verhalten, eine Schutzblockade im atrioventrikulären Gewebe nach oben zu, sehen wir bei der paroxysmalen ventrikulären Tachykardie, wo trotz der hochgradigen Frequenz der Kammer, der Sinusknoten ungestört weiterarbeiten kann, weil die Kammerreize im atrioventrikulären Knoten aufgehalten werden. Die Erschwerung der Rückleitung im atrioventrikulären Knoten auf den Vorhof haben wir auch schon bei den ventrikulären Extrasystolen kennengelernt.

Arbeitet diese Schutzblockierung im atrioventrikulären Knoten nur in der Richtung von der Kammer zum Vorhof (die umgekehrte, normale Leitungsbahn ist vollkommen intakt), so sehen wir ein atrioventrikuläres Zentrum, das rascher als der Sinusknoten und unabhängig von diesem, seine Reize bildet. Die Vorhofkammerleitung ist, wie eben erwähnt, intakt, es wird daher jeder Sinusreiz, der außerhalb der Refraktärphase des atrioventrikulären Leitungssystemes einfällt, zur Kammer geleitet. Der übergeleitete Schlag bricht in das zweite Zentrum ein, es kommt zu einer Verknüpfung beider Rhythmen in Form eines vorzeitigen Kammerkomplexes. Fallen die Vorhofreize sehr frühzeitig ein, so finden sie das Bündel noch refraktär und können nicht zur Kammer geleitet werden. Fallen sie zu spät ein, so gelingt es dem tieferen Zentrum, seine automatische Reizbildung zu vollenden und es bleibt die dissoziierte Tätigkeit bestehen. Nur die nicht in die Refraktärphase einfallenden Vorhofreize können weitergeleitet werden und vorzeitige Kontraktionen auslösen. Da durch diesen Reiz die Periodenbildung im tieferen Zentrum vollkommen gestört wird, muß die Reizbildung nach diesem Ereignis neu einsetzen. Die folgende Pause wird also genau einer Normalperiode des tiefen Rhythmus entsprechen. Die Sinusperiodik selbst wird keinerlei Rhythmusstörung erfahren.

Die Blockierung der retrograden Leitung im atrioventrikulären Knoten zeigt deutlich die Kurve 165. Es steht hier ein langsamer arbeitender Sinusrhythmus einem rascheren atrioventrikulären Rhythmus gegenüber, wobei beide Zentren ungestört arbeiten. Die *P*-Zacke, die am Anfangsteil der Kurve noch vor dem *QRS*-Komplex sichtbar ist, rutscht langsam in diesen hinein und wird am Ende der Kurve als positives Häckchen zwischen dem *QRS*-Komplex und der *T*-Zacke sichtbar. Zu einer Interferenzdissoziation ist es hier nicht gekommen, die *P*-Zacke fällt bei allen fünf dargestellten Kammerkomplexen innerhalb der Refraktärphase des Bündels ein.

Ein Beispiel einer Interferenzdissoziation gibt Kurve 166. Der Sinusrhythmus ist durch aufwärts gerichtete Vorhofzacken dargestellt, die eine größere Periodenlänge als der Kammerrhythmus aufweisen. Die *QRS*-Komplexe zeigen intraventrikuläre Leitungsstörung. Am Anfangsteil der Kurve sehen wir einen automatischen Schlag, dem unmittelbar darauf ein *P* folgt. Es kommt wieder ein automatischer Schlag, in dessen *T*-Zacke ein *P* superponiert erscheint. Das nächste folgende *P* trifft so spät ein, daß es bereits außerhalb der Refraktärphase des Bündels einfällt und zur Kammer geleitet werden kann. Die Überleitungszeit ist leicht verlängert, sie beträgt 230 σ, der vorzeitige Kammerschlag ist von normaler Bauart. Auf die vorzeitige Kammerkontraktion folgt eine normale Kammerperiode. Die weitere Beobachtung der Kurve läßt immer wieder die oben geschilderten Gesetzmäßigkeiten erkennen. Das vierte und letzte *P* der hier gezeigten Kurve fällt wohl auch außerhalb der Refraktärzeit des vorhergehenden Schlages ein, kommt aber so spät, daß ihnen die automatische Kammerkontraktion zuvorkommt und es daher nicht übergeleitet werden kann. Während man am Anfangsteil der Kurve noch eine komplette Dissoziation annehmen könnte, spricht die nun kommende Unregelmäßigkeit der Kammerschläge in Form von einzelnen vorzeitigen Kammerkontraktionen, denen ein *P* im leitfähigen Abstand vorausgeht, dagegen und beweist das Vorliegen einer Interferenzdissoziation. Hier ist also, um es noch einmal zu betonen, die Leitungsstörung im atrioventrikulären Leitungsgewebe nur retrograd vorhanden, während der kompletten Dissoziation eine komplette Blockierung an derselben Stelle zugrunde liegt.

Im Anfangsteil der Kurve 167 sehen wir einen atrioventrikulären Rhythmus, der kleine Schwankungen in seiner Frequenz aufweist. Im aufsteigenden Schenkel der ersten *T*-Zacke sehen wir eine kleine Erhebung, die wohl auf ein positives *P* zurückgeführt werden kann. Die folgenden zwei *T*-Zacken sind wesentlich höher und auch etwas spitzer als die erste *T*-Zacke, so daß wir in ihnen ein *P* vermuten können. Die weitere Begutachtung der Kurve bestätigt das Vorliegen eines eigenen unabhängigen Vorhofrhythmus, der hier nur um weniges langsamer arbeitet als der atrioventrikuläre Rhythmus und ebenfalls Schwankungen in seiner Periodenlänge aufweist. Auch hier wird jede außerhalb der Refraktärphase des Bündels einfallende *P*-Zacke zur Kammer übergeleitet. Es besteht eine Interferenzdissoziation zweier Rhythmen, bei Schwankungen der Periodenlänge beider Automatien.

Es gibt eine besondere Form der Interferenzdissoziation, wobei der Sinusrhythmus rascher arbeitet als das tiefere Zentrum. Zu einer Interferenzdissoziation kann es nur dann kommen, wenn die Refraktärphase des Bündels abnorm, über das Maß einer Sinusperiode hinaus, verlängert ist, etwa einem 2 : 1-Block entsprechend. Die Ursache der Verlängerung der Refraktärphase des Bündels suchen wir in einer Schädigung dieses selbst.

Kurve 168 zeigt das Beispiel eines solchen Falles. Der Vorhofrhythmus ist durch positive *P*-Zacken dargestellt, die eine deutliche Arrhythmie aufweisen, wobei immer die *P*-Zacken, die einen Kammerkomplex einschließen, die kürzeste Periodenlänge aufweisen (siehe kompletter Block). Der Kammerrhythmus zeigt normalgebaute Kammerschläge und arbeitet, abgesehen von den gleich zu beschreibenden Stellen, vollkommen regelmäßig. Seine Periodenlänge liegt über dem Durchschnitt einer und etwas unter dem zweier Sinusperioden. An einzelnen Stellen fallen ebenfalls vorzeitig gleichgebaute Kammerschläge ein, denen immer in dem leitfähigen Abstand von 180 σ ein normales *P* vorausgeht. (*P 3*, *P 6*.) Die anderen *P*-Zacken zeigen keinerlei konstante Beziehung zu einem Kammerkomplex.

Die auf den vorzeitigen Kammerschlag folgende Kammerperiode ist gleich einer Normalperiode. Die Kurve würde nach dem ersten Eindruck einem Wechsel zwischen kompletten und partiellen Block entsprechen. Es handelt sich aber, wofür der Wechsel von übergeleiteten Vorhofschlägen und dissoziierter Vorhof und Kammertätigkeit spricht, um eine Interferenzdissoziation. Wir müssen in diesem Falle eine starke Verlängerung der Refraktärphase des Bündels über eine normale Sinusperiode hinaus annehmen (etwa einem 2 : 1-Block entsprechend). Es muß daher der Abstand der wirksamen Vorhoferregungen zwei Sinusperioden betragen, mithin größer sein als eine Kammerperiode. Ist der Abstand einer Vorhofzacke von dem vorangehenden automatischen Kammerschlag länger als die Refraktärphase des Bündels, so kann sie zur Kammer geleitet werden. In unserem Beispiel sehen wir deutlich dieses Verhalten. Von den gezeigten Vorhofzacken haben *P 3* und *P 6* den größten Abstand von dem vorhergehenden Kammerkomplex, das heißt nur diese Vorhofzacken fallen so spät ein, nachdem die Refraktärphase des Bündels schon beendet ist, daß sie zur Kammer übergeleitet werden können. Die Ausmessung ergibt, daß ihr Abstand vom vorhergehenden automatischen Kammerschlag mehr als den Durchschnitt einer Sinusperiode beträgt. Die anderen *P*-Zacken fallen noch innerhalb der Refraktärphase des Bündels ein.

Ebenfalls eine Interferenzdissoziation bei stark verlängerter Refraktärphase des Bündels sehen wir in Kurve 169. Auch hier schlägt, abgesehen von den vorzeitig einfallenden übergeleiteten Schlägen, die Kammer vollkommen regelmäßig. Die Vorhofstätigkeit ist arrhythmisch, die kürzeste Periode liegt zwischen dritter und vierter *P*-Zacke, die den dritten Kammerkomplex dieser Kurve einschließen. (Das zweite *P* ist im zweiten *QRS* versteckt.) Wir sehen wieder, daß nur jene Vorhofzacken zur Kammer geleitet werden, deren Abstand von dem vorhergehenden automatischen Kammerschlag mehr beträgt als die Refraktärperiode des Bündels. Das zweite *P* fällt wohl auch außeralb der Refraktärperiode ein, es kommt aber so spät, daß ihm die Kammer mit ihrer Automatie zuvorkommt. Nur *P 3*, *P 6* und *P 9* stellen übergeleitete Vorhofzacken dar. Auch in diesem Falle nehmen wir auf Grund des gleichzeitigen Vorliegens von dissoziierter Vorhof-Kammertätigkeit und übergeleiteten Vorhofzacken eine Interferenzdissoziation bei abnorm verlängerter Refraktärperiode des Bündels an.

In der Mehrzahl der Fälle von Interferenzdissoziation handelt es sich aber doch um eine erniedrigte Tätigkeit des Sinusknotens, vorwiegend unter Digitaliseinwirkung, seltener um eine primäre Erkrankung des Knotens.

b) Die Parasystolie

Während der Großteil der Extrasystolen eine fixe Bindung an den vorhergehenden Schlag besitzt, so daß man annehmen kann, daß der Normalschlag die Bedingungen für das Entstehen der fixgekuppelten Extrasystole schafft, kommen immer wieder Extrasystolen zur Beobachtung, die eine ständig wechselnde Einfallszeit aufweisen und bei denen die nähere Untersuchung ein Interferieren eines unabhängigen automatischen Rhythmus mit einem Sinusrhythmus ergibt. Die Klärung solcher Kurven und ihres Entstehungsmechanismus gelang zuerst Kaufmann und Rothberger. Nachdem im Tierversuch bei rhythmischer Reizung des Ventrikels solche ventrikuläre Allorhythmien beobachtet werden konnten, beobachteten die Autoren auch das spontane Vorkommen dieser Allorhythmien beim Menschen. Daß neben dem normal führenden Sinusknotenzentrum ein von diesem ungestört Reize bildendes automatisches Zentrum besteht, konnten sie besonders beweisend bei jenen Fällen zeigen, wo neben den sporadisch auftretenden Extrasystolen auch noch Anfälle von ventrikulärer Tachykardie bestanden. Es zeigte sich, daß der Abstand zweier Extrasystolen stets ein vielfaches des Abstandes zweier Schläge im paroxysmalen Anfalle beträgt. Beim Auftreten eines paroxysmalen ventrikulären Anfalles wissen wir (siehe vorn, S. 209), daß einem langsamen, aber ungestört weiter arbeitenden Sinusrhythmus ein frequent arbeitender Kammerrhythmus gegenüber steht, wobei jeder Reiz des heterotopen Zentrums die Kammer erreicht und erregt, aber den Sinusknoten in seiner Tätigkeit nicht stört. Wie aber ist das sporadische Auftreten der Extrasystolen zu erklären? Die oben genannten Autoren nahmen an, daß das automatische Zentrum, es können aber auch mehrere nebeneinander arbeiten, vor allem durch eine Schutzblockierung von den Reizbildungszentren isoliert erscheint, so daß es durch fremde Reize in seiner Tätigkeit nicht gestört wird. Wir haben schon bei der Interferenzdissoziation eine Schutzblockierung kennengelernt, die aber ihren Sitz im atrioventrikulären Knoten hatte. Zum Wirksamwerden der Schutzblockade bei einer Parasystolie muß diese aber in der unmittelbaren Umgebung des heterotopen Zentrums gelegen sein. Nur dadurch wird es bei niedrigerer Frequenz des heterotopen Zentrums als des Sinusknotenzentrums möglich, daß die außerhalb der Refraktärphase des Sinusknotenzentrums einfallenden Nebenreize mit Kammerkontraktionen beantwortet werden, während alle anderen in die Refraktärphase einfallen und daher unwirksam bleiben. Wir sehen bei solchen Kurven, wo also keine Anfälle einer paroxysmalen ventrikulären Tachykardie bestehen, das periodische Auftreten von ventrikulären Schlägen mit wechselnden Einfallszeiten, die interferierend mit den Normalschlägen kommen. Die Messung zeigt, daß die Abstände zwischen den einzelnen abnormen Schlägen dauernd gleichbleiben, daß also ungestört vom Sinusrhythmus ein tieferes Zentrum seine Reize bildet. Fällt über eine längere Periode jede Extrasystolenbildung aus, so überzeugt auch hier die Messung, daß das freie Intervall stets ein vielfaches der automatischen Periodenlänge beträgt.

Etwas anders erscheint uns die Kurvenform, wenn der automatische Rhythmus den Sinusrhythmus in seiner Frequenz beträchtlich übertrifft. Findet dabei jeder Reiz den Weg zur Kammer, wie das normalerweise der Fall sein sollte, da das rascher arbeitende Zentrum das Herz beherrscht, so entsteht die ventrikuläre Tachykardie. Wir sehen aber auch hier, daß neben einem eventuell bestehenden paroxysmalen ventrikulären Anfall die Extrasystolen nur sporadisch auftreten, wobei das Intervall zweier solcher automatischer Schläge stets, wie schon oben auseinandergesetzt wurde, ein vielfaches zweier Schläge des Paroxysmus beträgt. Es ist daher die Annahme berechtigt, daß es nur zeitweise periodisch immer wieder Reizen des tieferen Zentrums gelingt, zur Kammer zu gelangen und diese zu erregen. Es scheint dem tieferen Zentrum durch eine Reizleitungsstörung, eine sogenannte Austrittsblockierung, der Weg zur Kammer für den größten Teil seiner frequenten Reize versperrt zu sein. Versagt diese Austrittsblockierung ganz, die anscheinend stark von den extrakardialen Nerven beeinflußt wird, etwa unter Acceleranswirkung, so kommt es zum paroxysmalen Anfall.

Von den Interferenzen unterscheidet sich die Parasystolie durch das „Nebeneinander" statt des „Nacheinanders". Hier arbeiten beide Rhythmen ungestört voneinander, während es bei der Interferenzdissoziation bei jeder Überleitung zu einer Verknüpfung beider Rhythmen kommt.

In Kurve 170 sehen wir ein Beispiel einer Parasystolie. Schon die oberflächliche Betrachtung der Kurve zeigt, daß die als Extrasystolen imponierenden automatischen Schläge eine scheinbar wechselnde Einfallszeit zeigen, eine gleitende Kupplung besitzen. Manche abnorme Schläge (zum Beispiel der siebente Schlag von links) fallen so spät ein, daß sie gleichzeitig mit dem Sinusschlag kommen. Es treten Mischschläge auf, da die Kammer zum Teil vom automatischen Zentrum, zum Teil vom Sinuszentrum aus erregt wird. Der Normalrhythmus hat in unserem Falle eine vollkommen regelmäßige Periodenlänge von 750 σ, die automatischen Kammerreize haben eine Periodenlänge von 1050—1070 σ. Am Ende der oberen Kurvenreihe besteht ein von abnormen Kammerschlägen freies Intervall, das eine Länge von 2160 aufweist und mithin der doppelten Länge einer automatischen Periode entspricht. Der hier fällig gewesene automatische Schlag dürfte in die etwas verlängerte Refraktärphase der Sinusschläge noch hineingefallen und daher nicht wirksam geworden sein. Auch in der zweiten Reihe sehen wir am Anfangsteil der Kurve ein von automatischen Schlägen freies Intervall. Die rückläufige Messung von den am Ende der Kurve wieder auftretenden automatischen Schlägen ergibt, daß alle innerhalb der Refraktärphase der Sinusperiode aufgetreten wären und mithin nicht zur Wirksamkeit gelangen konnten. Tägliche Schreibung durch Wochen ergab immer das gleiche Bild, immer konnte der automatische Kammerrhythmus nachgewiesen und somit das Vorliegen einer Parasystolie bestätigt werden.

Bei genügend langer Schreibung von Kurven mit scheinbaren Extrasystolen bei gleitender Kupplung gelingt es meist, durch exakte Ausmessung, das Vorliegen einer Parasystolie festzustellen und die Diagnose Extrasystolen damit hinfällig zu machen.

In Kurve 129 besteht neben einem Sinusrhythmus mit einer Periodenlänge von 470 σ an zwei Stellen ein frequenterer Kammerrhythmus, dessen gleichbleibende Periodenlänge 410 σ beträgt. Das von den automatischen Schlägen freie Intervall hat eine Länge von 2450 σ, beträgt also genau das fünffache einer automatischen Periode. Die Ausmessung über längere Kurvenstücke zeigte hier, daß auch außerhalb der Refraktärphase der Sinusschläge gebildete automatische Reize nicht zur Kammer geleitet wurden, daß mithin eine Parasystolie mit Schutz und Austrittsblockierung vorliegt.

Ohne Zuhilfenahme von graphischen Methoden ist eine klinische Sicherstellung aller oben genannten Reizleitungsstörungen unmöglich. Die Prognosestellung und Therapie richtet sich nach dem ursächlichen Leiden.

XI. Das Bündel von Kent

Ein erst in letzter Zeit genauer durchforschtes Gebiet stellen jene Fälle von ungewöhnlicher Vorhof-Kammerleitung dar, die durch folgenden Elektrokardiogrammbefund gekennzeichnet sind:

1. Auffallend kurzes *P-R*-Intervall, meist unter 110 σ liegend.
2. Verbreiterte Anfangsschwankung, gewöhnlich vom Schenkelblocktyp.

Die Träger dieses Kurvenbildes sind meist Jugendliche, die über typische Anfälle von paroxysmaler Tachykardie klagen. Nach einem Arbeitsversuch oder einer Atropininjektion verschwindet oft das Schenkelblockbild, die Überleitungszeit wird normal, die Anfangsschwankung zeigt normale Form und Breite. Die Untersuchung des Patienten ergibt, mit Ausnahme der Anfallsbereitschaft zur paroxysmalen Tachykardie, einen normalen Befund. Da die Entfernung vom Anfang der *P*-Zacke bis zum Ende des *QRS*-Komplexes bei den normalen und pathologischen Kurven desselben Falles konstant ist, nimmt man an, daß die Erregung der letzterregten Kammer beide Male zum gleichen Zeitpunkt nach der Vorhoferregung eintritt. Wir nehmen daher eine abnorme Verbindungsbahn zwischen Vorhöfen und Kammern an, wobei das atrioventrikuläre System, das normalerweise den vom Sinusknoten kommenden Reiz am längsten aufhält, umgangen wird. Dadurch wird die Vorhof-Kammerleitungszeit auf eine ungewöhnliche Kürze gebracht. Da sich aber dann der Reiz nach der frühzeitigen Erregung der einen Kammer langsam durch die Arbeitsmuskulatur in die andere Kammer ausbreiten muß, kommt es zum Auftreten einer verbreiterten und aufgesplitterten Anfangsschwankung. Kent hat 1914 auch tatsächlich beim Tier eine muskuläre Verbindung zwischen rechtem Vorhof und rechter Kammer feststellen und experimentell ihre Leitfähigkeit nachweisen können, indem er jede andere Verbindung zwischen Vorhöfen und Kammern durchschnitt und dennoch eine koordinierte Tätigkeit von Vorhöfen und Kammern beobachten konnte, wenn nur die rechte laterale Verbindungsbahn erhalten geblieben war. Mit dieser Feststellung rückten auch alle anderen Erklärungsversuche dieser Kurven (gesteigerter Vagustonus, heterotope Reizbildung usw.) in den Hintergrund, wenn auch der einwandfreie Nachweis eines Bündels von Kent beim Menschen bisher nicht gelang.

Da sehr häufig nach einem Arbeitsversuch ein normaler elektrokardiographischer Befund auftritt, nehmen wir an, daß bei diesen Patienten neben der beschriebenen Verbindungsbahn auch das atrioventrikuläre Leitungssystem voll ausgebildet ist und daher nach Ermüdung des Lateralbündels hervortritt. Einzelne Autoren denken, daß das Kentsche Bündel zwar eine bessere Reizleitungsfähigkeit besitze, aber rascher ermüde. Das häufige Zusammentreffen von Kentschem Bündel und paroxysmaler Tachykardie führte zur Stützung der de Boerschen Theorie über die Entstehung solcher Anfälle. Nach ihm sind paroxysmale Tachykardien auf das Kreisen einer Erregungswelle zurückzuführen, die ihren Weg vom Vorhof über das Hissche Bündel, Kammer, Kentsches Bündel wieder zurück zum Vorhof nimmt. Allerdings lassen sich mit dieser Theorie nicht alle Fälle von paroxysmaler Tachykardie erklären.

Die Kenntnis dieses reversiblen Schenkelblockbildes ist notwendig, da die Kurvenbilder sonst immer wieder als Myokardschädigungen gedeutet werden, obwohl es sich meist, wie schon eingangs erwähnt wurde, um Herz- und Kreislaufgesunde handelt.

Kurve 171 stammt von einem 25jährigen Sportler, der über seltene, aber typische Anfälle von paroxysmaler Tachykardie berichtet. Er ist sonst voll leistungsfähig und weist einen normalen klinischen und röntgenologischen Befund auf. Das Elektrokardiogramm zeigt eine leicht arrhythmische Herztätigkeit. Die Überleitungszeit beträgt 90 σ, die Anfangsschwankung ist auf 140 σ verbreitert, in Ableitung I nach aufwärts, in Ableitung III nach abwärts gerichtet, zeigt leichte Aufsplitterung und Verknotung. Die *S-T*-Strecke und die *T*-Zacke sind der Anfangsschwankung entgegengesetzt gerichtet. Im Arbeitsversuch gelang es immer ein vollkommen normales Elektrokardiogramm zu erzielen, wobei die Distanz vom Beginn der Vorhofzacke bis zum Ende der *T*-Zacke in beiden Fällen die gleiche blieb.

In Kurve 172 sehen wir den typischen Befund eines Kentschen Lateralbündels bei einem 18jährigen Mädchen mit postendokarditischer Mitralstenose und Aortenklappeninsuffizienz. Dieser Fall zeigt uns, daß das Vorliegen eines Kentschen Bündels natürlich nicht beweist, daß der Träger herzgesund sein müsse.

Kurve 173 zeigt den spontanen Wechsel von normalgeformten Anfangsschwankungen mit solchen vom Typus Kent. Die Kurve stammt von einem 47jährigen Mann, der klinisch die Zeichen eines beträchtlichen Emphysems bei hochgradiger Adipositas zeigte. Die Normalschläge weisen eine Überleitungszeit von 140 σ und eine Anfangsschwankung von 80 σ Breite auf. Die Schläge von der oben beschriebenen Leitungsanomalie zeigen eine Überleitungszeit von 110 σ, auch die Anfangsschwankung ist 110 σ breit, zeigt leichte Verknotung und ist höher. Die Summe der Entfernungen bei beiden Komplexen vom Anfang des *P* bis zum Ende des *QRS* beträgt 220 σ. In beiden Fällen erfolgt also, wie schon oben erwähnt, die Erregung der letzterregten Kammer zum gleichen Zeitpunkt nach der Vorhoferregung. Nach geringen Anstrengungen konnten wir bei diesem Patienten immer ein vollkommen normales Elektrokardiogramm registrieren, während nach dem Abklingen der Arbeitsreaktion ständig ein Wechsel von abnormen und normalen Schlägen, wie er in der Kurve gezeigt ist, registriert werden konnte.

XII. Pulsus alternans

Kommt es bei regelmäßiger Schlagfolge des Herzens zum Auftreten einer niederen und einer höheren Pulswelle, so sprechen wir von einem Pulsus alternans. Während also bei einer Bigeminie, die durch Extrapulsverspätung (infolge verlängerter Anspannungszeit) einen Alternans vortäuschen kann, liegt hier keine extrasystolische Arrhythmie vor, sondern es kommt bei vollkommen erhaltener Rhythmik des Herzens zum Alternieren des Pulses. Im Elektrokardiogramm wird ein Großteil der Alternansfälle nicht erkennbar. Nur in einem kleineren Prozentsatz sehen wir einen rhythmischen Wechsel in der Ausschlagshöhe der *R*- oder *T*-Zacke, wobei mitunter, wie genaue Analysen ergaben, die größere Zacke der kleineren Pulswelle und umgekehrt entspricht. So schwierig oft rein klinisch die Differentialdiagnose gegenüber einem Pseudoalternans (hervorgerufen durch eine Bigeminie mit Extrapulsverspätung) sein kann, so leicht ist sie mit dem Elektrokardiogramm zu stellen, mit dem eine extrasystolische Arrhythmie sofort sichergestellt werden kann.

Pulsus alternans findet sich besonders häufig bei schweren hypertonischen und koronarsklerotischen Myokardschädigungen, im Verlaufe länger anhaltender Tachykardien, insbesondere paroxysmaler, aber auch nach Extrasystolen ist oft ein über wenige Schläge anhaltender Alternans zu beobachten.

Das Wesen des Alternans liegt in einer Kontraktionsschwäche des Myokards, wobei das Alternieren Kontraktilitätsänderungen entspricht. Es kommt zum Ausfall beträchtlicher Teile des Herzmuskels, wobei anscheinend auch bei den hohen Pulsschlägen sich nicht die gesamte Muskulatur kontrahiert. Daraus resultiert ein bestimmtes Restvolumen in den Ventrikeln. Der Pulsus alternans ist mithin als ein ernstes Zeichen einer schon bestehenden schweren Herzmuskelschädigung aufzufassen, der schon aus sich allein, infolge der geänderten Kontraktilität zu Dilatation des Herzens führen kann. Weniger bedeutungsvoll erscheint der Alternans im Gefolge von Extrasystolen. Hier bricht, wie oben auseinandergesetzt wurde, die Kontraktionsschwäche der Muskulatur in kurzer Zeit wieder ab.

Auch im Tierversuch gelang es durch Vergiftung, Einengung der Koronararterienweite und durch partielle Abkühlung Alternans hervorzurufen.

XIII. Kreislauf und Flugwesen unter besonderer Berücksichtigung der Elektrokardiographie

Das moderne Flugwesen mit seinen Flugzeugen von hohem Leistungsüberschuß stellt an alle Organe und insbesonders den Kreislauf der fliegenden Besatzung hohe Anforderungen. Da die Medizin und mit ihr auch die Elektrokardiographie mit der sprunghaften Entwicklung der Fliegerei vor immer neue Probleme gestellt wurde, die zum Teil schon gelöst wurden, zum Teil noch ihrer Lösung harren, soll auch hier eine kurze Auseinandersetzung mit diesem Thema stattfinden. Vor der Darstellung der elektrokardiographischen Veränderungen beim Höhenflug erscheint uns aber eine kurze Übersicht über Physiologie und Pathologie des Fliegens dringend geboten.

Der Kreislauf des Menschen erfährt durch die beim Höhenflug auftretende Anoxämie und durch Zentrifugalkräfte eine überaus starke Belastung. Wenn wir uns zuerst der Anoxämie zuwenden, wie sie uns in der sogenannten Höhenkrankheit entgegentritt, so ist zu sagen, daß sich die Physiologie schon seit längerer Zeit mit diesem Problem beschäftigt hat. Die Bergkrankheit, die ja ein Analogon der Höhenkrankheit darzustellen scheint, sich aber doch, wie gleich noch zu erörtern sein wird, wesentlich auch in ihrem Entstehungsmechanismus von dieser unterscheidet, wurde schon seit langem studiert.

Die Arbeit mit der Unterdruckkammer ermöglichte ein genaues Studium der klinischen, gasanalytischen und elektrokardiographischen Änderungen bei Absinken des Sauerstoffpartialdruckes. Es zeigte sich, daß die Höhenfestigkeit und die Zeitreserve, das ist die Zeitspanne vom Absetzen der Sauerstoffatmung bis zum Auftreten von Störungen, bei den einzelnen Menschen eine variable Größe darstellt. Die momentane körperliche Verfassung, Alkohol und Nikotingenuß, ein fieberhafter Zustand (entsprechend dem verstärkten Sauerstoffverbrauch unter Temperatursteigerung und toxischen Einflüssen) beeinflussen in weitem Maße die Höhenfestigkeit. Gewöhnlich treten in einer Meereshöhe über 4500 m die ersten Anzeichen der Höhenkrankheit auf, so daß aus diesem Grunde von diesen Höhen an zusätzliche Höhenatmer verwendet werden. Grundsätzlich unterscheidet man zwischen zwei verschiedenen Erscheinungstypen der Höhenkrankheit. Bei der einen Form zeigen sich zu allererst Störungen der psychischen Funktion, während die zweite Form frühzeitig vegetative Störungen, vor allem am Herz und Kreislaufapparat und seinen Regulationen erkennen läßt. Um die hierbei auftretenden

Störungen zu verstehen, ist zuerst eine Auseinandersetzung mit den bei einem Unterdruckversuch auftretenden Erscheinungen zu geben. Anfangs nimmt die Herzfrequenz, mit einer Höhe von 3000 m beginnend, zu, was auf eine Tonusabnahme des herzhemmenden Vagus zurückgeführt wird. Arbeitsleistung erhöht die Herzfrequenz wesentlich rascher als es die gleiche Arbeit bei normalem Druck erzielen würde. Dazu tritt eine Erhöhung des Schlagvolumens des Herzens. Um der drohenden Sauerstoffverarmung entgegenzuarbeiten, wird aber nicht nur die Umlaufgeschwindigkeit der zirkulierenden Blutmenge erhöht, sondern es kommt auch zu einer Vermehrung der zirkulierenden Blutmenge, wobei es zu einer Vermehrung der Erythrozyten im strömenden Blut und damit zu einer beträchtlichen Erhöhung der Ventilationsfläche des Blutes kommt, da das aus den Blutspeichern ausgeworfene Blut wesentlich reicher an zelligen Elementen ist als das normalerweise kreisende. Sicherlich greifen ferner auch Nutritionsreflexe in das höchst verwickelte Geschehen der Kreislaufregulation bei drohender Hypoxämie ein. Das zentrale Nervensystem reagiert in subtiler Weise auf Minderdurchblutung mit reflektorischer Vasokonstriktion von Arterien in weniger wichtigen Organbezirken und Erweiterung von anderen wichtigen Kapillarbezirken. Periphere Venenabschnitte zeigen Kontraktion, wodurch die herznahen Venengebiete einen beträchtlichen Druckanstieg aufweisen. Dem Herzen wird es durch das so vermehrt angebotene venöse Blutquantum ermöglicht, seine Förderleistung entsprechend zu steigern. Der Blutdruck zeigt nur geringe Schwankungen. Er besitzt ja in den Aorten- und Sinusknotennerven ausgezeichnete Regulatoren, die Druckänderungen durch Selbststeuerung ausgleichen. Diese Rezeptorenfelder sind es auch, neben anderen wichtigen Zentren, von denen aus die Steuerung des Kreislaufes im Höhenflug erfolgt. Nur in ganz großen Höhen kommt es anscheinend unter Vasokonstriktorenreizung zu Blutdrucksteigerungen. Im Gegensatz zum Bergsteiger, der größere Höhenunterschiede aktiv, in vielen Stunden bis Tagen überwindet, müssen beim Flieger, der passiv in Minuten gewaltige Höhendifferenzen ertragen muß, die Regulationen in kürzester Zeit eingespielt sein. Dem Bergsteiger ist es somit möglich, seinen Kreislauf fast rein „statisch" zu regulieren.

Kommt es nun zur Erreichung von kritischen Höhen, die bei den einzelnen Individuen schwankende Werte aufweisen, so wird der Puls überaus frequent und kaum fühlbar, es tritt eine Akrocyanose bei Blässe der übrigen Körperdecke auf, die Atmung wird unregelmäßig und kann einem Cheyne-Stoke-Typ ähnlich werden. Unter dem Sauerstoffmangel kommt es zu einer ungenügenden Verbrennung im Stoffwechsel und damit zu abnormen Säurewerten, die das Atemzentrum reizen. Eine zunehmende Schwäche tritt ein, und über Krampferscheinungen kann es zu Bewußtseinsstörungen bis zum Höhentod kommen. Zusätzliche Gabe von Rettungsgemisch, vornehmlich Sauerstoff, vermag den Ausbruch dieser Höhenkrankheit zu verhindern. Im Gegensatz zu diesen Erscheinungen, die ihre letzte Ursache in einer Anämie des Gehirns haben, kommt es bei manchen Menschen in Höhen meist um 4500 bis 6000 m unter Einwirkung der Hypoxämie nach einem anfänglichen Ansteigen der Pulszahl unter Vagusreizung zu einem plötzlichen Absinken derselben unter dem Bilde eines schweren Kollapses, welcher Höhenkollaps genannt wird. Dieses ganz akut auftretende Versagen des Kreislaufes macht solche Menschen absolut untauglich zur Fliegerei und scheint seine Ursache in einem Versagen der nervösen Steuerung in einer Höhe zu haben, in der die Kreislaufreaktionen besonders stark beansprucht sind. Es stellt eine der wichtigsten Aufgaben der medizinischen Fliegeruntersucher dar, nach solchen Typen zu suchen. In diesen Fällen ist die Bewußtlosigkeit mittels Rettungsgemisch, vornehmlich Sauerstoffzufuhr, viel schwerer zu beseitigen, da ja der Blutkreislauf darniederliegt und damit der Bluttransport in das Gehirn fast ganz versagt oder doch nahezu lahm liegt. Zu solchen Kollapsen neigen fast ausschließlich junge Menschen, wobei die Kollapsbereitschaft durch hohe Luftfeuchtigkeit und Temperatursteigerung erhöht wird. Beide Faktoren spielen auch beim Kollaps des Kreislauflabilen eine große Rolle.

Auch zentrifugale Beschleunigungen belasten den Kreislauf bei der Fliegerei erheblich. So kann es bei Einwirkung beträchtlicher zentrifugaler Kräfte zu einem Verlagern des Blutes in die unteren Extremitäten und damit zu einem Leerschlagen des Herzens kommen. Einen wesentlichen Faktor der Kreislaufregulation bei Einwirkung starker zentrifugaler Kräfte spielt der Dehnungsreiz, den das Blut auf die Muskulatur der Arterien auslöst, der entweder direkt oder auf dem Umwege über einen Reflex die Ausweitung verhindert. Neben diesen Reaktionen der kontraktilen Wandelemente der Blutgefäße, die allein infolge der nur langsam und lokal eintretenden Regulation nicht genügen würden, spielen bei der Beschleunigungswirkung rascher und ausgiebiger wirkende Mechanismen eine Rolle. Es sind auch hier wieder vor allem die Pressoregulatoren am Anfangsteil der Aorta und am Bulbus der Arteria carotis zu nennen. Von ihnen aus kommt es zur reflektorischen Hemmung der Herztätigkeit, zur Erweiterung von den Nervi splanchnici unterstehenden Gefäßbezirken und von Extremitätengefäßen. Unter ihrem Einfluß kommt es zur Gefäßdrosselung in Milz und Nebennieren, kenntlich an der Adrenalinabnahme im Blut. Es kommt zur Ausbildung eines sogenannten Entlastungsreflexes, gekennzeichnet durch Blutdrucksenkung und Sinken der Zirkulationsgröße, was auf die Querschnittszunahme in arteriellen und venösen Gebieten bei verlangsamter Herztätigkeit zurückzuführen ist.

Kommt es nun zum Auftreten von kopf-fußwärts wirkenden Zentrifugalkräften, so kommt es zunächst zu einer kurzdauernden Abnahme der Herzfüllung. Es wird damit die Füllung der oberhalb des Herzens gelegenen Gefäßabschnitte abnehmen, mithin auch der Aorta und der Karotis. Diese Druckentlastung führt zu einer Enthemmung der dauernd bestehenden Entlastungsreflexe. Es kommt zu einer Tachykardie, zur Blutdrucksteigerung, Vasokonstriktion der obengenannten Gefäßbezirke und zur Vermehrung der zirkulierenden Blutgröße, womit direkt der einwirkenden Zentrifugalkraft entgegengearbeitet wird. Außerdem kommt es auch hier vom Gehirn aus durch sogenannte Nutritionsreflexe (s. v.) zur Vasokonstriktion augenblicklich minder wichtiger Gefäßbezirke.

Bei Einwirken einer Zentrifugalkraft in der Richtung Fuß-Kopf kommt es durch Drucksteigerung an den Rezeptorenfeldern zum Auftreten der Entlastungsreflexe, wobei einer zu starken Verdrängung des Blutes in das Gehirn entgegengearbeitet wird.

Neben den beschriebenen Regulationen können vom Flieger auch rein mechanisch Regulationen bei Einwirken einer Zentrifugalkraft in der Richtung Kopf-Fuß eingesetzt werden. Diese bestehen in einem kräftigen Anspannen der Bauchmuskulatur, wodurch sowohl arterielle als venöse Vasokonstriktion erzielt und auch so der einwirkenden Kraft entgegengearbeitet wird. Wichtig erscheint, daß der Flieger dabei ruhig weiter atmet, also weder preßt noch „hechelt“, um den venösen Abstrom des Blutes zum rechten Vorhof durch intrathorakale Druckerhöhung nicht zu erschweren.

Wichtig und erwähnenswert ist die Tatsache, daß ein Sturzflug nicht aus dem Stadium der Höhenkrankheit heraus erfolgen soll, da es dabei, wie man aus Untersuchungen in der Unterdruckkammer weiß, bei zu rascher Rückkehr zum Normalsauerstoffdruck zum Auftreten von zentral ausgelösten Krämpfen, sogenannten Rekompressionskrämpfen, kommen kann.

Man sieht also, daß für den Hochleistungsflug nur jugendliche Herz- und Kreislaufgesunde mit ausgezeichneten nervösen und mechanischen Regulationen befähigt sind. Bei Kreislaufkranken wird sich eine besondere Flughöhe und das Einwirken von starken Beschleunigungskräften besonders störend am Kreislaufapparat auswirken. In Höhen ab 4000 m kommt es beim Gesunden unter Sauerstoffmangel zu einer erregenden Wirkung auf die Vasomotorenkerne in der Medulla oblongata. Kreislaufkranke erscheinen daher schon in wesentlich niederen Höhen gefährdet. Bestehende Koronarinsuffizienzen werden ziemlich akut verschlechtert. Auch die Erhöhung der Erythrozyten und das Ansteigen des Hämoglobins kann den Kreislaufkranken durch die Erhöhung der Viskosität, die beim Gesunden keine praktische Rolle spielt, gefährden und zur Dekompensation bringen. Die Ausdehnung der Körpergase im Abdomen unter sinkendem Außendruck führt zu Zwerchfellhochstand und somit zu einer Funktionsbeeinträchtigung des schon geschädigten Herzens. Die Druckerhöhung im Abdomen kann zu einer beträchtlichen Vermehrung der Stauung führen. Bei Einwirkung großer zentrifugaler Beschleunigungen wird sich das Versagen der Regulationsmechanismen, insbesondere bei Gefäßwandschädigungen, störend auswirken, wobei es mitunter zu Blutungen in das Gehirn oder aus Varizen kommen kann.

Die Fliegeruntersuchungen haben sich daher mit der genauen Analyse des Herz- und Gefäßapparates und seiner Regulationen zu beschäftigen. Die wertvollsten Dienste leistet hier die Unterdruckkammer, in der die klinischen, gasanalytischen und elektrokardiographischen Untersuchungen vorgenommen werden. Eine breitere Darstellung der genauen Durchführung derselben würde den Rahmen dieses Buches weit überschreiten, so verlockend dieses Thema auch wäre.

Unser elektrokardiographisches Wissen wurde durch Fliegeruntersuchungen und durch groß angelegte Versuche in der Unterdruckkammer überaus stark erweitert. Es wurde eine ganze Menge neuer Fragekomplexe aufgerollt, um deren Lösung zum Teil allerdings heute noch gerungen wird (s. später).

Wenn wir ein Tier, z. B. einen Hund, in die Unterdruckkammer bringen, so sehen wir elektrokardiographisch mit zunehmendem Sauerstoffmangel, entsprechend den bei der Höhenkrankheit schon beschriebenen Veränderungen, eine Zunahme der Herzfrequenz, die auf einer Abnahme des physiologischen Vagustonus beruht. Gleichzeitig damit kommt es zu einer zunehmenden Verkürzung der Systole. Unter weiterer Verstärkung der Anoxämie kommt es unter Vagus- und Acceleransreizung unter Absinken der Frequenz zu monophasischen Deformierungen des Kammerteiles. Diese Veränderungen lassen sich nach der Differenztheorie (s. S. 56 und Abb. 33) mit einer abgekürzten und abgeschwächten Erregung der Herzspitzengegend erklären, es kommt somit zu einer teilweisen Asystolie der Spitzengegend der linken Kammer. Damit in Einklang stehen pathologisch-anatomische und physiologische Untersuchungen. Die Vagusreizung in diesem Stadium dürfte ja auch zu einer Vasokonstriktion der Koronararterien führen (Vagus als Konstriktor der Koronarien), wodurch der Sauerstoffmangel des besonders sauerstoffbedürftigen linken Ventrikels nur noch mehr verstärkt wird. Im weiteren Verlauf des Versuches kommt es unter Lähmung der Nervenzentren zu einer Verlängerung der elektrischen Systolendauer. Die Erregung verläuft wieder, aber nicht vollständig und etwas verspätet durch den linken Ventrikel zur Herzspitze, so daß sogenannte Linksverspätungskurven resultieren (s. S. 89). Die Kranzgefäße haben unter Eintritt der zentralen Nervenlähmung ihren Spasmus aufgegeben, die Erregung kann damit wieder, wenn auch verlangsamt, durch die linke Kammer ablaufen. Mit höheren Frequenzen kommt es nicht allzu selten zum Auftreten eines elektrokardiographischen Alternans (s. S. 250), manchmal verbunden mit Reizbildungs- und Reizleitungsstörungen. Man kann ganz allgemein sagen, daß mit zunehmender Sauerstoffverarmung das reizbildende Zentrum die Tendenz zum Tieferrücken aufweist.

Unterdruckversuche am Menschen können selbstverständlich nur in weitaus geringeren Graden des Druckintervalls als beim Tier durchgeführt werden. Am häufigsten sehen wir dabei Senkungen der *S-T*-Strecke in Ableitung II, etwas weniger in Ableitung I auftreten. Nach der Weberschen Theorie über die Deutung des Elektrokardiogramms, die schon S. 56 auseinandergesetzt wurde, besteht das menschliche Elektrokardiogramm aus zwei monophasischen Anteilen, von denen der eine nach aufwärts gerichtete Teil der Herzbasis, beziehungsweise der rechten Kammer entspricht, während der nach abwärts gerichtete Teil der linken Kammer, beziehungsweise der Herzspitze entsprechen soll. Nach ihm sprechen solche Veränderungen in Ableitung I und II, wie aus den Differenzkurven (s. S. 89 und folgende) deutlich ablesbar wird, für eine verlangsamte und verspätete Leitung der Erregung in der linken Kammer. Schellong gibt eine andere Deutung des Elektrokardiogramms. Er geht von grundlegenden Versuchen am Herzmuskelstreifen aus und sagt, daß sich in jedem einzelnen Herzmuskelteilchen die Erregung in Form eines einphasischen Aktionsstromes abspielt. Änderungen der Form der Erregung im Sinne einer Verkürzung und Abflachung aller monophasischen Einzelerregungsvorgänge bringt eine Senkung von *S-T* mit sich. Es muß sich also nach ihm um eine diffuse Veränderung im Herzmuskel unter Sauerstoffmangel handeln. Nach Schütz kann sowohl das gesenkte wie das gehobene *S-T*-Stück durch Beimischung von monophasisch zur Ableitung kommenden Aktionsströmen zum Normal-Elektrokardiogramm entstehen. Er konnte zeigen, daß schon geringe lokale Beschädigungen genügen, um solche Aktionsstromänderungen hervorzurufen.

Abflachungen der Nachschwankungen *T 1* und *T 2* bis zu Höhen von 6500 m über dem Meere können noch als normal angesehen werden. Rühl konnte jedoch darüber hinaus schwerste Anoxämieveränderungen mit tiefen Senkungen der *S*-*T*-Strecke, vorwiegend in Ableitung II, bei einzelnen Versuchspersonen schon in Höhen von 5000 m finden. Besonders schwere elektrokardiographische Veränderungen konnte er dabei bei Jugendlichen mit Blutdrucksteigerungen mit zum Teil über das Durchschnittsmaß hinausgehenden sportlichen Leistungen feststellen. Das Herz wird durch den erhöhten Blutdruck sicher belastet, da der gesteigerte Blutdruck den Sauerstoffbedarf des Herzens erhöht. Vielleicht liegen bei solchen Hypertonikern, die zum Großteil noch geübte Sportler sind, bereits Herzmuskelschädigungen vor. Vorherige Arbeit verstärkt, wenn auch vor der neuerlichen Schreibung Erholung vorausgegangen ist, die schweren Anoxämieveränderungen erheblich.

Vorstehende Darlegungen zeigen, wie wichtig die elektrokardiographische Untersuchung zur Fliegertauglichkeitsprüfung ist. Sie stellt wohl einen der wichtigsten Faktoren im Rahmen der gesamten Kreislaufprüfung des Fliegers dar. Nach Brauch bedingt jede eindeutige Diagnose eines Myokardschadens „zeitlich" Untauglichkeit. Weichen die elektrokardiographischen Befunde voneinander ab, so sind wegen des möglichen Wechsels des elektrokardiographischen Befundes Nachuntersuchungen angezeigt. Bestätigt auch der klinische und röntgenologische Befund die elektrokardiographische Diagnose, ist einschränkungslose Untauglichkeit anzunehmen. Alle eindeutig elektrokardiographisch festgestellten Störungen von Reizleitung und Reizbildung bedingen bei mehrmaliger Feststellung Untauglichkeit. Da jedoch Fälle von partiellem Block Typ I, A-V-Rhythmus und unvollständiger Dissoziation zwischen Sinus- und A-V-Knoten verschiedentlich, vor allem von Brauch beschrieben worden sind, ohne daß dadurch weder bei der Belastungsprobe noch bei sportlichen Dauerleistungen Beschwerden auftraten, sollen von der Norm abweichende Elektrokardiogramm-Befunde bei einmaliger Untersuchung nicht überwertet werden. Entscheidend ist der Einbau des wiederholt erhobenen Elektrokardiogramm-Befundes in den Gesamtbefund.

Sachregister

Die Zahlen mit vorgesetztem K verweisen auf die Nummer der Kurve im Kurventeil

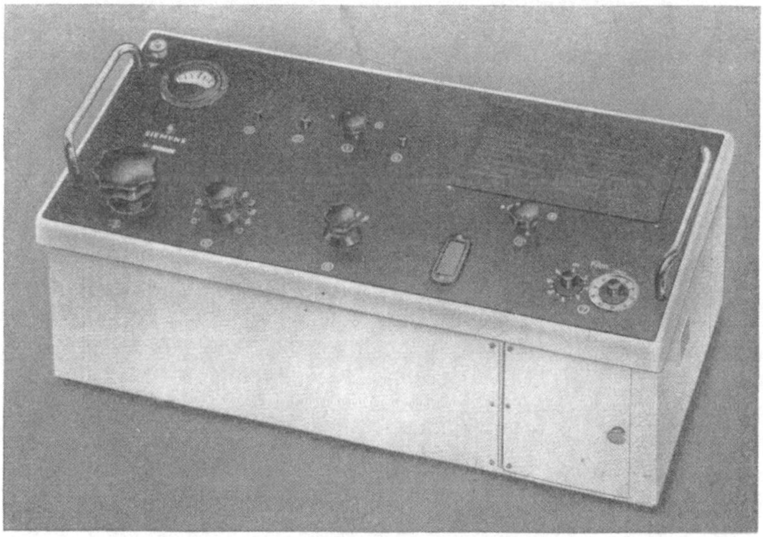

MEDIZINISCHE LITERATUR

Technik der wichtigsten Eingriffe in der Behandlung innerer Krankheiten

Ein Leitfaden für Studierende und Ärzte. Von Prof. Dr. H. STURSBERG, Bonn. 3., neubearbeitete Auflage. Mit 53 Abbildungen. VIII, 159 Seiten. 1940. Geb. RM 6.80

Die Differentialdiagnose chirurgischer Erkrankungen

einschließlich der Grenzgebiete mit therapeutischen Hinweisen. Bearbeitet von Prof. Dr. W. BRAEUCKER, Hamburg, Prof. Dr. H. F. O. HABERLAND, Köln, Prof. Dr. H. KLOSE, Danzig, Prof. Dr. M. ZUR VERTH, Hamburg. Herausgegeben von H. F. O. HABERLAND. Groß-Oktav. XI, 1180 Seiten. Mit 460 Abbildungen. 1935. RM 52.—, in Halbleder geb. 56.—

Leitfaden der Kinderheilkunde für Studierende und Ärzte

Von Dr. WALTER BIRK, o. ö. Professor der Kinderheilkunde an der Universität Tübingen. Groß-Oktav.

I. Teil: Säuglingskrankheiten. 8., umgearbeitete Aufl. Mit 60 Abbildungen im Text. Groß-Oktav. IX, 220 Seiten. 1937. Geb. RM 10.—

II. Teil: Kinderkrankheiten. 4., umgearbeitete Aufl. Mit 21 Abbildungen im Text und mit 5 Tafeln. X, 254 Seiten. 1940. Geb. RM 12.—

Die Behandlung der Haut- und Geschlechtskrankheiten mit kurzer Diagnostik

Von Dr. ERICH HOFFMANN, o. ö. Professor und Direktor der Klinik und Poliklinik für Hautkrankheiten an der Universität Bonn. Mit 103 Abbildungen, 2 farbigen Tafeln und Tabellen. 6., stark vermehrte Aufl. Oktav. XII, 347 Seiten. 1937. Geb. RM 14.80

Praktikum der Röntgendiagnostik an Magen, Duodenum und Gallenblase

Anleitung zum Lesen des Schleimhautbildes, der Zielaufnahme und des Cholecystogrammes. Von Dr. ULRICH SPILLER †. Mit einer Einleitung von Professor Dr. Fritz Munk, Chefarzt der Inneren und Röntgenabteilung am Martin-Luther-Krankenhaus, Berlin. Mit 173 Abbildungen im Text. Groß-Oktav. IV, 156 Seiten. 1932. Geb. RM 9.50

Praktikum der Röntgendiagnostik der Thoraxorgane

Eine Einführung in die Diagnose und Differentialdiagnose der Erkrankungen des Herzens, der Lungen und des Mediastinums. Von Dr. ULRICH SPILLER †. Bearbeitet und herausgegeben von Dr. Karl Heinrich Krohn, Oberarzt am Horst-Wessel-Krankenhaus, Berlin. Mit einer Einleitung von Professor Dr. W. Knothe. X, 242 Seiten. Mit 158 Röntgenbildern und 9 schematischen Figuren. 1938. Geb. RM 16.—

FSC
www.fsc.org
MIX
Papier | Fördert
gute Waldnutzung
FSC® C083411

Zeitfracht Medien GmbH
Ferdinand-Jühlke-Straße 7
99095 Erfurt, Deutschland
produktsicherheit@kolibri360.de